Barbara Bojack (Hg.)

Arbeitgeberbeteiligung an der Pflege und Gewaltprävention

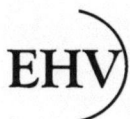

Barbara Bojack (Hg.)

Arbeitgeberbeteiligung an der Pflege und Gewaltprävention

Wismarer Schriften zu Management und Recht, Band 66

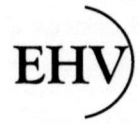

www.wismarer-schriften.de

Bojack, Barbara (Hg.); Mitarbeit: Monique Siemon

Arbeitgeberbeteiligung an der Pflege und Gewaltprävention

Wismarer Schriften zu Management und Recht
Band 66

Herausgegeben von:
Prof. Dr. Jost W. Kramer
Prof. Dr. Kai Heuer
Prof. Dr. Karl Wolfhart Nitsch
Prof. Dr. Gunnar Prause
Prof. Dr. Andreas von Schubert
Prof. Dr. Andreas Weigand
Prof. Dr. Joachim Winkler

1. Auflage 2011 | ISBN: 978-3-86741-752-5

© Europäischer Hochschulverlag GmbH & Co. KG, Bremen, 2011.
Alle Rechte vorbehalten.

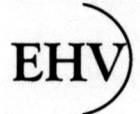

Inhaltsverzeichnis

Abbildungsverzeichnis 10
Tabellenverzeichnis 13
Vorwort 15
Teil I: Motivation und Möglichkeiten von Arbeitgebern zur Förderung der Vereinbarkeit von Beruf und Pflege 19
1. **Einleitung** 20
2. **Ausgangslage** 25
2.1. Demografische Veränderungen und Auswirkungen auf häusliche Pflege 25
2.2. Demografische Veränderungen und Auswirkungen auf Unternehmen 32
2.3. Belastungen unterstützender und pflegender Angehöriger 39
2.4. Pflegezeit-Änderungsgesetz 48
2.4.1. Konsequenzen für in häusliche Pflege involvierte Arbeitnehmer/innen 50
2.4.2. Konsequenzen für Unternehmen 52
2.4.3. Geplante Weiterentwicklungen für die Familienpflegezeit 54
3. **Motivation und Gründe für die Unterstützung von pflegendenMitarbeiter/innen** 56
3.1. Einzelaspekte für Unternehmen 57
3.2. Betriebswirtschaftliche Aspekte 59
3.3. Ermittlung der Bedeutung für einzelne Unternehmen 70
3.3.1. Problematik in der Literatur 70
3.3.2. Empirische Ermittlung der aktuellen und mittelfristigen Bedeutung für Unternehmen zur Unterstützung pflegender Mitarbeiter/innen 72
3.3.2.1. Methodik 73
3.3.2.2. Eigene Ergebnisse aus Testläufen eines Fragebogens bei ausgewählten Unternehmen 75

3.3.3. Gegenüberstellung der Pflegehäufigkeit in der Literatur und im Testlauf 78
4. **Betriebliche Unterstützungsangebote für pflegende Arbeitnehmer/innen** **79**
4.1. Maßnahmen und Angebote 79
4.1.1. Arbeitszeit und -organisation 80
4.1.2. Informationen, Beratungs- und Schulungsangebote, Vermittlungsleistungen 85
4.1.3. Familienservices und Kooperationen 87
4.1.4. Finanzielle oder geldwerte Unterstützung 90
4.1.5. Planung pflegebedingter Abwesenheit 92
4.1.6. Unterstützung durch Nutzung von Technik 92
4.2. Wertung der Maßnahmen 94
4.3. Entwicklungen bei Maßnahmen und Angeboten von Unternehmen 96
5. **Produkt- und Dienstleistungsangebote für pflegende Arbeitnehmer/innen** **102**
5.1. Dienstleistungskonzepte zur Ermöglichung von Erholungsurlaub 102
5.2. Entwicklung von Produkten für die Entlastung pflegender Angehöriger 104
6. **Zusammenfassung** **107**
Literaturverzeichnis **117**
Anlagen **126**
Teil II: Gewaltprävention als ein Mittel zur Stabilisierung der sozialen Beziehungen im Kontext häuslicher Pflege **153**
1. **Einleitung/Vorwort** **154**
2. **Zur Verwendung der Begriffe Gewalt, Macht und Aggression** **158**
2.1. Macht und Gewalt 158
2.2. Definition von Gewalt 162

2.3. Dreigliederung von Gewalt 163
2.4. Aspekte von Gewalt 164
2.5. Wo findet Gewalt statt? 166
2.6. Formen von Gewalt 166
2.7. Motive und Impulse zur Gewaltanwendung 167
2.8. Aggression als ein Impuls zur Gewaltanwendung 168
2.9. Opfer von Gewalt 171
3. Gewalt im Kontext häuslicher Pflege 172
3.1. Ursachen von Gewalt im Kontext häuslicher Pflege 175
4. Situation und Belastungen der häuslichen Pflegearrangements 178
4.1. Der Prozesscharakter der Häuslichen Pflegearrangements 180
4.1.1. Die Erfahrung von Hilfe- und Pflegebedürftigkeit als Lebenskrise 182
4.1.2. Modell des Lebenslageansatzes 183
4.1.3. Modell der Belastung pflegender Angehöriger 184
4.1.4. Implikationen für Gewaltprävention 185
4.2. Belastungen der Pflegenden innerhalb der häuslichen Pflegearrangements 185
4.2.1. Belastungen pflegender Angehöriger 186
4.2.2. Belastungen von Pflegekräften ambulanter Pflegedienste 190
4.2.3. Schlussfolgerungen aus den Fallbeispielen 196
5. Gewaltprävention als ein Mittel zur Sicherung der häuslichen Pflege 197
5.1. Definition und Verwendung des Begriffs Gewaltprävention 197
5.2. Erklärungsansätze zur Gewalt in häuslichen Pflegebeziehungen 198
5.3. Erfahrungen aus beispielhaften Präventionskonzepten 199
5.4. Ansätze zur Gewaltprävention 202

6. **Konzept Gewaltprävention am Beispiel des Landkreises Soltau-Fallingbostel** **205**
6.1. Modell eines Netzwerkes Gewalt am Beispiel des niedersächsischen Landkreises Soltau-Fallingbostel 207
6.1.1. Netzwerke als zeitgemäße Kooperationsform für Organisationen 208
6.1.1.1. Zum Netzwerkbegriff 208
6.1.1.2. Netzwerke als informelle aber verbindliche Kooperationsformen 210
6.1.2. Die Unterstützungssysteme im Landkreis Soltau-Fallingbostel und die Seniorenberatungsstelle Senecura 211
6.1.2.1. Die psychosoziale Arbeitsgemeinschaft Walsrode 213
6.1.3. Netzwerk Gewalt auf der Basis der psychosozialen Arbeitsgemeinschaft Walsrode 216
6.2. Feststellen der Belastungen der pflegenden Angehörigen (Berliner Inventar zur Angehörigen Belastung – Demenz (BIZA-D)) 221
6.3. Gewaltpräventionsschulungen 222
6.4. Ausblick und Forderungen 225
Literaturverzeichnis **228**
Weiterführende Literatur **234**
Anlage **241**
Autorenangaben **248**

Abbildungsverzeichnis

Abbildung 1: Veränderung der Altersgruppen 25
Abbildung 2: Jugend-, Alten- und Gesamtquotient, 1960 - 2050 26
Abbildung 3: Prognosen von Demenzpatienten bis 2050 28
Abbildung 4: Kann man auf Hilfe der Familie bauen, wenn man einmal Schwierigkeiten hat? 32
Abbildung 5: Arbeitskräftepotenzial 2006 – 2050 33
Abbildung 6: Erwartete personalpolitische Folgen 34
Abbildung 7: Altersstrukturanalyse 35
Abbildung 8: Deutsche Ingenieurlücke, Demografieersatzraten 36
Abbildung 9: Zeitliche Belastung 41
Abbildung 10: Zeitliche Belastung 42
Abbildung 11: Pflegeverlauf nach Eintritt in Pflegestufe I-III 44
Abbildung 12: Häusliche Pflege und Erschöpfung 45
Abbildung 13: Familienfreundlichkeit in Unternehmen nach Mitarbeiteranzahl 2009 61
Abbildung 14: Zielsystem einer familienbewussten Personalpolitik 67
Abbildung 15: Zielbereiche mit signifikanten Abweichungen............ 68
Abbildung 16: Vergleich der Pflegehäufigkeit in der Literatur und in ausgewählten Unternehmen 78
Abbildung 17: Lebensphasenbezogener Ansatz - dynamische Verläufe des beruflichen Lebenszyklus 84
Abbildung 18: Bereiche mit dem höchsten Handlungsbedarf für familienfreundliche Unternehmen 95
Abbildung 19: Familienfreundliche Arbeitswelt: Was Unternehmen tun - Die Motive der Unternehmen...... 97
Abbildung 20: Konflikte bei der Vereinbarkeit von Beruf und Pflege, alle Unternehmen 132

Abbildung 21: Konflikte bei der Vereinbarkeit von Beruf
und Pflege, Unternehmen I 135
Abbildung 22: Entwicklung der Betroffenheit/Entwicklung
der Anzahl der zu betreuenden/pflegenden
Personen, Unternehmen I 136
Abbildung 23: Altersgruppen im Unternehmen I 136
Abbildung 24: Konflikte bei der Vereinbarkeit von Beruf
und Pflege, Unternehmen II 139
Abbildung 25: Entwicklung der Betroffenheit / Entwicklung
der Anzahl der zu betreuenden/pflegenden
Personen, Unternehmen II 140
Abbildung 26: Altersgruppen im Unternehmen II 140
Abbildung 27: Konflikte bei der Vereinbarkeit von Beruf
und Pflege, Unternehmen III 143
Abbildung 28: Entwicklung der Betroffenheit / Entwicklung
der Anzahl der zu betreuenden/pflegenden
Personen, Unternehmen III 144
Abbildung 29: Altersgruppen im Unternehmen III 144
Abbildung 30: Konflikte bei der Vereinbarkeit von Beruf
und Pflege, Unternehmen IV 147
Abbildung 31: Entwicklung der Betroffenheit / Entwicklung
der Anzahl der zu betreuenden/pflegenden
Personen, Unternehmen IV 148
Abbildung 32: Altersgruppen im Unternehmen IV 148
Abbildung 33: Konflikte bei der Vereinbarkeit von Beruf
und Pflege, Unternehmen V 151
Abbildung 34: Entwicklung der Betroffenheit / Entwicklung
der Anzahl der zu betreuenden/pflegenden
Personen, Unternehmen V 152
Abbildung 35: Altersgruppen im Unternehmen V 152
Abbildung 36: Gewaltdreieck 164

Abbildung 37: Komik „Für die Menschenrechte im Pflegeheim-Mitte" **165**
Abbildung 38: Aggressionstheorie von Kornadt **169**
Abbildung 39: Modell interfamiliärer Gewalt **174**
Abbildung 40: Quellen des Gewaltpotentials **176**
Abbildung 41: Rahmenmodell von Hilfe- und Pflegebedürftigkeit **181**
Abbildung 42: Was charakterisiert hochbelastete Pflegearragements **188**
Abbildung 43: Einfluss von Merkmalen der Hauptpflegeperson und der hilfsbedürftigen Person **189**
Abbildung 44: Gewaltprävention im Kontext häuslicher Pflege **206**
Abbildung 45: Psychosoziale Arbeitsgemeinschaft Walsrode **215**
Abbildung 46: Netzwerk Gewalt im Landkreis Soltau-Fallingbostel **221**

Tabellenverzeichnis

Tabelle 1: Einzelaspekte, auf welche die Vereinbarkeit von Pflege und Familie wirkt 57
Tabelle 2: Wiederbeschaffungskosten, Positionen 62
Tabelle 3: Wiederbeschaffungskosten einer Stelle 63
Tabelle 4: Überbrückungskosten für befristete Ersatzkräfte 64
Tabelle 5: Wiedereingliederungskosten von Erziehungsurlauber/innen 65
Tabelle 6: Einzelaspekte des Fragebogens zur Ermittlung der Bedeutung des Themas für ein einzelnes Unternehmen 74
Tabelle 7: Kumulierte Werte der testhalber ausgefüllten Fragebögen 76
Tabelle 8: Arbeitszeit- und -organisationsmodelle 81
Tabelle 9: Informationen, Beratungs- und Schulungsangebote, Vermittlungsleistungen 85
Tabelle 10: Familienservices und Kooperationen 88
Tabelle 11: Finanzielle Unterstützung 91
Tabelle 12: Pflegebedingte Abwesenheit 92
Tabelle 13: Technische Unterstützung durch den Arbeitgeber 93
Tabelle 14: Erholsamer Urlaub für Pflegende und Gepflegte 103
Tabelle 15: Produktgruppen für Entlastungen in einer Pflegesituation 105
Tabelle 16: Folgen der Unvereinbarkeit von Pflege und Beruf 108
Tabelle 17: Vorteile aus der Vereinbarkeit von Pflege und Beruf 110
Tabelle 18: Unterstützung von und Anreizsysteme für Unternehmen 113
Tabelle 19: Berücksichtigung von Pflege und Beruf im Einkommensteuergesetz 114
Tabelle 20: Betriebliche Gesundheitsfürsorge 115
Tabelle 21: Anpassung Gleichstellungsgesetze 115

Tabelle 22: Auswertung Fragebogen, alle Unternehmen **130**
Tabelle 23: Auswertung Fragebogen, Unternehmen I **133**
Tabelle 24: Auswertung Fragebogen, Unternehmen II **137**
Tabelle 25: Auswertung Fragebogen, Unternehmen III **141**
Tabelle 26: Auswertung Fragebogen, Unternehmen IV **145**
Tabelle 27: Auswertung Fragebogen, Unternehmen V **149**

Vorwort

Dass Pflege sich im Wandel befindet und nicht mehr „nebenbei" zu bewältigen ist, zeigen die steigenden Zahlen der zu Pflegenden. Damit verbunden ist auch ein zunehmender Bedarf an Pflegekräften und Menschen, die sich der Pflegebedürftigen annehmen.

Verwunderlich ist dies nicht, da sich durch den zunehmenden Anteil älterer Menschen in unserer Gesellschaft auch ein zunehmender Bedarf an Pflege zwangsläufig ergibt.

In dem Zusammenhang ist demzufolge auf den Bedarf an wissenschaftlichen Untersuchungen und die Notwendigkeit hinzuweisen, Pflege als einen Teil der universitären Landschaft mit in die Forschung einzubeziehen.

Offensichtlich ist, dass Pflege nicht nur die anderen betrifft, sondern dass jeder in Pflege einbezogen werden kann, da bei Eltern, Angehörigen und Nahestehenden Pflegebedarf auftreten kann.

Zunächst besteht möglicherweise die Hoffnung, dass die Notwendigkeit der Pflege nur vorübergehend besteht und quasi nebenher bewältbar ist, d.h. neben Beruf, Haushalt und Familie.

Inzwischen wird immer deutlicher, dass es sich hierbei um keinen vorübergehenden zeitweisen Einsatz handelt.

Das bedeutet, dass an den Pflegenden erhöhte Anforderungen gestellt werden, zeitlich, physisch und psychisch. Und dies nicht nur bei professionell Pflegenden, sondern auch bei Pflegekräften, die im eigenen sozialen Umfeld tätig sind.

Durch die zusätzliche Belastung der Pflege oder der in der Pflege Tätigen wird klar, es steigt der Stress, was nicht selten zu Burnout, Krankheit, Überforderung und Überlastung führt. Bekanntlich kann das in Eskalation und Gewalt enden.

Die Menschen früher machten sich Vorstellungen und Träume davon, was kommen würde, bis die Wirklichkeit sie lehrte, dass die Zukunft nicht so war, wie sie sie sich erträumt hatten. Da wurde die Nostalgie erfunden,[1] die wenigstens die Vergangenheit in ein sonniges Licht hüllte.

Um nun diese Kluft zwischen einstigen Vorstellungen und Wirklichkeit zu schließen, werden im vorliegenden Buch Darstellungen und Änderungsvorschläge erörtert, die mögliche Antworten auf verschiedene Problemstellungen in der heutigen Wirklichkeit liefern können.

Insofern gibt das Buch einen Überblick bzw. Einblick in die Problematik, wie sie sich uns und speziell den Unternehmen bietet, die ihre Fürsorge gegenüber Mitarbeitern wahrnehmen und erkennen, dass bei denjenigen ihrer Mitarbeiter mit pflegebedürftigen Angehörigen eine besondere Situation besteht, die der Unterstützung bedarf, auch seitens des Unternehmens. Diese Mitarbeiter sehen sich nämlich Doppelrollen gegenüber, denen sie gerecht werden wollen: Sie sind Mitarbeiter im Unternehmen und pflegende Angehörige in der Familie in einer Person. Dies wird im Teil 1 beleuchtet, und es werden Problemlösungen erörtert.

Der 2. Beitrag nimmt sich des Themas Gewaltprävention an. Es handelt sich um ein Problem, das unweigerlich auftreten kann, wenn Pflege anfällt.

Dies gilt nicht nur für professionell Pflegende, sondern vor allem auch für die daheim Pflegenden.

Damit werden zwei Aspekte des demographischen Wandels angesprochen, nämlich der Aspekt, dass Unternehmen ihre pflegenden Mitarbeiter durch entsprechende Arbeits- und Arbeitsplatzgestaltung unterstützen können. Und ein weiterer Aspekt wird dahingehend auf-

---

[1] Vgl. Garcia Marquez, G. (2004): Memorias de mis putas tristes.

gegriffen, dass mögliche Gewalt in der Pflege angesprochen werden darf und durch diese Offenlegung des Problems gleichzeitig Gewalt verhindert werden kann.

Dieses Buch zeigt, dass es noch Möglichkeiten gibt, sich im Bereich des weiten Feldes Pflege kreativ zu betätigen. Sicher sind noch nicht alle Problematiken und Schwerpunkte erkannt und bearbeitet wurden.

Von daher soll dieses Buch einerseits Lösungsmöglichkeiten anbieten und andererseits Mut machen, weitere Notwendigkeiten zu erkennen, zu bearbeiten und umzusetzen.

November 2010

Barbara Bojack

Teil I: Motivation und Möglichkeiten von Arbeitgebern zur Förderung der Vereinbarkeit von Beruf und Pflege

Demografischer Wandel und Pflegezeit-Änderungsgesetz als Motor für ein erweitertes Familienbewusstsein in Unternehmen

Birgid Eberhardt

1. Einleitung

Pflegebedürftigkeit und Abhängigkeit vom Beistand anderer Personen kann Menschen in allen Altersgruppen treffen. Behinderungen, schwere Erkrankungen oder Unfälle können gleitend oder von einem Moment auf den anderen die Lebensumstände nachhaltig verändern. Mit dem Anstieg der Anzahl älterer Menschen in Deutschland steigt jedoch die Zahl derjenigen kontinuierlich, die in erster Linie auf Grund ihres Alters und daraus entwachsender körperlicher und geistiger Veränderungen auf Fürsorge, Unterstützung und Pflege angewiesen sind. Die Ausführungen im Folgenden legen ihren Fokus auf die Unterstützungs- und Pflegebedürftigkeit dieser Personengruppe. Alle Aussagen lassen sich aber nahezu vollständig auf Pflegesituationen in anderen Altersgruppen übertragen.

Der Wunsch Älterer, ihr Leben trotz zunehmender Funktionseinschränkungen, Erkrankungen und Pflegebedürftigkeit mit einem höchstmöglichen Maß an Würde, Selbständig- und Unabhängigkeit in den eigenen vier Wänden oder bei Angehörigen zu verbringen, wird von Kindern, Schwieger- und Enkelkindern, Ehe- oder Lebenspartnern durchaus unterstützt. Deshalb engagieren diese sich darin, verlässlich, unter erheblichen eigenen Belastungen und über lange Zeit hinweg Großeltern und -tanten, Eltern und Schwiegereltern, Ehe- und Lebenspartnern in der häuslichen Lebensführung beizustehen und pflegerisch zu betreuen.[2] Ihre Motivation basiert überwiegend auf ihrer Liebe zu den Betroffenen und auf moralischen Verpflichtungen.[3] Gleichzeitig leisten sie damit einen Beitrag zur Entlastung des Sozialsystems, das mit einer hohen Zunahme an institutionell zu versorgenden Älteren

---

[2] Vgl. Schneekloth, U./Wahl, H.-W. (2006/2008): Selbständigkeit und Hilfebedarf bei älteren Menschen in Privathaushalten, S. 92.
[3] Vgl. IGS Organisationsberatung GmbH (2006): Online-Umfrage: „Beruf und Pflege von Angehörigen", S. 7.

die Grenzen seiner Finanzierbarkeit über die jetzigen Pflegeversicherungsbeiträge sprengen würde.[4]

Bis zu 40 Prozent der Personen, die ältere Menschen pflegen, und 60 Prozent derer, die diese unterstützen, gehen weiterhin einer Berufstätigkeit nach.[5] Zum Teil haben sie zudem noch eigene Kinder, die im gleichen Haushalt leben und ebenfalls Fürsorge benötigen.[6]

Langsam wächst das Bewusstsein, dass in diesen Konstellationen die Vereinbarkeit von Familie und Beruf vor neue Herausforderungen gestellt wird. Pflegende und Fürsorgende benötigen selbst Unterstützung. Eine wichtige Rolle hierbei spielt eine familienfreundliche Arbeitsumgebung bzw. ein familienbewusster Arbeitgeber.

Familienfreundlichkeit in Unternehmen war bisher vor allem durch die Vereinbarkeit von Kinderbetreuung und Erwerbsarbeit geprägt. In vielen Teilen gleichen sich Belastungen in beiden Konstellationen. Viele Maßnahmen können daher auch in beiden Fällen Abhilfe schaffen. Dennoch gibt es einige signifikante Unterschiede, die zu berücksichtigen sind:

- Pflegebedürftigkeit tritt häufig plötzlich und unerwartet ein. Weder ihre Dauer noch der mit ihr verbundene Aufwand sind absehbar.

- Erziehung von Kindern begleitet deren Wachsen und Entwicklung. Sie löst Freude und Stolz aus und wird auch von der Umgebung entsprechend wahrgenommen und kommentiert. Die Pflege älterer Angehöriger dagegen begleitet deren körperlichen und häufig auch geistig-psychischen Verfall. Sie wird von der

---

[4] Vgl. Blinkert, B./Gräf, B. (2009): Deutsche Pflegeversicherung vor massiven Herausforderungen.
[5] Vgl. Cornelißen, W. (2005): Gender-Datenreport, S. 352.
[6] Vgl. Klenner, C./Pfahl, S. (2008): Jenseits von Zeitnot und Karriereverzicht, S. 22.

Umgebung eher tabuisiert und häufig völlig ausgeklammert. Bilder fröhlicher Kinder lassen sich leichter präsentieren als die alter und ggf. bettlägeriger Angehöriger.

- Pflege erfordert einen Rollenwechsel in innerfamiliären Beziehungen, der häufig von Spannungen begleitet wird: Verantwortung loslassen können und müssen auf der einen Seite, Verantwortung übernehmen auf der anderen.

Pflegende Angehörige sind daher zusätzlich anderen psychischen und körperlichen Belastungen ausgesetzt, sie haben andere Bedürfnisse. Diese spiegeln sich in der Vereinbarkeit der familiären Aufgaben mit der Berufsarbeit wider und finden inzwischen zunehmend Beachtung.

Familienbewusstsein ist nicht nur Selbstzweck und uneigennützige Fürsorge für Arbeitnehmer/innen. Leiter und Personalverantwortliche von 74 Prozent aller Betriebe, die an einer Befragung des Instituts für Demoskopie Allensbach aus dem März 2009 teilnahmen, befanden, dass familienfreundliche Maßnahmen Unternehmen auch aus betriebswirtschaftlicher Sicht eher Vorteile bringen und damit nicht nur den betroffenen Arbeitnehmer/innen nutzen.[7]

Die Relevanz der Ausweitung dieser Maßnahmen und des Eingehens auf die Bedürfnisse von Mitarbeiter/innen, die sich in der häuslichen Unterstützung und Pflege engagieren, wächst im Zuge des demografischen Wandels und seiner Auswirkungen auf Unternehmen. Mit knapper werdenden Human-Ressourcen und steigendem Fachkräftemangel steigt die Motivation, familienfreundliche und Work-Life-Balance Konzepte zu entwickeln und zu etablieren. Gut die Hälfte der

---

[7] Vgl. BFSFJ (Hrsg.) (2009): Pressemeldung: Trotz Wirtschaftskrise: Vereinbarkeit von Beruf und Familie bleibt wichtiges Thema, S. 3.

in o. g. Befragung interviewten Personalverantwortlichen hielt es für wichtig, in diesem Bereich zukünftig mehr Angebote bereit zu stellen.[8]

Die vorrangige Versorgung von unterstützungs- und pflegebedürftigen Personen im häuslichen Umfeld ist als politisches Ziel u. a. in § 3 SGB IX[9] festgeschrieben. So hatte die Pflegereform 2008 mit dem Pflege-Weiterentwicklungsgesetz und dem Pflegezeit-Änderungsgesetz die weitere Stärkung der häuslichen und ambulanten Versorgung zum Ziel. Eine weitere Maßnahme waren die Entwicklung des „Gesetzes zur Verbesserung der Rahmenbedingungen der sozialrechtlichen Absicherung flexibler Arbeitszeitregelungen" (kurz „Flexi II"), welches weitreichende Regelungen für Langzeitarbeitskonten trifft und damit die Voraussetzungen dafür schafft, dass diese in Work-Life-Balance Konzepten während Erziehungs- und/oder Pflegezeiten als Puffer dienen können.

Unternehmen stellt das Pflegezeit-Änderungsgesetz vor Herausforderungen, wenn sie von den Folgen der Umsetzung betroffen sind und mit dem kurzfristigen Ausfall von Beschäftigten rechnen müssen. Die Einführung entlastender Maßnahmen unterstützt daher nicht nur berufstätige Arbeitnehmer/innen und erlaubt damit indirekt Pflegebedürftigen ein Leben in gewohnter Umgebung, sondern verschafft auch Unternehmen eigene Spielräume.

Die angewandte Gerontologie als interdisziplinäre Wissenschaft behandelt eine Vielzahl unterschiedlicher Themenfelder. Interventionen beziehen sich auf alternde Personen, auf deren soziale und räumliche Umwelt und auf ihren kommunalen Lebenskontext.[10] Eine wesentliche Komponente der sozialen Umwelt stellen Angehörige dar, die sich in

---

[8] Vgl. BFSFJ (Hrsg.) (2009): Pressemeldung: Trotz Wirtschaftskrise: Vereinbarkeit von Beruf und Familie bleibt wichtiges Thema, S. 7.
[9] SGB IX, das neunte Sozialgesetzbuch, beschäftigt sich mit der Rehabilitation und Teilhabe behinderter Menschen.
[10] Vgl. Wahl, H.-W./Heyl, V. (2004): Gerontologie, S. 196.

der Unterstützung, Betreuung und Pflege engagieren.[11] Dieser Aufgabe können sie sich nur dann widmen, wenn ihre eigenen Lebensumstände Freiräume hierfür lassen. Für berufstätige Pflegende ist der entscheidende Faktor hierbei das Familienbewusstsein des Arbeitgebers. Von diesem hängt ab, ob in welchem Umfang und mit welchen Be- oder Entlastungen eine Vereinbarkeit von Beruf und Pflege gelingen kann.

---

[11] Vgl. Wahl, H.-W./Heyl, V. (2004): Gerontologie, S. 203 f.

2. Ausgangslage

Für die Realisierung des Wunsches älterer Menschen, ihren Lebensabend im häuslichen Umfeld mit Hilfe der Unterstützung vertrauter Personen zu verbringen, für die Vereinbarkeit von Beruf und Pflege auf Seiten der Fürsorgenden und letztendlich für die betriebswirtschaftliche Führung von Unternehmen, die pflegende Arbeitnehmer/innen beschäftigen, spielen Faktoren eine Rolle, die nicht in der Macht einer einzelnen der drei Interessengruppen liegen. Gesellschaftliche und gesetzliche Veränderungen stecken Rahmen und schaffen Fakten, die den Erfolg der Realisierung einzelner Wünsche und Ansprüche beeinflussen.

2.1. Demografische Veränderungen und Auswirkungen auf häusliche Pflege

Die Situation der häuslichen Unterstützung und Pflege wird von verschiedenen demografischen Faktoren beeinflusst:

Alterung der Gesellschaft:

In Deutschland, den meisten europäischen Staaten, in Industrie- und Schwellenländern leben Menschen heute länger als je zuvor. Die absolute Zahl älterer Menschen und der Hochaltrigen (älter als 80 Jahre) steigt.

Abbildung 1: Veränderung der Altersgruppen

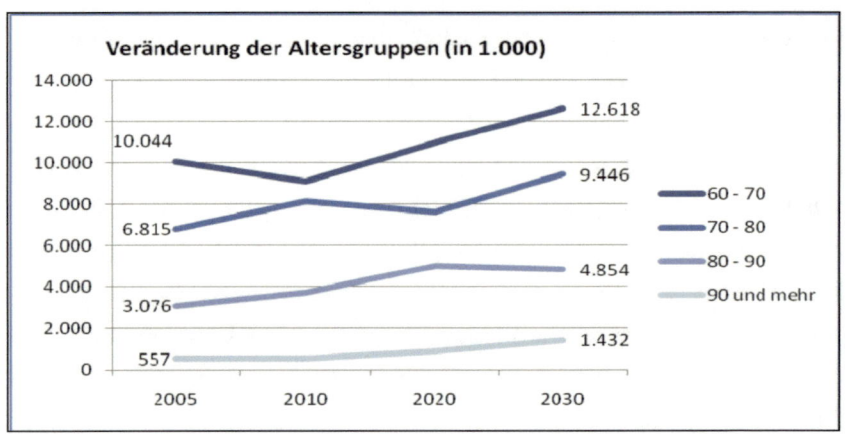

Quelle: Statistische Ämter des Bundes und der Länder (2008): Demografischer Wandel in Deutschland, Heft 2, Auswirkungen auf Krankenhausbehandlungen und Pflegebedürftige im Bund und in den Ländern.

Bei gleichzeitig geringer Geburtenrate und daher schrumpfender Bevölkerung nimmt der prozentuale Anteil älterer Menschen im Verhältnis zur Gesamtbevölkerung zu.

Verhältnis von Erwerbstätigen zu Nicht-Erwerbstätigen:

Als Konsequenz schnellt auch der Altenquotient, d. h. die Anzahl der Menschen über 65 Jahre bezogen auf Menschen im erwerbstätigen Alter (20–64 Jahre), nach 2010 in die Höhe und verdoppelt sich fast bis 2050. Einer abnehmenden Zahl an Erwerbstätigen steht eine wachsende Zahl an noch nicht und vor allem nicht mehr Verdienenden gegenüber.

Abbildung 2: Jugend-, Alten- und Gesamtquotient, 1960 - 2050

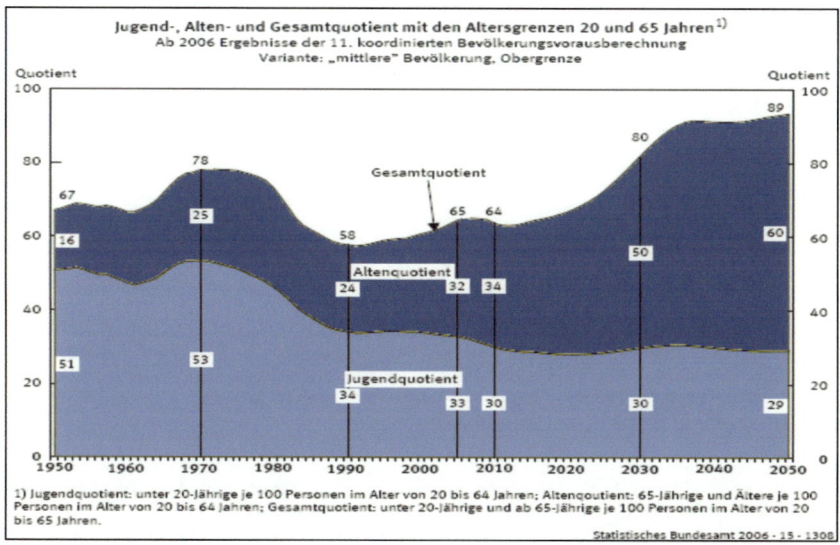

Quelle: Statistische Ämter des Bundes und der Länder (2008): Demografischer Wandel in Deutschland, Heft 2, Auswirkungen auf Krankenhausbehandlungen und Pflegebedürftige im Bund und in den Ländern, S. 23.

Der wachsende Altenquotient im Verhältnis zum Gesamtquotienten hat Auswirkungen einerseits auf die Verfügbarkeit von unterstützenden Personen, aber auch auf die Finanzierungsmöglichkeiten von Sozialleistungen.

Ansteigen der Prävalenz für Demenz:

Abbildung 3: **Prognosen von Demenzpatienten bis 2050**

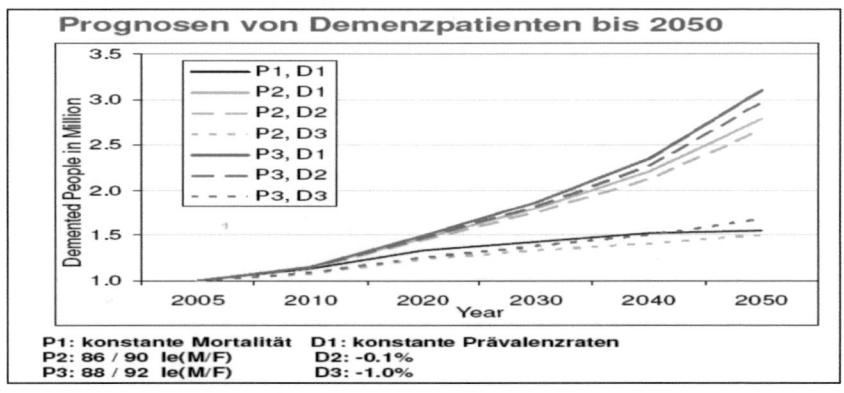

Quelle: Ziegler, U./Doblhammer, G. (2009): Prognosen von Demenzpatienten bis 2050, abgerufen am 7. Juni 2009 von www.zdwa.de: www.zdwa.de/zdwa/termine/RZ/WS.../ziegler_170908_pdf.pdf.

Die Prävalenz[12] für Demenz steigt mit dem Alter - ab dem 60. Lebensjahr jährlich um einen Prozentpunkt. So sind unter den 80-Jährigen ca. 20 Prozent davon betroffen, unter den 90-Jährigen 30 Prozent. Alleine durch die Zunahme hochaltriger Menschen wird die Zahl an Demenz erkrankter Personen zunehmen, wenn es nicht gelingt, die Prävalenzraten einzuschränken. Wenn der Zuwachs gewonnener Lebensjahre weiter zunimmt und die Prävalenz nicht durch die Entwicklung besserer Diagnose- und neuer Therapieverfahren reduziert werden kann, wird die Anzahl der an Demenz Erkrankten bis 2050 auf über 3 Millionen ansteigen. Das hat nicht nur Auswirkungen auf das Gesundheitssystem bzgl. Kosten etc., sondern verändert auch die Möglichkeiten häuslicher Pflege.[13]

---

[12] Die Prävalenz gibt die Anzahl von erkrankten Individuen bezogen auf die Gesamtpopulation an. Sie beschreibt somit die relative Häufigkeit bzw. auch Wahrscheinlichkeit des Auftretens eine Erkrankung.
[13] Vgl. Ziegler, U./Doblhammer, G. (2009): Prognosen von Demenzpatienten bis 2050.

Privat Pflegende, die sich um an Demenz erkrankte Angehörige kümmern, sind vergleichsweise höheren Belastungen ausgesetzt und haben daher größere Mühen, Beruf und Pflege in Einklang zu bringen.

Der familiäre Unterstützungs- und Pflegebedarf steigt:

Von den 2,25 Millionen Menschen, die Ende 2007 in Deutschland pflegebedürftig im Sinne des Pflegeversicherungsgesetzes (SGB XI) waren, wurden 1,54 Millionen (68 Prozent, ca. zwei Drittel) zu Hause versorgt, von diesen wiederum 1,03 Millionen (ca. zwei Drittel) ausschließlich durch Angehörige.[14] Die Bundesregierung rechnet damit, dass die Anzahl der Pflegebedürftigen zum Jahr 2020 auf 2,64 Millionen und bis zum Jahr 2030 gar auf über 3 Millionen ansteigen wird.[15]

Die Zahl der Pflegebedürftigen, die Unterstützung nach SGB XI[16] erhalten, lässt sich auf Grund der erbrachten Leistungen klar ermitteln, die Zahl der Hilfe- und Unterstützungsbedürftigen ohne Einstufung in Pflegestufen lässt sich dagegen nur auf Basis von Befragungen schätzen. Das Infratest Pflegeintervall-Modell erlaubt die Vermutung, dass die Zahl der Hilfebedürftigen im Vergleich etwa doppelt so hoch anzusetzen ist wie die Zahl der anerkannt Pflegebedürftigen. Die Anzahl der Personen mit Unterstützungs- und Pflegebedarf dürfte damit, basierend auf den Zahlen von 2007, insgesamt zwischen 6,5 und 7 Millionen liegen, die derjenigen, die im häuslichen Umfeld versorgt werden bei ca. 4,5 Millionen, die der ausschließlich durch Angehörige betreuten bei ca. 3 Millionen.[17]

---

[14] Vgl. Statistisches Bundesamt (2009): Pflegestatistik 2007, S. 4.
[15] Vgl. BfG (2009): Zahlen und Fakten zur Pflegeversicherung (07/09), S. 14.
[16] SGB XI, das elfte Sozialgesetzbuch, regelt Belange der sozialen Pflegeversicherung.
[17] Vgl. Schneekloth, U./Wahl, H.-W. (2006/2008): Selbständigkeit und Hilfebedarf bei älteren Menschen in Privathaushalten, S. 65.

Veränderung und Abnahme der familiären Unterstützungsleistungen:

Die Haushaltszusammensetzung ändert sich nach Angaben des Mikrozensus 2005, der vom Statistischen Bundesamt erstellt wurde. Von den 39 Millionen Haushalten in Deutschland sind lediglich ein Prozent Mehrgenerationenhaushalte mit mehr als zwei Generationen. 31 Prozent der Haushalte vereinigen zwei Generationen, ein Viertel aller Haushalte besteht aus Paaren ohne Kinder. Bei 22 Prozent der Haushalte handelt es sich um Seniorenhaushalte ausschließlich mit Personen über 65 Jahren. Die Versorgung nicht im Haushalt lebender Älterer ist mit zusätzlichem Aufwand verbunden. Erfreulich ist daher die Bereitschaft von Angehörigen, die zu Pflegenden trotzdem zu Hause zu versorgen.[18]

Ob diese Bereitschaft zukünftig in gleicher Höhe bestehen bleiben wird, ist fraglich: hohe Scheidungsraten, der Trend, nicht mehr zu heiraten oder verschiedene Beziehungen in Folge einzugehen, sich bewusst für Kinderlosigkeit zu entscheiden und größere Entfernungen zwischen Eltern und Kindern führen dazu, dass familiäre Unterstützungsnetze brüchiger werden.

Studien weisen darauf hin, dass familiäre Unterstützungsleistungen abnehmen werden. Gründe hierfür sind, dass

- die Altersgruppe der 30- bis 60-Jährigen kleiner wird,
- der Anteil der Single-Haushalten bei den Älteren steigt, womit die gegenseitige Hilfe wegfällt,
- die Erwerbstätigkeit von Frauen in den „pflegenden Altersgruppen" weiter zunehmen wird. Damit sinkt auch deren Bereitschaft, eine Doppelbelastung von Berufsalltag und Pflege, eine

---

[18] Vgl. Ministerium für Arbeit, Soziales, Gesundheit und Familie des Landes Brandenburg (Hrsg.) (2007): Vereinbarkeit von Erwerbsarbeit und Pflegeaufgaben in der Familie, S. 30.

Reduzierung der Arbeitszeit oder gar den Ausstieg aus dem Beruf auf sich zu nehmen,

- die berufsbedingte Mobilität und Flexibilität das häusliche Pflegepotenzial weiter einschränken wird,
- der Anteil der Single-Haushalte des häuslichen Pflegepotentials steigt, womit eine innerfamiliäre Verteilung auf mehrere Schultern bei den Pflegenden wegfällt,
- durch den Anteil der Single-Haushalte auch Männer eher in eine Unterstützungs-Situation kommen,
- die moralische Pflicht zur Pflege in der Familie abnimmt.[19]

Auch die Umfrage des Instituts für Demoskopie Allensbach im Auftrag des Bundesministeriums für Familie, Senioren, Frauen und Jugend 2009 zeigt, dass das Vertrauen auf Unterstützung innerhalb der Familie bei Eltern mit erwachsenen Kindern gesunken ist.

---

[19] Vgl. Barkholdt, C./Lasch, V. (2004): Vereinbarkeit von Pflege und Erwerbstätigkeit; Fabris, V./Leopold, M./Draxl, P. (2008): Carers' Careers; Zank, S./Schacke, C. (2007): Projekt Längsschnittstudie zur Belastung pflegender Angehöriger von demenziell Erkrankten.

Abbildung 4: Kann man auf Hilfe der Familie bauen, wenn man einmal Schwierigkeiten hat?

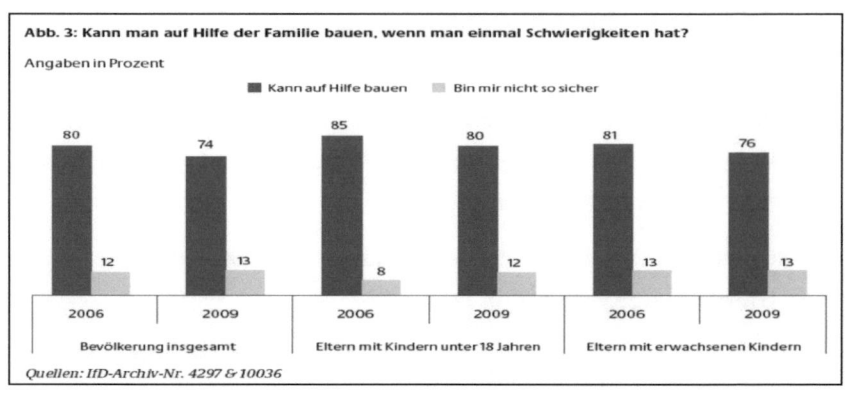

Quelle: Bundesministerium für Familie, Senioren, Frauen und Jugend (Hrsg.) (2009): Einstellungen und Lebenslagen von Familien.

2.2. Demografische Veränderungen und Auswirkungen auf Unternehmen

Die gesellschaftlichen Veränderungen haben grundsätzliche Auswirkungen auf Kunden, Produkte und Mitarbeiter/innen. Ändern sich Kundenstrukturen durch die Alterung, stehen ggf. Produkte, Dienstleistungen und Vertriebswege auf dem Prüfstand. Die Zusammensetzung der Mitarbeiterschaft folgt der gesamtgesellschaftlichen Altersverteilung.

Es gibt inzwischen Demografie-Lotsen der inqa Initiative Neue Qualität Arbeit, Demografieberater der Industrie- und Handelskammern, Absolventen von Weiterbildungsmaßnahmen zum Thema Personalmanagement 50plus - es wird Kompetenz aufgebaut, um Unternehmen in notwendigen Veränderungsprozessen zu unterstützen. Gesundheits- und Arbeitsschutz, Führung und Unternehmenskultur, Arbeitsorganisation und -gestaltung, Personalführung und Rekrutierung, Qualifizierung und Kompetenzentwicklung sind Handlungsfelder, in denen beispielsweise Demografie-Lotsen der inqa Unternehmen beraten.[20] Die Doppel- oder Mehrfachbelastungen pflegender Arbeitnehmer/innen spielen dabei heute, wenn überhaupt, eine untergeordnete Rolle.

Verändertes Arbeitskräftepotenzial:

Auch bei der Zusammensetzung des verfügbaren Arbeitskräftepotenzials macht sich die Alterung und Schrumpfung der Gesellschaft bemerkbar:

Abbildung 5:   Arbeitskräftepotenzial 2006 – 2050

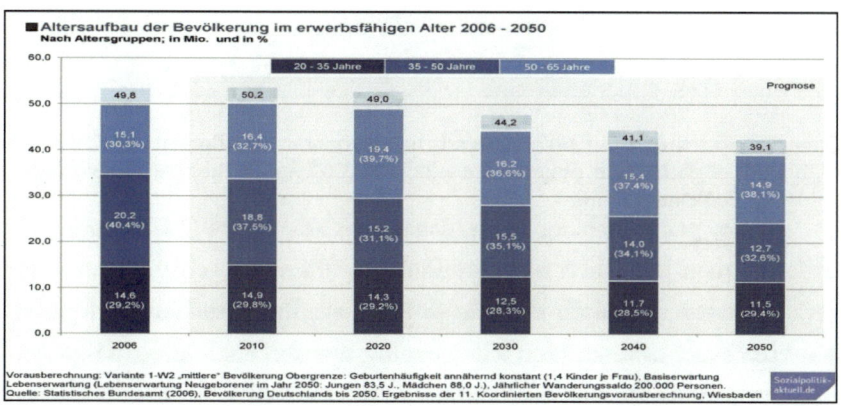

Quelle: Universität Duisburg Essen, Institut für Soziologie (Hrsg.) (2009): Sozialpolitik aktuell in Deutschland, abgerufen am 10. Juli 2009 von http://www.sozialpolitik-aktuell.de/alter-datensammlung.html.

Nach einer Online-Befragung des Institutes für Mittelstandsforschung unter rund 11.000 Unternehmen mit mehr als 5 Beschäftigten (725 verwertbare Fragebögen) ist das Thema bei 45 Prozent erst vom Hörensagen angekommen, rund 37 Prozent haben sich bereits intensiver mit

---

[20]   Vgl. Demographie-Wissen kompakt: Qualifizierung zum Demographie-Lotsen.

ihm beschäftigt.[21] Personalpolitische Folgen werden in folgenden Bereichen erwartet:

Abbildung 6:   Erwartete personalpolitische Folgen

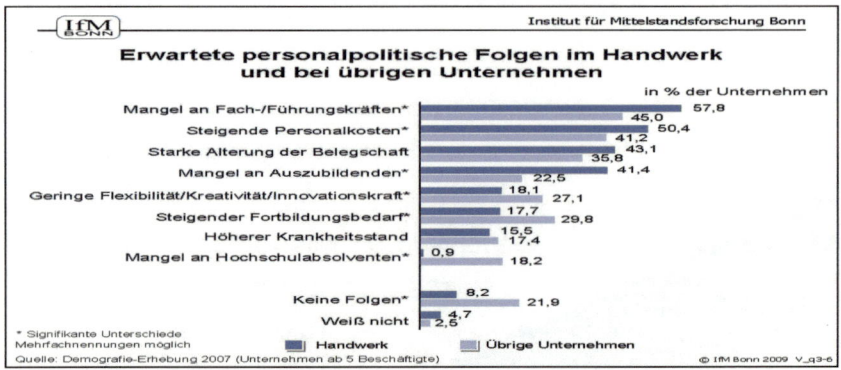

Quelle: Kranzusch, P. (2009): Alternde Belegschaften: Handlungsbedarfe und -möglichkeiten, abgerufen am 22. Juni 2009 von Institut für Mittelstandsforschung Bonn: www.ifm-bonn.org/assets/documents/Kranzusch-03-04-2009.pdf.

Unternehmen bemühen sich zunehmend, ältere Mitarbeiter/innen im Berufsprozess zu halten und sie in ihrer gesundheitlichen und geistigen Fitness zu unterstützen. Gleichzeitig werden auch langfristige Anstrengungen unternommen, damit junge Beschäftigte einer längeren Berufstätigkeit gewachsen sind.[22]

Eine Altersstrukturanalyse gibt Aufschluss darüber, welche Qualifikationen in 3, 6 oder 9 Jahren benötigt werden. Gefördert von BMBF wurden sogenannte „Demo-Werkzeuge" entwickelt, die es Unterneh-

---

[21]   Vgl. Kay, R./Kranzusch, P./Suprinovič, O. (2008): Absatz- und Personalpolitik mittelständischer Unternehmen im Zeichen des demografischen Wandels.
[22]   Vgl. Reinhardt, B. (2007): Betriebliche Unterstützung von Pflegenden: Herausforderungen und Wege, in: Vereinbarkeit von Erwerbsarbeit und Pflegeaufgaben in der Familie.

men u. a. erlauben, altersstrukturelle Problemlagen in ihren Betrieben zu erkennen.[23]

Abbildung 7:   Altersstrukturanalyse

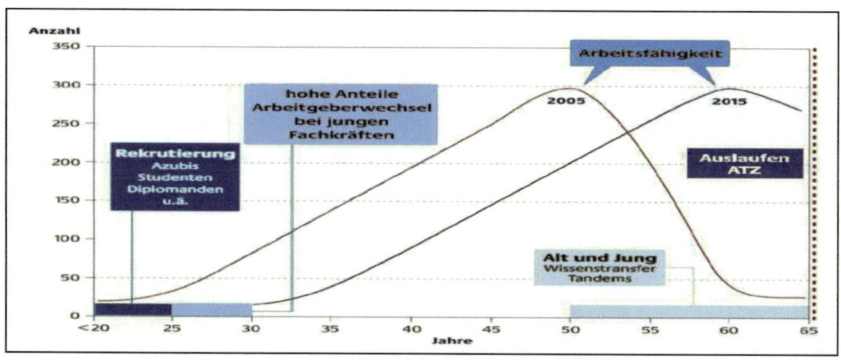

Quelle: Gesellschaft für Arbeitsschutz- und Humanisierungsforschung mbH (GfAH) (2008): Werkzeuge für eine demografieorientierte Personalpolitik, abgerufen am 6. Juni 2009 von BMBF-Transferprojekte zum Demografischen Wandel: http://www.demowerkzeuge.de/index.php.

Betriebe haben zunehmend Probleme, ihre Ausbildungsstellen qualifiziert zu besetzen. Bei gleichbleibendem Ausbildungsplatzangebot führten sinkende Schulabgängerzahlen 2008 dazu, dass Altbewerber, die in den Jahren zuvor keinen Ausbildungsplatz bekommen hatten, zum Zug kamen. 2009 sinkt die Zahl der Schulabgänger um weitere vier Prozent (alte Bundesländer: -1,5 Prozent; neue Bundesländer: -15,5 Prozent), die der nicht-studienberechtigten Schulabgänger bundesweit sogar um 5,4 Prozent. Zukünftig steht einer abnehmenden Zahl an Ausbildungsbewerbern eine wachsende Zahl an Lehrstellen gegenüber.[24]

---

[23] Vgl. Gesellschaft für Arbeitsschutz- und Humanisierungsforschung mbH (GfAH) (2008): Werkzeuge für eine demografieorientierte Personalpolitik, abgerufen am 6. Juni 2009 von BMBF-Transferprojekte zum Demografischen Wandel: http://www.demowerkzeuge.de/index.php.
[24] Vgl. DIHK (Hrsg.) (2009): Ausbildung 2009, Ergebnisse einer Online-Unternehmensbefragung.

Fachkräftemangel:

Trotz einer seit Jahren hohen Zahl an Arbeitsuchenden, fehlen in vielen Bereichen qualifizierte Fachkräfte.

Abbildung 8: Deutsche Ingenieurlücke, Demografieersatzraten

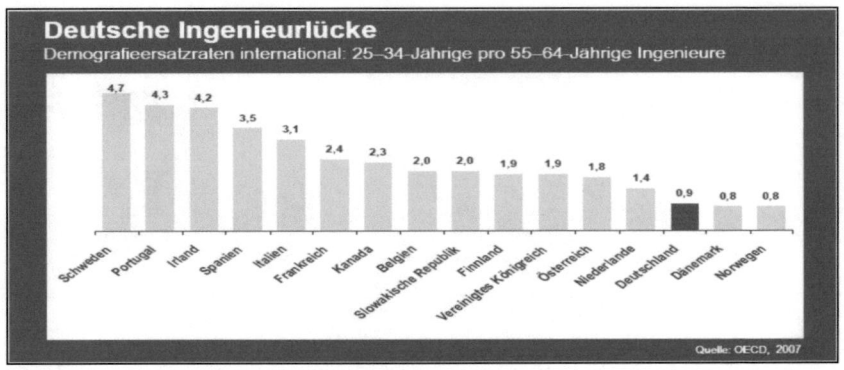

Quelle: Hüther, M. (2009): Langfristige wirtschaftliche Entwicklung und Fachkräftebedarf in Deutschland, Vortrag zum Symposium „Wirtschaftspolitische Herausforderungen des demografischen Wandels" im BMWi am 26.2.2009, abgerufen am 10. Juni 2009 von Young Demography: www.young-demography.org/docs/Huether_BMWi.pdf.

In Deutschland können aus dem Beruf ausscheidende Ingenieure wegen fehlenden Nachwuchses bereits nicht mehr vollständig ersetzt werden. Hinzu kommt ein wachsender Bedarf, wenn technische Lösungen als wichtiger Baustein bei der Bewältigung beispielsweise des demografischen Wandels oder der Energieversorgung angesehen werden. Auch in den übrigen sogenannten MINT-Berufen (Mathematik, Informatik, Naturwissenschaften, Technik) fehlt der Nachwuchs, weshalb auch gezielt Frauen auf diese Ausbildungsbereiche angesprochen werden.

Die wegen des demografischen Wandels boomenden Industrien wie die Pflegewirtschaft können ihren Personalbedarf heute schon nicht mehr decken. Um mehr Schulabgänger in die Ausbildungszweige der

Pflege zu bekommen, wurde bereits die notwendige Eingangsqualifikation abgesenkt.

Pflegende Mitarbeiter/innen:

In Interviews des Instituts für Soziologie der Mainzer Universität mit 30 Repräsentanten der Arbeitgeberseite wurde deutlich, dass die Pflegesituation von Beschäftigten im eigenen Betrieb häufig noch nicht wahrgenommen wird.[25]

Pflegende Angestellte sind in hohem Maß durch ihre Pflege- und Unterstützungstätigkeit belastet. Als Konsequenz schränkt nach einer Infratest Repräsentativerhebung von 2002 ca. 20 Prozent ihre Berufstätigkeit ein, fast ebenso viele geben sie ganz auf. Aber immerhin gut die Hälfte aller berufstätigen Hauptpflegepersonen und 80 Prozent von Hauptunterstützungspersonen setzen diese fort.[26]

Unternehmen verlieren also entweder qualifizierte Mitarbeiter/innen oder haben sich mit den Folgen auch auf innerbetriebliche Ebene auseinander zu setzen. Denn Mitarbeiter/innen, die

- mit Unsicherheit und Unbehagen bzgl. der häuslichen Situation während der Abwesenheit umgehen, vor allem wenn die betreute Person alleine zuhause bleibt,
- durch Anrufe in ihrem Arbeitsfluss unterbrochen werden,
- Arbeitszeit versäumen, sich verspäten, den Arbeitsplatz wegen Krisen oder unvorhergesehener Arztbesuche vorzeitig verlassen,
- geringere Flexibilität bzgl. Überstunden, Dienstreisen, Mobilität etc. aufweisen,

---

[25] Vgl. Häuser, J. C. (2007): Familienpflege und Erwerbstätigkeit – Präsentation einer aktuellen Befragung von Unternehmen und Erwerbstätigen, in: Vereinbarkeit von Erwerbsarbeit und Pflegeaufgaben in der Familie.

[26] Vgl. Schneekloth, U./Wahl, H.-W. (2006/2008): Selbständigkeit und Hilfebedarf bei älteren Menschen in Privathaushalten, S. 81.

- Teamarbeit u. U. wegen Unzuverlässigkeit belasten,
- Erholungsphasen selten einplanen und Freizeit dazu nutzen, um unerledigte Aufgaben des Tages nachzugehen bzw. Arbeitsausfälle zu kompensieren,
- wegen Überbeanspruchung ggf. ein sinkendes Leistungsvermögen aufweisen und vermehrt erkranken,
- durch unterbrochene Nachtruhe müde sind,
- ggf. demotiviert sind, wenn von ihrem Lohn bzw. Gehalt ein nicht unerheblicher Teil für die stationäre Pflege eines Angehörigen aufzuwenden ist,

sind nicht im gleichen Maß planbar und verlässlich in Prozesse einzubinden wie Personen ohne familiäre Verpflichtungen.[27]

So kann die Unterstützung von Mitarbeiter/innen in (Pflege-) Krisensituationen neben humanen Gesichtspunkten dadurch motiviert sein, *„die Zahl der pflegebedingten Fehl- und Abwesenheiten zu reduzieren, und dadurch die Kosten regulärer Betriebsabläufe im finanziell vertretbaren Rahmen zu halten".*[28]

Noch sind überwiegend Frauen in der Pflege engagiert, vor allem Töchter, Ehefrauen und Schwiegertöchter. Die Zahl der Männer hat sich jedoch innerhalb der letzten beiden Infratest-Befragungen von 17 Prozent 1991 auf 27 Prozent in 2002 fast verdoppelt, das Engagement

---

[27] Vgl. Jasper, D. G. (2007): Vereinbarkeit von Erwerbsarbeit und Pflege – ein Thema mit vielen Facetten, in: Vereinbarkeit von Erwerbsarbeit und Pflegeaufgaben in der Familie; Schneider, N. F. et al. (2006): Familienpflege und Erwerbstätigkeit; Zank, S./Schacke, C. (2001): Evaluation von Effekten gerontopsychiatrischer und geriatrischer Tagesstätten auf ihre Besucher(innen) und deren Angehörigen; Barkholdt, C./Lasch, V. (2004): Vereinbarkeit von Pflege und Erwerbstätigkeit.

[28] Pohl, E./Dittebrandt, C./Neborg, K. (2007): Eine Chance für Arbeitgeber und Arbeitnehmer: Die Mitarbeiter-Interessengruppe Arbeiten & Pflegen der Ford-Werke GmbH in Köln, in: Esslinger, A. S./Schobert, D. B.: Erfolgreiche Umsetzung von Work-Life Balance in Organisationen.

der Söhne gar verdreifacht. In den neuen Bundesländern engagieren sich Männer generell häufiger als in den alten.[29]

2.3. Belastungen unterstützender und pflegender Angehöriger

Hauptpflegepersonen in häuslicher Pflege:

Hilfe- und Pflegeleistungen sind - bei aller Anerkennung - Stressfaktoren, deren subjektive Bewertung von vorhandenen oder subjektiv erlebten Freiräumen der eigenen Person und der Umwelt abhängt. Nach einer TNS Infratest Repräsentativbefragung von 2002 empfinden Hauptpflegepersonen die mit der Unterstützung Pflegebedürftiger verbundene Belastung zu über 80 Prozent als „eher stark" bzw. „sehr stark", die mit der Unterstützung sonstiger Hilfsbedürftiger verbundene Belastung zu ca. 40 Prozent „eher stark" bzw. „sehr stark".[30]

Aufwand und Mehrbelastung entstehen zu allen Zeiten und in allen Stufen der Versorgung:

- Bereits häuslicher Beistand bedeutet Zeitaufwand und Organisationsvermögen. Hilfeleistungen bei häuslichen Verrichtungen können in der Regel zeitlich flexibel erbracht werden, auch der gemeinsame Einkauf stellt dank verlängerter Öffnungszeiten kein Problem mehr dar. Begleitung bei Arztbesuchen, Bankgeschäften etc. bedingen jedoch die Verfügbarkeit zu Zeiten, die mit den Interessen der Unterstützenden kollidieren können.

- Lässt sich die Unterstützung noch planen, verändert sich die Situation schlagartig, wenn plötzlich die Pflegesituation eintritt. *„Der Kampf im bürokratischen Dschungel zu einem Zeitpunkt, an dem man sich zunächst der neuen Situation stellen muss, ist für viele Be-*

---

[29] Vgl. Schneekloth, U./Wahl, H. W. (2005): Möglichkeiten und Grenzen selbständiger Lebensführung in privaten Haushalten, S. 41, 77.
[30] Vgl. Schneekloth, U./Wahl, H.-W. (2006/2008): Selbständigkeit und Hilfebedarf bei älteren Menschen in Privathaushalten, S. 29, 88ff.

troffene eine enorme Belastung und Herausforderung. So werden ohne unsere Unterstützung gegebenenfalls Möglichkeiten nicht wahrgenommen oder durch fehlende Kraft verschenkt, was weder im Sinne der Pflegenden und schon gar nicht im Sinn der Pflegebedürftigen sein kann. Dadurch verschärft sich häufig im Laufe der Zeit die ohnehin schon bestehende Überforderung."[31] Die häusliche Pflege bringt auf unbestimmte Zeit gravierende Veränderungen im Leben ganzer Familien mit sich. Sie erfordert nach ggf. notwendigen Grundsatzentscheidungen ein hohes Maß an Zeit und Kraft.

- Kann die Unterstützung innerhalb der häuslichen Umgebung nicht mehr gewährleistet werden und wird eine stationäre Betreuung notwendig, sinkt die Belastung der Hauptpflegepersonen zunächst. Wird jedoch der Kontakt aufrecht erhalten oder stehen Entscheidungen über die Versorgung an, ist die Hauptpflegeperson weiterhin gefragt.[32] Nicht zu vernachlässigen ist dann auch die finanzielle Belastung der Angehörigen. Die Kosten für einen Platz in einer stationären Einrichtung können nur im Ausnahmefall ausschließlich durch Rente und Pflegeversicherung abgedeckt werden. Stehen keine Eigenmittel mehr zur Verfügung, kommen auf Angehörige, die über genügend Einkommen verfügen, anteilige Kosten hinzu.

- Zum Lebensende hin stellt auch die Sterbebegleitung eine Belastung für Angehörige dar. In der stationären Versorgung kommen im Vorfeld häufig emotional belastende Entscheidungen z. B.

---

[31] Bethke, M. (2007): Die Perspektive eines kommerziellen Pflegedienstleisters, in: Vereinbarkeit von Erwerbsarbeit und Pflegeaufgaben in der Familie, S. 33.
[32] Vgl. Zank, S./Schacke, C. (2007): Projekt Längsschnittstudie zur Belastung pflegender Angehöriger von demenziell Erkrankten, S. 66.

bzgl. der Einrichtung einer PEG-Sonde[33] für die künstliche Nahrungsaufnahme oder der Fortführung medizinischer Behandlungsmethoden hinzu.

Der Aufwand ändert sich während der Betreuungsphasen quantitativ und qualitativ.

Abbildung 9: Zeitliche Belastung

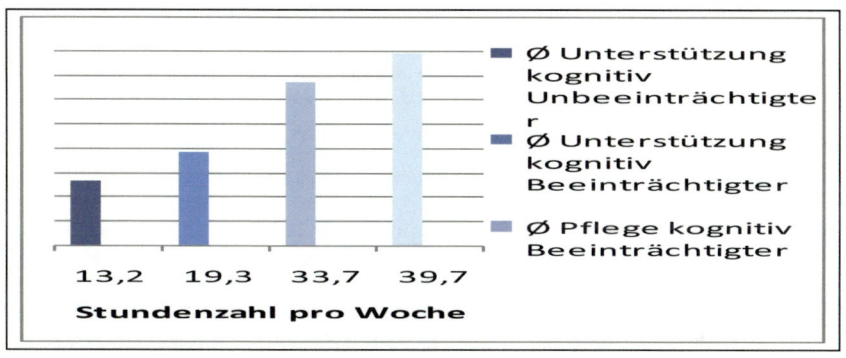

Quelle: Schneekloth, U./Wahl, H. W. (2005): Möglichkeiten und Grenzen selbständiger Lebensführung in privaten Haushalten, S. 78.

Generell wird der Umfang der häuslichen Pflegearbeit im extremen Maße unterschätzt.

Für Unterstützungsleistungen werden durchschnittlich 14,7 Wochenstunden, für Pflegeleistungen durchschnittlich 36,7 Wochenstunden oder 5,2 Stunden am Tag aufgewendet. Der Aufwand für die Unterstützung und Pflege wächst, wenn die unterstützungsbedürftige Person kognitiv beeinträchtigt ist.[34]

---

[33] PEG steht für Perkutane endoskopische Gastrostomie. Eine PEG-Sonde ist eine Ernährungssonde, die mit Hilfe eines Endoskops durch die Bauchwand in den Magen eingeführt wird.
[34] Vgl. Schneekloth, U./Wahl, H. W. (2005): Möglichkeiten und Grenzen selbständiger Lebensführung in privaten Haushalten, S. 78.

Abbildung 10: Zeitliche Belastung

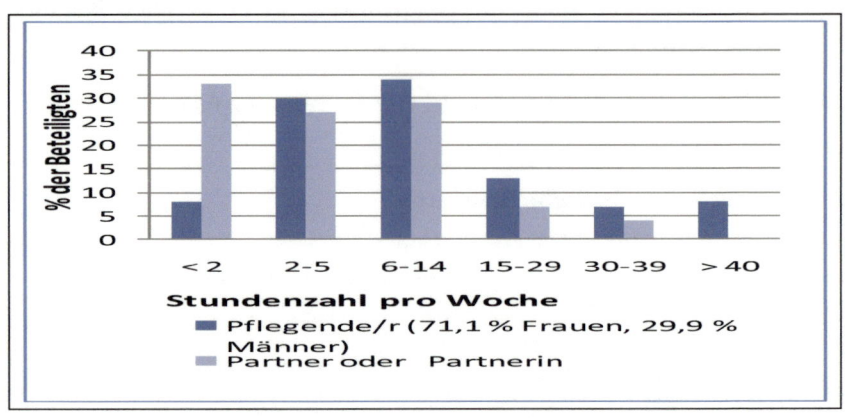

Quelle: IGS Organisationsberatung GmbH (2008): Studie „Firma & Familie" im Auftrag der Vereinigung der hessischen Unternehmerverbände (VhU), der hessenstiftung – familie hat zukunft durchgeführt von der IGS Organisationsberatung GmbH, Köln, abgerufen am 4. Juni 2009 von www.igsbertung.de/fileadmin/user_upload/Downloads/Studien/Umfrageergebnis_Beruf_und_Pflege.pdf.

Eine Online-Befragung des IGS-Instituts im Jahr 2006 bestätigte diese Zahlen. In Abhängigkeit von Pflegestufe und kognitiver Beeinträchtigung stieg der Zeitbedarf von durchschnittlich knapp 15 auf über 60 Wochenstunden an. In 62 Prozent der Angaben betrug die Pflegeleistung mehr als eine Stunde pro Tag, hinzu kamen die Stunden des Partners bzw. der Partnerin. In 37 Prozent der Pflegesituationen war eine Betreuung der Pflegeperson auch nachts erforderlich, in 37 Prozent teilweise.[35]

Neben Zeitaufwand und permanentem Zeitdruck werden folgende Faktoren als belastend beschrieben:

---

[35] Vgl. IGS Organisationsberatung GmbH (2008): Studie „Firma & Familie" im Auftrag der Vereinigung der hessischen Unternehmerverbände (VhU), der hessenstiftung – familie hat zukunft durchgeführt von der IGS Organisationsberatung GmbH.

- Gefahr gegenseitiger seelischer Verletzungen durch (Dauer-)Stress aller Beteiligten.
- Große Intimität der Pflegehandlungen - Ausgeliefertsein und Hilflosigkeit auf der einen Seite, Scham und Hemmungen auf beiden Seiten.
- Hoher materieller/finanzieller/bürokratischer Aufwand, um Pflegeleistungen zu ermöglichen.
- Dauer und zeitliche Unsicherheit mit daraus resultierender Perspektivlosigkeit: die Hälfte aller Männer sind nach dem erstmaligen Eintritt in eine der drei Pflegestufen bereits nach 15,8 Monaten verstorben, der Vergleichswert der Frauen liegt mit 40,3 Monaten mehr als doppelt so hoch. Nach sieben Jahren (= 84 Monaten) nehmen noch immer 13,4 Prozent der Männer und 25,2 Prozent der Frauen Leistungen der Sozialen Pflegeversicherung in Anspruch. Daraus lässt sich schließen, dass insbesondere die Frauen dem Risiko einer langfristigen Pflegebedürftigkeit ausgesetzt sind.
- Drohende Dequalifizierung im Beruf, Einkommensverluste und daraus resultierend eigene Altersarmut der Pflegenden.
- Berufliche Veränderungen sind nicht möglich.
- Finanzielle Belastungen.
- Soziale Isolation.

Abbildung 11: Pflegeverlauf nach Eintritt in Pflegestufe I-III

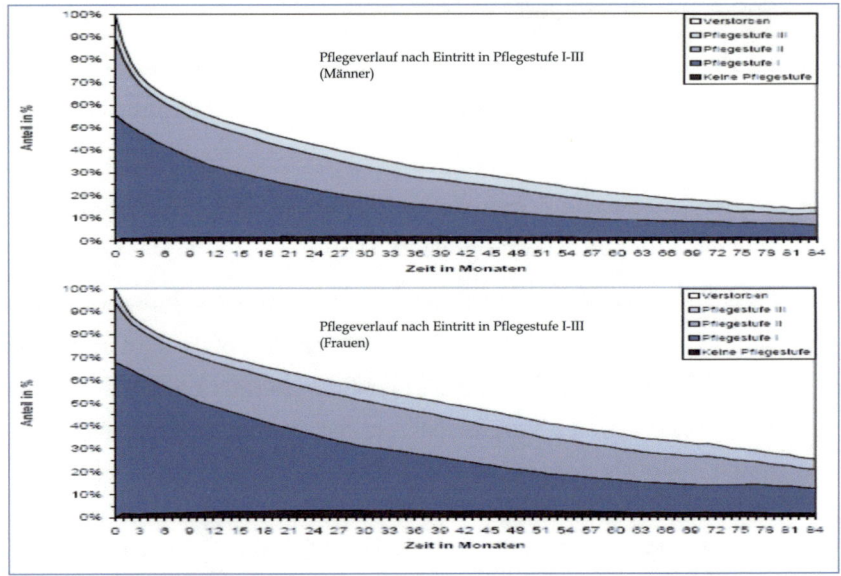

Quelle: Rothgang, H./Borchert, L./Müller, R./Unger, R. (2008): GEK-Pflegereport 2008.

Aus diesen Stresssituationen resultieren viel zu oft auch Quälereien und Gewalt gegen die Pflegebedürftigen und Überforderungssituationen auf Seiten der Pflegenden.[36]

---

[36] Vgl. Jasper, D. G. (2007): Vereinbarkeit von Erwerbsarbeit und Pflege – ein Thema mit vielen Facetten, in: Vereinbarkeit von Erwerbsarbeit und Pflegeaufgaben in der Familie; Reinhardt, B. (2007): Betriebliche Unterstützung von Pflegenden: Herausforderungen und Wege, in: Vereinbarkeit von Erwerbsarbeit und Pflegeaufgaben in der Familie; Schneider, N. F. et al. (2006): Familienpflege und Erwerbstätigkeit; Zank, S./Schacke, C. (2007): Projekt Längsschnittstudie zur Belastung pflegender Angehöriger von demenziell Erkrankten; Rothgang, H. et al. (2008): GEK-Pflegereport 2008; Biedenkopf, K./Bertram, H./Niejahr, E. (2009): Starke Familie.

Abbildung 12: Häusliche Pflege und Erschöpfung

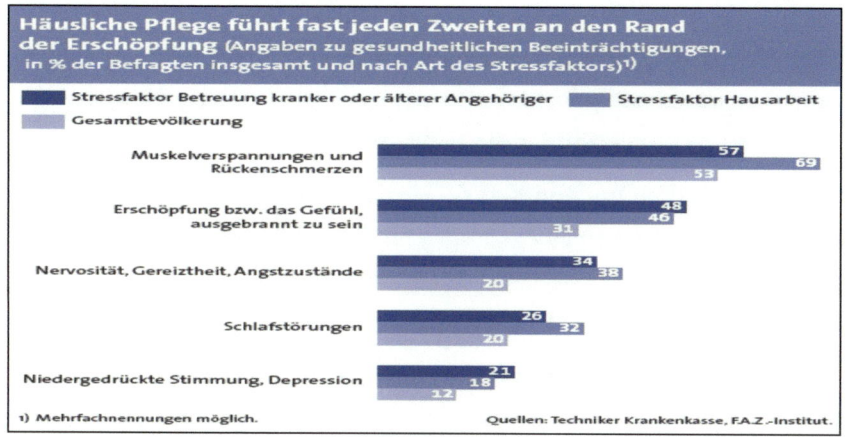

Quelle: F.A.Z.-Institut für Management-, Markt und Medieninformationen GmbH und Techniker Krankenkasse (Hrsg.) (2009): Kundenkompass Stress. Aktuelle Bevölkerungsbefragung: Ausmaß, Ursachen und Auswirkungen von Stress in Deutschland.

Die Resultate dieser Belastungen zeigen sich in aktuellen Ergebnissen einer durch die Techniker Krankenkasse und das F.A.Z.-Institut für Management-, Markt- und Medieninformationen GmbH beauftragten Befragung. 13,8 Prozent der 1014 Befragten gaben als Art der Tätigkeit die Betreuung kranker und älterer Angehöriger an. Von diesen waren 48 Prozent häufig erschöpft oder ausgebrannt.

Hauptpflegepersonen stehen durch Zeitdruck, körperliche, psychische und materielle Belastungen so unter Druck, dass sich dieser Stress in Krankheiten und Erschöpfungszustände niederschlägt.

Doppelbelastung durch Beruf und häusliche Pflege:

Gerade durch die Alterung der Gesellschaft und die Anhebung der gesetzlichen Lebensarbeitszeit werden auch die Erwerbstätigen älter.

Damit wiederum steigt die Wahrscheinlichkeit, dass sie hoch betagte Angehörige haben.[37]

Über 60 Prozent der Hauptpflegepersonen sind unter 65 Jahre alt und damit im erwerbstätigen Alter. Bereits jetzt ist jede vierte Hauptpflegeperson berufstätig, darunter die Hälfte in Vollzeit.[38]

Umgekehrt halfen im Jahr 2005 6,1 Prozent der Erwerbstätigen über 40 Jahre bei der Pflege eines Angehörigen, davon 8,3 Prozent Frauen und 4,3 Prozent Männer. Von den Frauen arbeiteten 58 Prozent in Teilzeitstellen, von den Männern 5 Prozent.[39]

Angebote zur Abfederung der Doppelbelastung von Beruf und Pflege sind noch nicht sehr verbreitet. Nach Darstellung des DGB gab es 2006 erst in ca. 10 Prozent der Betriebe Maßnahmen, auch für Betriebsräte war das Thema kein prioritäres Handlungsfeld.[40]

In Studien, welche schwerpunktmäßig über die Situation von Familienarbeit bzgl. der Vereinbarkeit von Kindern und Beruf forschen, wird die Situation pflegender Berufstätiger inzwischen zunehmend mit berücksichtigt. Aber auch Untersuchungen, die sich konkret mit der Vereinbarkeit von Beruf und Pflege beschäftigen, sind inzwischen erhältlich.

So ist bekannt, dass Männer eher in der Organisation von Pflege eingebunden sind, weniger in Tätigkeiten wie Waschen, Windeln und Füt-

---

[37] Vgl. Schneider, N. F. et al. (2006): Familienpflege und Erwerbstätigkeit.
[38] Vgl. BFSFJ (Hrsg.) (2009-A): Herausforderung Familienbewusste Personalpolitik: Vorteile für Beschäftigte und Unternehmen, S. 7.
[39] Vgl. Keck, W./Saraceno, C. (2008): Pflege und arbeite! Familiäre Pflegeleistungen sind nur schwer mit dem Beruf vereinbar, WZB-Mitteilungen Heft 122, S. 10.
[40] Vgl. Meyer, P. (2007): Die Perspektive des DGB, in: Vereinbarkeit von Erwerbsarbeit und Pflegeaufgaben in der Familie.

tern. Das erlaubt ihnen eher, einer Vollzeittätigkeit nachzugehen, während Frauen häufiger ihre Arbeitszeit reduzieren.[41]

Mehrfachbelastung durch „Sandwich-Position":

Als „Sandwich-Position" werden Unterstützungssituationen bezeichnet, in denen Kinder noch der Erziehung und Betreuung, ältere Angehörige jedoch bereits der erhöhten Fürsorge bedürfen. Die Betreuung und Unterstützung dieser unterschiedlichen, mit eigenen Versorgungsformen, Wünschen und Bedürfnissen befassten Gruppen stellt eine besondere Herausforderung dar. Sie kann bereichernd für alle Beteiligten sein, entwickelt jedoch auch ein erhöhtes familiäres Stress-, Krisen- und Konfliktpotenzial.

Insbesondere in der Altersgruppe bis 54 Jahren ist ein größerer Anteil der Pflegepersonen durch die Fürsorge für Kinder/Jugendliche und ältere Personen doppelt belastet (2002: 37 Prozent), aber auch im Alter zwischen 55 und 64 Jahren waren es 2002 noch 27 Prozent.[42]

In der WSI-Arbeitnehmerbefragung 2003 hatten von 100 Pflegenden 59,1 Prozent sowohl eigene Kinder als auch Pflegebedürftige zu versorgen. Das Durchschnittsalter der pflegenden Frauen ohne Kinder war mit durchschnittlich 49 Jahren acht Jahre höher als das der Frauen in einer „Sandwich"-Position (41 Jahre), das der pflegenden Männer mit durchschnittlich 48 Jahren fünf Jahre höher als bei Männern in „Sandwich"-Position (43 Jahre).[43]

---

[41] Vgl. Häuser, J. C. (2007): Familienpflege und Erwerbstätigkeit – Präsentation einer aktuellen Befragung von Unternehmen und Erwerbstätigen, in: Vereinbarkeit von Erwerbsarbeit und Pflegeaufgaben in der Familie.
[42] Vgl. Backes, G. M./Amrhein, L./Wolfinger, M. (2008): Gender in der Pflege, S. 35.
[43] Vgl. Klenner, C./Pfahl, S. (2008): Jenseits von Zeitnot und Karriereverzicht, S. 22.

Beruf als Ausgleich für Unterstützungsleistungen:

Trotz der Anstrengungen von gleichzeitiger häuslicher Pflege und Beruf stellt für viele der Pflegenden der Beruf einen wichtigen Ausgleich zur Pflegetätigkeit dar. Er bietet ihnen persönliche Anerkennung und erlaubt die Aufrechterhaltung sozialer Kontakte. Selbst bei finanzieller Absicherung würden daher nicht alle ihre Arbeit aufgeben.[44]

2.4. *Pflegezeit-Änderungsgesetz*

Im Juli 2008 trat im Rahmen der Pflegereform 2008 das Pflegezeitgesetz (PflegeZG) in Kraft. Mitarbeiter/innen, Auszubildende und arbeitnehmerähnlichen Personen haben dadurch Anspruch auf unbezahlte Freistellung von ihrer Arbeitspflicht, um nahe Angehörige zu pflegen.

Kurzzeitige Freistellung wegen akuter Pflegesituationen:

Arbeitnehmer/innen ist es möglich, in einer akut aufgetretenen Pflegesituation naher Angehöriger im Sinne einer „kurzzeitigen Arbeitsverhinderung" bis zu zehn Arbeitstagen der Arbeit fernzubleiben. Dies ist unverzüglich dem Arbeitgeber mitzuteilen und muss durch eine ärztliche Bescheinigung nachgewiesen werden.

Nur wenn dies in entsprechenden Regelungen vorgesehen ist, z. B. in einem Tarif- oder Arbeitsvertrag, in Betriebsvereinbarungen oder nach § 616 BGB,[45] wird die Vergütung weiter bezahlt.

---

[44] Vgl. Häuser, J. C. (2007): Familienpflege und Erwerbstätigkeit – Präsentation einer aktuellen Befragung von Unternehmen und Erwerbstätigen, in: Vereinbarkeit von Erwerbsarbeit und Pflegeaufgaben in der Familie; Schneider, N. F. et al. (2006): Familienpflege und Erwerbstätigkeit; Keck, W./Saraceno, C. (2008): Pflege und arbeite! Familiäre Pflegeleistungen sind nur schwer mit dem Beruf vereinbar, WZB-Mitteilungen Heft 122.

[45] Bürgerliches Gesetzbuch, § 616 regelt die vorübergehende Verhinderung von der Dienstleistungsverpflichtung.

Pflegezeit:

Arbeitnehmer/innen können in Betrieben mit mehr als 15 Beschäftigten, wobei auch Teilzeitkräfte, Auszubildende und Mini-Jobber mitzählen, eine bis zu sechsmonatige Pflegezeit in Anspruch zu nehmen.

Die Pflegebedürftigkeit der nahen Angehörigen ist durch eine Bescheinigung der Pflegekasse oder des Medizinischen Dienst der Kassen nachzuweisen. Ein Antrag muss beim Arbeitgeber zehn Tage vor Beginn schriftlich und unter Angabe von Zeitraum und Umfang der Freistellung angezeigt werden.

Einer teilweisen Freistellung muss ein Arbeitgeber grundsätzlich zustimmen, es sei denn, es sprechen „dringende" betriebliche Gründe dagegen. Die Vereinbarungen sind schriftlich festzuhalten.

Eine Verlängerung der Pflegezeit bei anfänglich kürzer angegebener Dauer kann nur mit Zustimmung des Arbeitgebers erfolgen, es sei denn, eine weitere für die Pflege eingeplante Person fällt aus wichtigen Gründen aus.

Auch eine vorzeitige Beendigung der Pflegezeit ist nur mit Zustimmung des Arbeitgebers möglich, es sei denn, der Angehörige ist nicht mehr pflegebedürftig (durch Versterben oder Umzug ins Pflegeheim) oder die finanzielle Belastung für den Pflegenden wird ohne eigenes Einkommen zu groß. Dann müssen Arbeitnehmer/innen spätestens nach vier Wochen wieder beschäftigt werden.

Entgeltfortzahlungen erfolgen nur, wenn im Tarif- oder Arbeitsvertrag bzw. in der Betriebsvereinbarung etwas anderes vereinbart ist, § 616 BGB kommt nicht zum Tragen.

Als nahe Angehörige im Sinne des PflegeZG gelten Großeltern, Eltern und Schwiegereltern, Ehegatten, Lebenspartner, Partner einer eheähnlichen Gemeinschaft, Geschwister, leibliche sowie Adoptiv- und Pflegekinder, eigene Kinder wie auch die des Ehegatten oder Lebenspartners, Schwieger- und Enkelkinder.

Das Vorliegen einer Pflegebedürftigkeit richtet sich nach den Vorschriften des SGB IX. Demnach ist ein Angehöriger dann pflegebedürftig, wenn er wegen einer körperlichen, geistigen oder seelischen Krankheit oder Behinderung für die gewöhnlichen und regelmäßig wiederkehrenden Verrichtungen im Ablauf des täglichen Lebens auf Dauer, voraussichtlich aber für mindestens sechs Monate, der Hilfe bedarf.

In beiden Arten der Pflegezeit stehen Mitarbeiter/innen unter Sonderkündigungsschutz, Ansprüche entstehen ab dem ersten Arbeitstag.

Corinna Schroth erläutert in ihrem Beitrag „Das Pflegezeitgesetz und seine Tücken", dass das PflegeZG noch in vielen Punkten einen Interpretationsspielraum lässt. Da in der Rechtsprechung für Arbeitgeber und -nehmer/innen noch weitere Unklarheiten herrschen, ist es sinnvoll, dass beide Seiten immer eine einvernehmliche Lösung suchen.[46]

2.4.1. Konsequenzen für in häusliche Pflege involvierte Arbeitnehmer/innen

Zahlreiche Unternehmen hatten auch vor Einführung des PflegeZG betriebliche, tarifliche, individuelle, in der Regel allerdings eher informelle Vereinbarungen getroffen, um im Fall eines plötzlichen auftretenden Pflegefalls bzw. im Laufe der häuslichen Pflege Mitarbeiter/innen zu unterstützen. Informelle Regelungen reduzierten den bürokratischen Aufwand, erlaubten jedoch auch keinen Anspruch.[47] Viele

---

[46] Vgl. Schroth, C. (2009): Das Pflegezeitgesetz und seine Tücken - Die Schwester Der Pfleger (48. Jg. 04/09).
[47] Vgl. Häuser, J. C. (2007): Familienpflege und Erwerbstätigkeit – Präsentation einer aktuellen Befragung von Unternehmen und Erwerbstätigen, in: Vereinbarkeit von Erwerbsarbeit und Pflegeaufgaben in der Familie, S. 16.

Mitarbeiter/innen waren auch besorgt sich über ihre häusliche Pflegesituation zu äußern, da sie Nachteile bis hin zur Kündigung fürchteten.

Durch die gesetzliche Regelung besteht für betroffene Mitarbeiter/innen beim Auftreten einer akuten Pflegesituation die Sicherheit,

- allen betroffenen Angehörigen beistehen und sie versorgen zu können,
- sich um organisatorische, rechtliche und finanzielle Belange kümmern zu können, ohne auf die Zustimmung des Arbeitgebers angewiesen zu sein,
- Zeit zu haben, weitere Schritte in der Pflege planen und beispielsweise ein Netz aus sozialen, ehrenamtlichen und professionellen Kräften aufbauen und aktivieren zu können,
- durch diese Aktivitäten nicht der Gefahr einer Kündigung ausgesetzt zu sein,
- eigene Erholungszeit wie Urlaub auch als solche nutzen zu können.

Auch für Planungen bzgl. zukünftiger Pflegearbeit bei gleichzeitiger Berufstätigkeit können durch Nutzung dieser Zeitspanne leichter durchgeführt werden.

Entschließen sich Mitarbeiter/innen, die notwendige Pflege überwiegend eigenständig zu leisten, steht ihnen rechtlich pro Angehörigem genau einmal ein Zeitraum von maximal sechs Monaten zu, in welchem sie entweder komplett ihr Arbeitsverhältnis ruhen lassen oder die Arbeitszeit reduzieren können. Dieser Freiraum ermöglicht ihnen,

- sich vollständig auf den pflegebedürftigen Angehörigen zu konzentrieren, ohne dies mit vielleicht schlechtem Gewissen Dritten zu überlassen,

- diesen durch die private Unterstützung ggf. eine längere Verweildauer im häuslichen Umfeld zu erlauben,
- Zeiträume zu überbrücken, die notwendig sind, um komplexere Pflegearrangements unter Einbeziehung ambulanter und teilstationärer Pflegedienstleister, privater Netzwerke etc. zu begründen,
- Angehörige beim Abschied vom Leben zu begleiten,
- nicht auf das Wohlwollen des Arbeitgebers angewiesen zu sein und bei der nicht leichten Familienarbeit die Sicherheit zu haben, an den Arbeitsplatz zurückkehren zu können.

Nur in seltenen Fällen kann die Pflegezeit dazu dienen, die Dauer einer Pflegebedürftigkeit komplett zu überbrücken. Sie bietet aber die Möglichkeit, dass sich Familienmitglieder abwechseln.

Pflegende Angehörige sind für die Dauer der Pflegezeit in der Arbeitslosenversicherung versichert. Völlig freigestellte Arbeitnehmer/innen müssen sich selber krankenversichern. Verheiratete können sich in der Krankenversicherung des Ehepartners kostenfrei mitversichern, wenn diese gesetzlich versichert sind. Zuschüsse zu den selbst zu erbringenden Beiträgen zur Kranken- und Pflegeversicherung können beantragt werden.

Von den Regelungen des PflegeZG darf nicht zum Nachteil der Beschäftigten abgewichen werden.[48]

2.4.2. Konsequenzen für Unternehmen

Die Arbeitgeberverbände hatten sich vor der Verabschiedung des Gesetzes unisono gegen eine gesetzliche Regelung ausgesprochen. Sie hielten die Regelung für überflüssig, da es auch zuvor meist individu-

---

[48] Vgl. Koch, D./Buschmann, P. (2009): Besonderer Kündigungsschutz für pflegende Angehörige, Die Schwester Der Pfleger (48. Jg. 04/09).

elle, informelle und unbürokratische Lösungen gab. Der Personenkreis der nahen Angehörigen wurde als viel zu groß angesehen. Es wurde befürchtet, dass der Anspruch auf Freistellung die Personalplanung und -organisation gerade in kleineren Unternehmen erschweren würde. Sie sahen sich durch die umfassende Einschränkung für Kündigungen in ihren betriebswirtschaftlichen Entscheidungen eingeengt. Speziell für die kurzzeitige Arbeitsverhinderung sahen sie keinen Regelungsbedarf, da es ihrer Meinung nach bereits vor Inkrafttreten des Gesetzes ausreichend Lösungsansätze gab. Um Lohnzusatzkosten nicht weiter in die Höhe zu treiben forderten sie, die kurzzeitige Arbeitsverhinderung durch Pflege explizit aus dem allgemeinen Anspruch auf Entgeltfortzahlung nach § 616 BGB auszuschließen. Die Pflegezeit wurde als Eingriff in die Personalhoheit der Unternehmen bewertet. Speziell eine nur 10-tägige Ankündigungsfrist wurde als viel zu kurz empfunden. Gewünscht wurden hier Anlehnungen an die Regelungen der Elternzeit. Des Weiteren wurde eine Wartezeit von mindestens 6 Monaten nach Neubeginn eines Arbeitsverhältnisses gefordert. Eine Ablehnung aus betrieblichen Gründen sollte immer möglich sein, die Privilegien beim Kündigungsschutz entfallen.[49]

Die Verabschiedung des Gesetzes wurde als zusätzliche Belastung speziell für kleinere und mittelständische Unternehmen gewertet.[50]

Dass Pflegezeit für einen sehr großen Kreis naher Angehöriger ermöglicht wurde und damit die sechsmonatige Pflegezeit mehrfach zum

---

[49] Vgl. BDA Bundesvereinigung der Deutschen Arbeitgeberverbände (Hrsg.) (2008): Leistungsausweitungen verschärfen die ungelösten Finanzierungsprobleme der Pflegeversicherung, S. 11ff; Zentralverband des Deutschen Handwerks (Hrsg.) (2008): Stellungnahme: Entwurf des Pflege-Weiterentwicklungsgesetzes, S. 5ff; Koch, D./Buschmann, P. (2009): Besonderer Kündigungsschutz für pflegende Angehörige, Die Schwester Der Pfleger (48. Jg. 04/09).

[50] Vgl. Colberg, R. (2008): Neue Belastungen für Arbeitgeber durch das Pflegezeitgesetz.

Tragen kommen könne, wurde als zusätzlich beschwerend bewertet. Personalabbaumaßnahmen würden durch den Kündigungsschutz erschwert.[51]

Zusätzlich wurde befürchtet, dass Betriebe mit einem sehr hohen Frauenanteil unter den Beschäftigten häufiger von den Regelungen im Pflegezeitgesetz betroffen sein könnten, da Frauen heute noch den größeren Teil der Pflegenden ausmachen.

Neben Unwägbarkeiten in Planungsprozessen entstehen Unternehmen Kosten, wenn für die Zeit der Arbeitsverhinderung bzw. der Pflegezeit Ersatzkräfte eingestellt werden müssen, vor allem, wenn Ersatzkräfte nicht einfach zu finden sind. Unter Umständen sind Kolleg/innen die Leidtragenden, da sie die Arbeitskraft der freigestellten Mitarbeiter/innen z. B. in Form von Überstunden aufzufangen haben.

2.4.3. Geplante Weiterentwicklungen für die Familienpflegezeit

Familiäre Pflege wird einerseits als wesentlicher Bestandteil der Sozialpolitik gewürdigt und ernst genommen, die Vereinbarkeit von Beruf und Pflege jedoch von den Betroffenen bislang als schwierig erlebt. Eine Presseerklärung aus dem Bundesministerium für Familie, Senioren, Frauen, Jugend (BMFSFJ) vom 25. Mai 2010 bezieht sich auf eine Umfrage des Instituts für Demoskopie Allensbach, in welcher 79 Prozent der Befragten angaben, dass sich Familie und Pflege nicht gut vereinbaren ließen.[52] Es gibt daher im Ministerium Überlegungen, die Familienpflegezeit noch im Jahr 2010 auf (maximal) zwei Jahre auszudehnen, wobei die pflegenden Arbeitnehmer/innen während dieser Zeitspanne ihre Arbeitszeit auf 50% reduzieren können sollen, dabei aber weiterhin 75% ihres Gehalts bekommen.

---

[51] Vgl. Laskawy, D. H./Rehfeld, E. (2008): Das neue Pflegezeitgesetz; Koch, D./Buschmann, P. (2009): Besonderer Kündigungsschutz für pflegende Angehörige, Die Schwester Der Pfleger (48. Jg. 04/09).
[52] Vgl. BFSFJ (2010): Pressemitteilung Nr. 28/2010.

Bei diesem neuen Modell ist also auch eine Regelung der finanziellen Absicherung berücksichtigt. Arbeitgeber sollen für die Differenz aus 50% Arbeitsleistung und 75% Gehalt über eine Lohnvorauszahlung in Vorleistung treten. Kehren Arbeitnehmer/innen nach der Pflegezeit zu einer vollen Stelle zurück, werden sie bis zum Ausgleich ihres Kontos weiterhin nur 75% des Gehaltes bekommen.

Das Ministerium verspricht sich von dem neuen Modell, dass

- Angehörige in der Familienpflegezeit einen Schwerpunkt im Beruf behalten, der parallel zur Pflege existiert,
- Arbeitgeber und Arbeitnehmer/innen mit 50 Prozent Beschäftigungsumfang die Kenntnisse und Fähigkeiten über die Pflegephase erhalten,
- Beitragszahlungen während der Familienpflegezeit und Leistungen der Pflegeversicherung zur gesetzlichen Rente einen Erhalt der Alterseinkünfte bewirken.[53]

Einen wesentlichen Beitrag zur Familienpflegezeit sollen die Unternehmen leisten. Arbeitgeber stehen einer Ausweitung der gesetzlichen Ansprüche skeptisch gegenüber, befürchten Bremsen bei Wachstum und Beschäftigung.[54]

Die „Pflegezeit" befindet sich also nach wie vor in der Entwicklung. Die Bestrebungen gehen dahin, Vereinbarkeit von Beruf und Familie zu erleichtern und damit die häusliche Pflege zu stabilisieren.

---

[53] Vgl. BFSFJ (2010): ImFokus. Im Detail: Familienpflegezeit und Rente.
[54] Vgl. vbw (2010): Position Familienpflegezeit.

3. Motivation und Gründe für die Unterstützung von pflegenden Mitarbeiter/innen

Ein Ziel der Unternehmen ist es, gut ausgebildete, motivierte, gesunde, aber auch für die anfallenden Arbeitsprozesse planbare Mitarbeiter/innen zu beschäftigen. Die Erkenntnis wächst, dass dies nicht gelingen kann, wenn Familien- und Erwerbsarbeit nicht miteinander in Übereinstimmung zu bringen sind. Dabei spielen nicht nur soziales Bewusstsein oder Fürsorge eine Rolle, sondern auch betriebswirtschaftliche Kalkulationen.

Es gibt viele Aspekte, die sich auch ökonomisch positiv bei einer familienbewussten Unternehmensführung niederschlagen: Verringerung der Fluktuation, Erhalt der Human Ressources, verbessertes Personalmarketing, Steigerung der Motivation, Reduktion von Stress, höhere Effizienz, Steigerung der Wettbewerbsfähigkeit, einfachere Rekrutierung, Imagevorteil gegenüber dem Kunden und der Öffentlichkeit.[55]

Konkreter Auslöser für die Motivation in Unternehmen, sich mit der Unterstützung von Mitarbeiter/innen in Pflegesituationen zu beschäftigen, ist häufig die persönliche Betroffenheit von Führungspersonen. So ging beispielsweise die Initiative der Ford-Werke, eine Mitarbeiter-Interessengruppe „Arbeiten & Pflege" zu gründen, auf die persönlichen Erfahrungen der Leiterin „Interne Kommunikation" zurück.[56]

Die Einführung des Pflegezeit-Änderungsgesetzes drängt Arbeitgeber geradezu, den Pflegenotfall und die Pflegezeit für alle Beteiligten so zu gestalten, dass einerseits betriebliche Belange dadurch nicht gestört

---

[55] Vgl. BFSFJ (Hrsg.) (2009): Herausforderung Familienbewusste Personalpolitik, S. 8.
[56] Vgl. Pohl, E./Dittebrandt, C./Neborg, K. (2007): Eine Chance für Arbeitgeber und Arbeitnehmer: Die Mitarbeiter-Interessengruppe Arbeiten & Pflegen der Ford-Werke GmbH in Köln, in: Esslinger, A. S./Schobert, D. B.: Erfolgreiche Umsetzung von Work-Life Balance in Organisationen.

werden und andererseits Mitarbeiter/innen dabei nicht zu Schaden kommen oder verloren gehen. Die Unvereinbarkeit ist heute bereits gegeben und wird zukünftig mit problematischen Folgen, aber auch individuellen und gesellschaftlichen Kosten verbunden sein.

Die im Folgenden aufgeführten Einzelaspekte ergeben sich sowohl aus konkreten Erfahrungen einzelner Unternehmen (beispielweise der Ford-Werke) als auch aus Arbeiten des Bundesministeriums für Familie, Senioren, Frauen und Jugend und des Deutschen Industrie- und Handelstages.

3.1. Einzelaspekte für Unternehmen

Tabelle 1: Einzelaspekte, auf welche die Vereinbarkeit von Pflege und Familie wirkt

Mitarbeitermotivation	Mitarbeiter/innen, die sich darauf verlassen können, dass sie in Krisenzeiten, die sie vor allem nicht persönlich zu verantworten haben, auf Verständnis und Unterstützung des Arbeitgebers rechnen können, weisen eine höhere Motivation auf, die sich in einer höheren Produktivität niederschlägt.
	Das gilt insbesondere auch dann, wenn es gelingt, durch die Vereinbarkeit von Beruf und Pflege eine institutionelle Versorgung älterer Angehöriger zu vermeiden und dadurch ggf. anfallende Beteiligungen an Pflegeheimkosten zu vermeiden.
Mitarbeiterbindung	Für die Ford-Werke war die Unterstützung von Mitarbeiter/innen in Pflegesituationen explizit durch die *„wünschenswerte Bindung der Mitarbeiter ans Unternehmen, ihre berufliche Loyalität, Moral, Einsatzfreude und Motivation – und damit den Unternehmenserfolg"* geprägt.[57]
	Familienfreundliche Maßnahmen können auch einen Anreiz für die Mitarbeiterbindung als Kompensation für schlechtere Arbeitsbedingungen oder geringeren Lohn bieten.[58]

---

[57] Pohl, E./Dittebrandt, C./Neborg, K. (2007): Eine Chance für Arbeitgeber und Arbeitnehmer: Die Mitarbeiter-Interessengruppe Arbeiten & Pflegen der Ford-Werke GmbH in Köln, in: Esslinger, A. S./Schobert, D. B.: Erfolgreiche Umsetzung von Work-Life Balance in Organisationen.

[58] Vgl. Meyer, P. (2007): Die Perspektive des DGB, in: Vereinbarkeit von Erwerbsarbeit und Pflegeaufgaben in der Familie.

Mitarbeitergewinnung	Für Fachkräfte, die nachgefragt werden, gehören zu der Attraktivität eines Arbeitsplatzes neben der Bewertung der Aufgabenstellung, des Gehalts und der Lage des Arbeitsplatzes auch Faktoren wie Unternehmensziele und -strategien, Familienbewusstsein und daraus abgeleitet die Verfügbarkeit von Hilfemaßnahmen.
Familienkompetenz als Mitarbeiterkompetenz	Die Nutzung von Familienkompetenzen wird inzwischen verstärkt als Potenzial einer innovativen Personalentwicklung verstanden. Familienkompetenzen sind Qualifikationen, die durch die Arbeit in der Familie erworben und in der Arbeitswelt eingesetzt und genutzt werden können. Es gibt einige überfachliche Qualifikationen, die sowohl bei der Erwerbsarbeit als auch bei der Familienarbeit wichtig sind: Zeitmanagement, Zielorientierung, Empathievermögen, Entscheidungsfreudigkeit, Konfliktfähigkeit oder Durchsetzungsvermögen. Als typische Familienkompetenzen gelten in der Regel Planungs- und Organisationsvermögen, soziale Fähigkeiten, Verantwortungsbewusstsein, Flexibilität und Teamfähigkeit. Die Familie ist also auch ein Lernort für berufliche Qualifikationen. Familienarbeit fördert Schlüsselqualifikationen und Führungsverhalten.[59] In einem Bericht über das Engagement der Ford-Werke wird der Arbeitsdirektor von Ford Deutschland, Rainer Ludwig, mit den Worten zitiert: *„Privates Engagement grenzt nicht aus, sondern bereichert. Denn die persönlichen Erfahrungen Einzelner kommen langfristig als Potenzial und Kompetenz unserem Unternehmen zu Gute."*[60] Erziehende oder pflegende Beschäftigte bringen zudem wertvolle Kompetenzen wie Teamfähigkeit, effizientes Zeitmanagement und Organisationstalent in den Beruf ein, die auch den Betrieben zugute kommen.[61]
Imagebildung und Außendarstellung	Das Image eines Unternehmens spielt vielen Stakeholdern gegenüber eine Rolle: Sie kann die Attraktivität als Arbeitgeber steigern mit Auswirkungen auf vorhandene und neu zu gewinnende Mitarbeiter/innen. Es wirkt auf Lieferanten und Kunden. Bei der Ermittlung der Kreditwürdigkeit für Banken und der Unternehmensbewertung kommt es zum Tragen.

---

[59] Vgl. Flüter-Hoffmann, C. (2006): Lebenszyklusorientierte Personalpolitik.
[60] Pohl, E./Dittebrandt, C./Neborg, K. (2007): Eine Chance für Arbeitgeber und Arbeitnehmer: Die Mitarbeiter-Interessengruppe Arbeiten & Pflegen der Ford-Werke GmbH in Köln, in: Esslinger, A. S./Schobert, D. B.: Erfolgreiche Umsetzung von Work-Life Balance in Organisationen.
[61] Vgl. DIHK, BMFSFJ, berufundfamilie gGmbH (Hrsg.) (2008): Familienorientierte Personalpolitik.

Gesundheit und Erhalt der Arbeitskraft	Generell liegt der Krankenstand in familienfreundlichen Unternehmen um 12 Prozent unter dem von Unternehmen ohne familienfreundliche Maßnahmen, die Fehlzeitenquote ist sogar 16 Prozent geringer. Häusliche Pflegemaßnahmen können aus Überforderung, Erschöpfung, Schlafmangel, falschen Körper- und Hebebewegungen oder psychischer Belastung vor allem bei der Betreuung von an Demenz erkrankter Angehöriger auch zu Erkrankungen, Depressionen und Burn-Out-Syndromen führen, die sich in betrieblichen Krankheitsausfällen niederschlagen.
Planbarkeit der Arbeitsprozesse	Für die Planbarkeit und Durchführung von Arbeitsprozessen und Betriebsabläufen ist die Verfügbarkeit der benötigten Ressourcen wesentlich. Können Fehlzeiten von Mitarbeiter/innen vermieden, verzögert, besser geplant oder verkürzt werden, entstehen weniger Lücken oder Ausfallzeiten im Betriebsablauf bzw. der Produktion. Die Arbeitsqualität ist leichter zu gewährleisten und Kollegen/innen wird keine außerplanmäßige Leistung abverlangt, weil sie Arbeiten zusätzlich übernehmen müssen.

Quelle: Eigene Darstellung.

3.2. Betriebswirtschaftliche Aspekte

Bekannte betriebswirtschaftliche Analysen fokussieren auf eine familienbewusste Personalpolitik, die schwerpunktmäßig die traditionelle Vereinbarkeit von Beruf und Familie im Sinne von Kindererziehung und -betreuung im Blick hat und konkrete Maßnahmen darauf ausrichtet. Viele, aber nicht alle Indikatoren lassen sich auf die Pflege von Angehörigen übertragen. berufundfamilie® definiert in ihrem Musterfragebogen zur Evaluation der Familienfreundlichkeit: *„Familienpflichten sind Pflichten, die sich auf die Betreuung und Erziehung von Kindern sowie auf die Versorgung pflegebedürftiger Angehöriger beziehen."*[62] Indikatoren wie die Nutzung und Länge der Elternzeit lassen sich aber nur bedingt auf die Pflegezeit übertragen, da diese nicht im gleichen Maße planbar

---

[62] berufundfamilie gGmbH (2008): www.berufundfamilie-Index.de. Der Fragebogen, S. 8.

ist. Zudem liegen auf Grund der Kürze der Wirksamkeit der gesetzlichen Rahmenbedingungen noch keine Zahlen vor.

Betriebswirtschaftliche Einschätzung von Unternehmen und Betrieben:

Das Institut für Demoskopie Allensbach führte im März 2009 bei 502 repräsentativ ausgewählten Unternehmen und Betrieben eine Befragung unter deren Leitern und Personalverantwortlichen durch, um u. a. die Gewichtung des Themas „Vereinbarkeit von Beruf und Familie" zu erfragen. Demzufolge waren 74 Prozent der Befragten der Überzeugung, dass familienfreundliche Maßnahmen aus betriebswirtschaftlicher Sicht eher Vorteile bringen, 68 Prozent sahen trotz der konjunkturellen Entwicklung keine Auswirkungen auf die Gewichtung des Themas, 39 Prozent gaben an, durch die Maßnahmen besser qualifiziertes Personal gewinnen zu können und 54 Prozent sahen eine wachsende Bedeutung von Angeboten zur Vereinbarkeit von Beruf und Pflege.[63]

---

[63] Vgl. BFSFJ (Hrsg.) (2009): Herausforderung Familienbewusste Personalpolitik: Vorteile für Beschäftigte und Unternehmen.

Abbildung 13: Familienfreundlichkeit in Unternehmen nach Mitarbeiteranzahl 2009

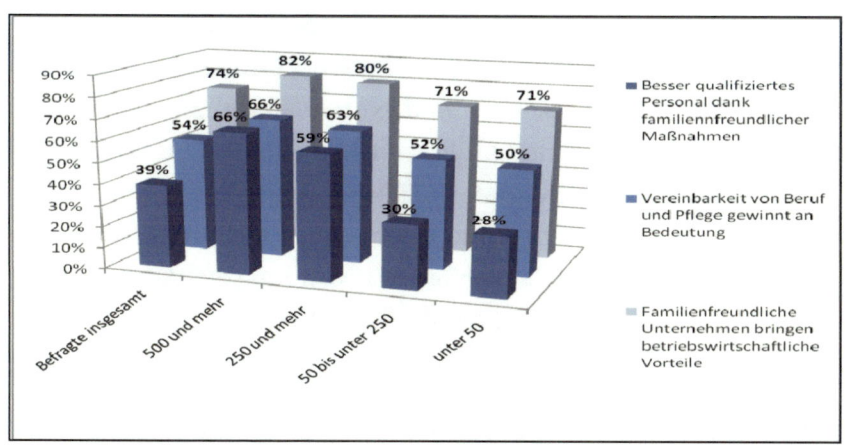

Quelle: Bundesministerium für Familie, Senioren, Frauen und Jugend (Hrsg.) (2009): Herausforderung Familienbewusste Personalpolitik: Vorteile für Beschäftigte und Unternehmen.

Aufschlüsselung und Berechnung ökonomischer Einzelaspekte:

Einen anderen Ansatz verfolgte die Prognos AG, die im Auftrag des Ministeriums für Familien, Senioren, Frauen und Jugend (BMFSFJ) eine 2004 veröffentlichte Studie erstellte, welche ökonomische Aspekte der Vereinbarkeit von Beruf und Familie untersuchte.[64] Schwerpunkt der Studie waren zwar überwiegend Maßnahmen für die Unterstützung der traditionellen Eltern-Kind-Familie. Die meisten Positionen, die für die Kalkulation den Ausschlag gaben, lassen sich aber problemlos von Erziehenden auf Pflegende übertragen. Ausgehend vom gesellschaftlichen Wandel (demografische Entwicklung, prognostiziertem Fachkräftemangel, steigendem Anteil von erwerbstätigen Frauen) wurden drei potentiell profitierende Seiten identifiziert: Mitarbeiter/innen, der Staat (höhere Steuereinnahmen und Sozialbeiträge) und

---

[64] Vgl. BFSFJ (Hrsg.) (2004): Betriebswirtschaftliche Effekte familienfreundlicher Maßnahmen.

Unternehmen (Kosteneinsparungen, Wettbewerbsvorteile, Imagegewinn).

Basierend auf Daten von 10 beteiligten Unternehmen wurde in einer Modellrechnung für ein konstruiertes Unternehmen „Familien GmbH" mit 1500 Beschäftigten Kosten- und Nutzeneffekte familienfreundlicher Maßnahmen errechnet. Im Ergebnis zeigten sich für mittelgroße Unternehmen Einsparpotenziale in Höhe von mehreren 100.000 Euro. Konkret wurde in dieser Szenario-Berechnung bei einem Aufwand für familienfreundliche Maßnahmen in Höhe von rund 300.000 € eine realisierte Kosteneinsparung von 375.000 € errechnet.

Folgende Kostensenkungspotentiale wurden berücksichtigt:

- Fluktuationskosten bzw. Wiederbeschaffungskosten für Ersatzkräfte mit folgenden Einzelpositionen:

Tabelle 2: **Wiederbeschaffungskosten, Positionen**

Wiederbeschaffungskosten	
Kostenposition	Bestandteile
Kosten der unbesetzten Stelle	Kosten z. B. für Produktivitätsausfälle durch fehlende Markt- und Kundenbetreuung.
Anwerbungskosten	Kosten für Annoncen, Anwerbeprämien, Personalberater, Personalwerbeveranstaltungen, Absolventenmessen etc..
Auswahlkosten	Kosten der Auswahl- und Einstellungsgespräche (Betriebsleitung, Personalbüro, Fachvorgesetzte, Betriebsrat, Personalberater/Psychologen etc.), Assessment-Center, Einstellungsuntersuchung, Spesen/Fahrtkosten der Bewerber, Kommunikationskosten etc.
Einstellungskosten	Stammdatenerhebung, Umzugskosten, Einrichtung des Arbeitsplatzes.
Aus- und Fortbildungskosten	Kosten für interne oder externe Ausbildungen/Seminare/Fortbildungen.
Einarbeitungskosten	Höhere Informations-/Kontrollkosten für Vorgesetzte, Kolleginnen und Kollegen, Kosten für „Training on the Job".

| Minderleistungen bei Einarbeitung | Kosten aufgrund geringerer Produktivität und hoher Fehlerquote, erhöhter Unfallgefahr, Kosten für fehlendes Know How, bei Einarbeitung, verlorene Geschäftskontakte. |

Quelle: Bundesministerium für Familie, Senioren, Frauen und Jugend (Hrsg.) (2004): Betriebswirtschaftliche Effekte familienfreundlicher Maßnahmen.

Für o. g. Einzelpositionen wurden in Abhängigkeit der Einkommensgruppe (EK) folgende Kosten errechnet:

Tabelle 3: **Wiederbeschaffungskosten einer Stelle**

Wiederbeschaffungskosten einer Stelle			
	untere EK	mittlere EK	obere EK
Kosten der unbesetzten Stelle (€/Monat)	900 €	1.600 €	2.700 €
Kosten der unbesetzten Stelle (effektiv)	900 €	3.600 €	10.800 €
Anwerbungskosten	1.800 €	5.500 €	10.500 €
Auswahlkosten	1.200 €	2.400 €	3.900 €
Einstellungskosten	800 €	1.300 €	1.900 €
Aus- und Fortbildungskosten	800 €	1.800 €	3.700 €
Einarbeitungskosten	2.800 €	6.000 €	7.600 €
Minderleistungen bei Einarbeitung	1.200 €	2.600 €	4.800 €
Summe Wiederbeschaffungskosten	9.500 €	23.000 €	43.200 €
Durchschnittliche Wiederbesetzungsdauer in Monaten	1	2	4

Quelle: Bundesministerium für Familie, Senioren, Frauen und Jugend (Hrsg.) (2004): Betriebswirtschaftliche Effekte familienfreundlicher Maßnahmen.

- Überbrückungskosten, d. h. Kosten für die Phase der Elternzeit (oder Pflegezeit)

Tabelle 4: Überbrückungskosten für befristete Ersatzkräfte

Überbrückungskosten für befristete Ersatzkräfte				
Überbrückungskosten für befristete Ersatzkräfte bei einem Zeithorizont bis zur Rückkehr der Erziehungsurlauberin/des Erziehungsurlaubers von ...	6 Monaten	12 Monaten	18 Monaten	36 Monaten
Kosten für die unbesetzte Stelle	40%	60%	80%	100%
Anwerbekosten	40%	60%	80%	100%
Auswahlkosten	40%	60%	80%	100%
Einstellungskosten	40%	60%	80%	100%
Aus- und Fortbildungskosten	0%	25%	50%	100%
Einarbeitungskosten	130%	120%	110%	100%
Minderleistung	130%	120%	110%	100%

Quelle: Bundesministerium für Familie, Senioren, Frauen und Jugend (Hrsg.) (2004): Betriebswirtschaftliche Effekte familienfreundlicher Maßnahmen.

- Wiedereingliederungskosten bei Rückkehr in den Beruf

Längeres Ausscheiden aus der Erwerbstätigkeit führt in aller Regel zu einer Dequalifikation der Beschäftigten. In Abhängigkeit der Abwesenheitsdauer setzen Unternehmen - jeweils in Relation zu den Kosten für Neueinsteiger - durchschnittlich folgende Werte an:

Tabelle 5: Wiedereingliederungskosten von Erziehungsurlauber/innen

Wiedereingliederungskosten von Erziehungsurlauber/innen	
in % der Aus- und Fortbildungs-, Einarbeitungs- und Minderleistungskosten bei Neueinstellung	
nach 6 Monaten	15%
nach 12 Monaten	30%
nach 18 Monaten	50%
nach 36 Monaten	75%

Quelle: Bundesministerium für Familie, Senioren, Frauen und Jugend (Hrsg.) (2004): Betriebswirtschaftliche Effekte familienfreundlicher Maßnahmen.

Durch Reduzierung der Abwesenheitszeiten aus dem betrieblichen Alltag konnten die untersuchten Unternehmen Wiedereingliederungskosten von bis zu 4.000 € pro Fall einsparen.

- Kosten für Fehlzeiten aufgrund von Familienaufgaben

Mitarbeiter/innen mit Kindern oder pflegebedürftigen Personen im Haushalt sind einer deutlich höheren Belastung ausgesetzt als vergleichbare Beschäftigte ohne diese Konstellation. Diese Doppelbelastung kann zu erhöhtem Stress, einer höheren Krankheitsanfälligkeit und Burn-Out-Syndromen führen, welche nicht von der Arbeit alleine ausgelöst wurden, jedoch nicht nur die Produktivität bei der Arbeit merklich reduzieren, sondern sich auch in erhöhten Fehlzeiten der Beschäftigten niederschlagen können. Durch Maßnahmen zur Vereinbarkeit von Beruf und Familie können die Stressquellen reduziert werden.

Analyse betriebswirtschaftlicher Ziele und Effekte:

Einen anderen Ansatz zur Ermittlung betriebswirtschaftlicher Effekte einer familienbewussten Personalpolitik verfolgte das FFP Forschungszentrum Familienbewusste Personalpolitik der Westfälischen

Wilhelms-Universität Münster und der Steinbeis-Hochschule Berlin.[65] Durch eine telefonische, repräsentative Befragung von 1001 Unternehmensvertretern mit Personalverantwortung aus sehr unterschiedlichen Wirtschaftszweigen ergaben sich verlässliche Aussagen über betriebswirtschaftliche Effekte, die durch eine familienbewusste Personalpolitik möglich sind.

Grundlage der im Jahr 2008 veröffentlichten Untersuchung war die präzise Analyse der Wirkungszusammenhänge zwischen Inputfaktoren (z. B. Familienbewusstsein) und Outputfaktoren (z. B. sinkende Mitarbeiterfluktuation).

Basis zur Messung des betrieblichen Familienbewusstseins bildete der im Juni 2008 veröffentlichte berufundfamilie-Index,[66] der u. a. anhand eines Kataloges von 21 Fragen einen betriebsspezifischen Wert errechnet.

Der mögliche Output einer familienfreundlichen Personalpolitik wurde über 11 Zielbereiche mit 21 Variablen zur Messung des Zielerreichungsgrades erfasst. Zentrale Ziele bezogen sich auf aktuelle und die Gewinnung potenzieller Mitarbeiter/innen. Ziel einer gesteigerten Mitarbeiterbindung war der Erhalt wertvollen Know Hows im Unternehmen und die Entfaltung einer höheren Produktivität durch motivierte Mitarbeiter/innen.

---

[65] Vgl. Schneider, H. et al. (2008): Betriebswirtschaftliche Ziele und Effekte einer familienbewussten Personalpolitik, Thesenpapier Nr. 5 2008.
[66] Vgl. berufundfamilie gGmbH (2008): www.berufundfamilie-Index.de. Der Fragebogen.

Abbildung 14: Zielsystem einer familienbewussten Personalpolitik

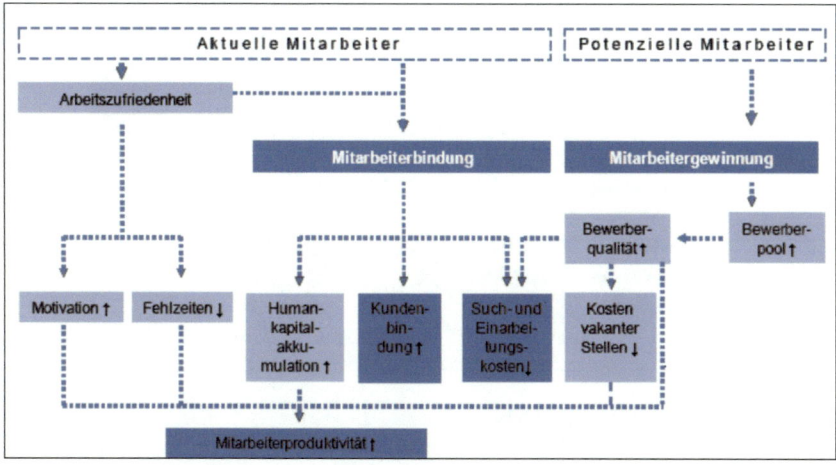

Quelle: Schneider, H./Gerlach, I./Juncke, D./Krieger, J. (2008): Betriebswirtschaftliche Ziele und Effekte einer familienbewussten Personalpolitik.

Für eine Bewertung der Abfrage-Ergebnisse wurden Unternehmen mit Mittelwerten ausgelassen und die des oberen und unteren Quantils verglichen, d. h. sehr familienbewusste und nicht familienbewusste Unternehmen gegenübergestellt.

Im ersten Analyseschritt zeigte sich, dass eine familienbewusste Personalpolitik in allen 11 untersuchten Zielbereichen einen signifikant positiven Beitrag leistet.

Abbildung 15: Zielbereiche mit signifikanten Abweichungen

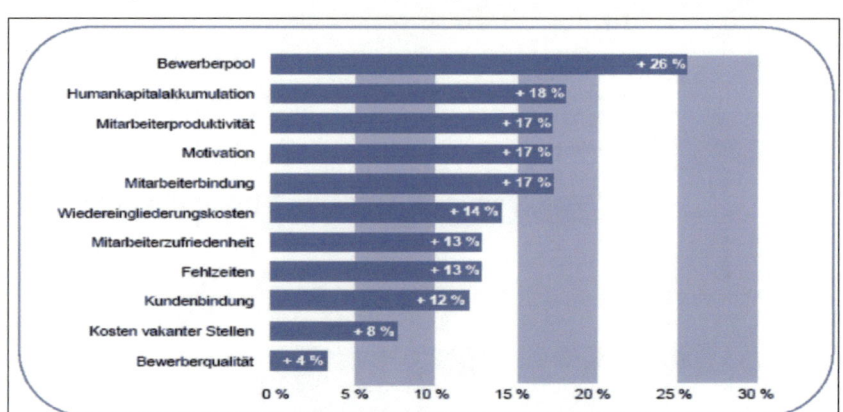

Quelle: Schneider, H./Gerlach, I./Juncke, D./Krieger, J. (2008): Betriebswirtschaftliche Ziele und Effekte einer familienbewussten Personalpolitik.

Konkret ergaben sich folgende Unterschiede zwischen familienfreundlichen und nicht-familienfreundlichen Unternehmen:

- Ein um 26 Prozent besserer Bewerberpool, der aus sich einem famlienbewussten Image (+38 Prozent), mehr Bewerbungen auf ausgeschriebene Stellen (+31 Prozent) und einer höheren Anzahl an Initiativbewerbungen (+13 Prozent) ergibt.

- Eine um 18 Prozent bessere Humanakkumulation resultierend aus dem nachhaltigeren Aufbau des Humankapitals (+23 Prozent) und der längeren Bindung wichtiger Mitarbeiter/innen (+14 Prozent) im Unternehmen.

- Eine um jeweils 17 Prozent höhere Mitarbeiterproduktivität, Motivation und Mitarbeiterbindung.

- Um 14 Prozent geringere Eingliederungskosten, die durch eine um 22 Prozent höhere Rückkehrquote aus der Elternzeit und einer um 8 Prozent niedrigen Elternzeitdauer erreicht wurden.

- Eine um 13 Prozent höhere Mitarbeiterzufriedenheit, die sich u. a. in einer um 15 Prozent geringeren Fluktuationsrate, einer um 13 Prozent geringeren Beschwerdeintensität bzgl. der Vereinbarkeit von Familie und Beruf sowie einer um 9 Prozent niedrigeren Eigenkündigungsrate zeigt.
- Um 13 Prozent verringerte Fehlzeiten, die sich aus einer um 16 Prozent geringere Fehlzeitenquote und einem um 11 Prozent geringeren Krankenstand ergeben.
- Eine um 12 Prozent höhere Kundenbindung.
- Um 8 Prozent geringere Kosten für vakante Stellen.
- Eine um 4 Prozent bessere Bewerberqualität.

Erfolge famlienbewusster Personalpolitik im Zeitverlauf:

Davon ausgehend, dass famlienbewusste Personalpolitik ihre Wirkungen nicht kurzfristig zeitigt, untersuchte das FFP Forschungszentrum Familienbewusste Personalpolitik Veränderungen in 53 Unternehmen, die sich des Audits durch berufundfamilie® unterzogen hatten, im Vergleich der Jahre 2005/2006 und 2006/2007 und veröffentlichte diese Daten 2008.[67]

Bezogen auf eine Reihe von Indikatoren wurden Abweichungsanalysen erstellt, die positive und negative Veränderungsraten zeigen.

Folgende Ergebnisse konnten festgehalten werden:

- Das Image als familienbewusstes Unternehmen stieg bei 24,5 Prozent der Unternehmen, bei 7,5 Prozent sank es.
- Bei der leichteren Gewinnung von Personal hatten 21,7 Prozent Rückschritte zu verzeichnen, 43,5 Prozent Fortschritte.

---

[67] Vgl. Schneider, H./Gerlach, I. (2008): Erfolge familienbewusster Personalpolitik im Zeitverlauf, Thesenpapier Nr. 2.

- Eine Verkürzung der Elternzeit hatten 43,3 Prozent der Unternehmen zu verzeichnen, bei 26,7 Prozent gab es Rückschritte.
- Im Zeitverlauf verringerten sich Fehlzeiten von 7,67 Prozent auf 5,72 Prozent.

Die Aussagekraft auf Basis der zwei Stichproben zeigt, dass Firmen, die sich auf eine nachhaltige Änderung der Personalpolitik einstellen, langfristig von betrieblichen Vorteilen profitieren können.

3.3. Ermittlung der Bedeutung für einzelne Unternehmen

Die Vereinbarkeit von Beruf und Pflege gewinnt in der öffentlichen Wahrnehmung zunehmend an Bedeutung und vorliegende Studien- und Befragungsergebnisse belegen die Relevanz des Themas mit Zahlen. Der konkrete Bedarf eigener Mitarbeiter/innen stellt für Unternehmen jedoch eine höhere Motivation dar, sich des Themas anzunehmen.[68] Veröffentlichte Ergebnisse aus Befragungen anderer Unternehmen geben nur einen ersten Anhaltspunkt und erhöhen vielleicht die Motivation, die Bedeutung für das eigene Unternehmen näher zu beleuchten.

3.3.1. Problematik in der Literatur

Es stehen einige wenige Befragungen von Arbeitnehmer/innen zur Verfügung, die Aussagen darüber zulassen, wie groß der durch die Vereinbarkeit von Beruf und Pflege betroffene Personenkreis ist.

Online-Umfragen der IGS Organisationsberatung GmbH:

Eine Online-Umfrage der IGS Organisationsberatung GmbH aus dem Jahr 2006 zum Thema „Beruf und Pflege von Angehörigen"[69] sprach

---

[68] Vgl. Schneider, N. F. et al. (2006): Familienpflege und Erwerbstätigkeit, S. 53ff.
[69] Vgl. IGS Organisationsberatung GmbH (2006): Online-Umfrage: „Beruf und Pflege von Angehörigen".

direkt den Personenkreis berufstätiger, pflegender Angehöriger an. 46 Prozent der Teilnehmer/innen arbeitete über 40 Stunden pro Woche und pflegten noch mindestens eine Person, in den überwiegenden Fällen einen Eltern- oder Schwiegerelternteil (69 Prozent).

In dieser Umfrage waren 60 Prozent der Pflegenden unter 45 Jahren, 62 Prozent hatten auch Kinder. Unterstützung durch ihren Arbeitgeber fanden 54 Prozent der Befragten, jedoch trotz erheblichen Engagements nur 92 Prozent der ebenfalls engagierten Partner bzw. Partnerinnen. Einen Konflikt zwischen Berufs- und Pflegetätigkeit verzeichneten 62,5 Prozent.

Eine weitere Online Umfrage der IGS Organisationsberatung GmbH aus dem Jahr 2009 hatte „Firma und Familie" zum Thema.[70] In dieser hatte die Pflege von Angehörigen für die Gesamtheit der Befragten eine geringe Relevanz: 6 Prozent der Teilnehmer/innen gaben an, ihre Angehörigen zu pflegen. Von ihren Arbeitgebern konnten sie wenig Beistand erwarten.

Mikrozensus der Ford-Werke:

In einem Mikrozensus der Ford-Werke durch die Personalabteilung im Jahr 2003 wurden rund 2.900 Mitarbeiter (12,15 Prozent) ermittelt, die pflegebedürftige Angehörige betreuen.[71]

---

[70] Vgl. IGS Organisationsberatung GmbH (2008): Studie „Firma & Familie" im Auftrag der Vereinigung der hessischen Unternehmerverbände (VhU), der hessenstiftung – familie hat zukunft durchgeführt von der IGS Organisationsberatung GmbH.

[71] Vgl. Pohl, E./Dittebrandt, C./Neborg, K. (2007): Eine Chance für Arbeitgeber und Arbeitnehmer: Die Mitarbeiter-Interessengruppe Arbeiten & Pflegen der Ford-Werke GmbH in Köln, in: Esslinger, A. S./Schobert, D. B.: Erfolgreiche Umsetzung von Work-Life Balance in Organisationen.

Umfrage unter abhängig Beschäftigten mit Kindern und/oder regelmäßigen Pflegeaufgaben:

Ende 2003 führte das Befragungsinstitut TNS Emnid im Auftrag des Deutschen Gewerkschaftsbundes und des Bundesministeriums für Familie, Senioren, Frauen und Jugend (BMFSFJ) eine repräsentative Befragung unter 2000 abhängig Beschäftigten mit Kindern und/oder regelmäßigen Pflegeaufgaben durch.

Von den Befragten nahmen 10 Prozent Pflegeaufgaben wahr, wobei von diesen wiederum 59 Prozent sowohl durch Kindererziehung als auch durch Pflegeaufgaben belastet waren. Nur 20,6 Prozent aller Befragten hatten nicht-erwerbstätige Partner, die sich somit in die Familienarbeit einbringen konnten.

3.3.2. Empirische Ermittlung der aktuellen und mittelfristigen Bedeutung für Unternehmen zur Unterstützung pflegender Mitarbeiter/innen

Mitarbeiter/innen äußern sich selten zu ihren Bedürfnissen und Problemen, um ihren Arbeitsplatz nicht in Gefahr zu bringen.[72] Landesgleichstellungsgesetze, die zunehmend neben der Familienplanung und Kinderbetreuung auch die Betreuung von pflegebedürftigen Angehörigen in ihre Regelungen aufnehmen, schränken persönliche Fragen zu diesem Thema zum Teil explizit ein.[73] Ohne eine bereits etablierte Unternehmenskultur, die einen Austausch zwischen Geschäftsführung und Mitarbeiter/innen über ihre Bedürfnisse verankert hat, wissen Unternehmen wenig über konkrete Belastungen.

---

[72] Vgl. Ministerium für Arbeit, Soziales, Gesundheit und Familie des Landes Brandenburg (Hrsg.) (2008): Beruf und Pflege vereinbaren, S. 32.
[73] Vgl. z. B. § 9 des Gesetzes zur Gleichstellung von Frauen und Männern im öffentlichen Dienst im Land Brandenburg.

Weiterführende Erkenntnisse bringt ein Fragebogen, der von der Belegschaft ausgefüllt wird.

3.3.2.1. Methodik

Das dem Fragebogen zugrunde liegende Ziel ist, einerseits die aktuelle Pflegebetroffenheit der Mitarbeiter/innen aufzuzeigen, andererseits aber auch einen perspektivischen Trend für einen Zeitraum in fünf Jahren und darüber hinaus zu ermitteln. Auch wenn weitere Faktoren wie die Fluktuation von Mitarbeiter/innen die Ergebnisse beeinflussen können, so geben die gewonnenen Informationen doch Aufschluss in folgenden Bereichen:

- Die aktuelle Betroffenheit von Arbeitnehmer/innen mit daraus abzuleitenden möglichen Belastungsstörungen und Auswirkungen auf das Unternehmen. Eine mögliche Betroffenheit durch Inanspruchnahme der sechsmonatigen Pflegezeit.

- Die mittelfristige Wahrscheinlichkeit (fünf Jahre) von Auswirkungen auf das Unternehmen. Gerade neu auftretende Pflegeverpflichtungen können zu Inanspruchnahme der kurzzeitigen Freistellung wegen akuter Pflegesituationen oder der Pflegezeit führen.

- Die Höhe des Bedarfs und damit die mögliche Wirkung von Maßnahmen.

Der Fragebogen wertet folgende Einzelaspekte aus:

Tabelle 6: Einzelaspekte des Fragebogens zur Ermittlung der Bedeutung des Themas für ein einzelnes Unternehmen

Altersgruppe der befragten Mitarbeiter/innen	In welcher Altersgruppe hat die Elterngeneration ein Alter erreicht, in welchem die Pflegewahrscheinlich zu steigen beginnt.
Alter der Angehörigen	Mit steigendem Alter wächst die Pflegewahrscheinlichkeit. Sie steigt ab dem 80sten Lebensjahr steil an: zwischen 60 und 80 Jahren sind ca. 4 Prozent pflegebedürftig, ab 80 Jahren: 28 Prozent.[74] In der Verwendeten Version des Fragebogens werden die Angaben nur narrativ erfasst.
Im Haushalt lebende, fürsorgebedürftige Kinder	Personen mit der Notwendigkeit, Kindererziehung und -betreuung und Pflege von Angehörigen mit ihrer Arbeit in Übereinstimmung zu bringen, haben einen erhöhten Unterstützungsbedarf.
	Die Altersgruppe der Kinder gibt auch einen Aufschluss über den wahrscheinlichen Wohnort in fünf Jahren: Kinder unter 12 Jahren werden wahrscheinlich auch in fünf Jahren noch im Haushalt leben.
Unterstützungs- und pflegebedürftige Angehörige heute	Anzahl und Zeitaufwand lassen einen Aufschluss über das aktuelle Belastungs- bzw. Konfliktpotenzial zu.
Konfliktsituationen	Die Frage nach erlebten Konfliktsituationen gibt konkreteren Aufschluss über die aktuelle Vereinbarkeit von Beruf und Pflege.
Anzahl potenziell unterstützungs- bzw. pflegebedürftiger Angehöriger	Je größer die Zahl pflegebedürftiger Personen ist, desto höher wird irgendwann auch der Aufwand.

---

[74] Vgl. BfAuS (2008): Nationaler Strategiebericht Sozialschutz und soziale Eingliederung 2008 – 2010, S. 103.

Risiko des Unterstützungs- und Pflegebedarfs in fünf Jahren	Durch die Benennung des Risikos ist eine Gewichtung bzgl. der Anzahl der älteren Angehörigen möglich und damit eine Abschätzung bezüglich neu auftretender Pflegesituationen. Diese sind mit einem hohen Maß an Neuorganisation und ggf. der Inanspruchnahme der kurzfristigen Pflegezeit verbunden.
Konfliktwahrscheinlichkeit	Sie gibt eine Selbsteinschätzung des zukünftigen Konfliktpotenzials an und zeigt, wie die/der Befragte selber die eigene Vereinbarkeit von Beruf und Pflege bewertet.

Quelle: Eigene Darstellung.

Der Fragebogen findet sich in der Anlage. Für eine weitergehende Verwendung zum Beispiel in einem Studiendesign wäre es notwendig, ihn bezüglich Objektivität, Reliabilität und Validität noch genauer zu testen.

3.3.2.2. Eigene Ergebnisse aus Testläufen eines Fragebogens bei ausgewählten Unternehmen

In der Anlage sind Ergebnisse einiger Unternehmen aufgeführt, deren Mitarbeiter/innen den Fragebogen testweise ausgefüllt haben. Sie zeigen deutlich die unterschiedliche Bedeutung, die das Thema in den verschiedenen Unternehmen hat. Da einige Unternehmen explizit nicht namentlich genannt werden wollten, wird auf eine Vorstellung verzichtet.

Auch wenn der Fragebogen nicht zur Erhebung einer allgemeinen Studie über die pflegende Arbeitnehmer/innen geplant war, so lassen sich aus den wenigen, statistisch nicht relevanten Ergebnissen der beteiligten Unternehmen doch einige Trends ablesen.

Verwendete Abkürzungen: AN=Arbeitnehmer/innen, PFL=Pflegende Arbeitnehmer/innen

Tabelle 7: Kumulierte Werte der testhalber ausgefüllten Fragebögen

Zahlen der Situation der Pflege heute	
Anzahl teilnehmender AN	236 in 5 Unternehmen (Min=16, Max=73)
Keine Pflege	76,4% aller AN
Pflege durch Arbeitnehmer/innen	23,6% aller AN, 19,2% der weiblichen AN, 2,5% der männlichen AN
Altersverteilung der pflegenden Arbeitnehmer/innen bezogen auf alle Arbeitnehmer/innen	12% aus der Altersgruppe 40 - 55 Jahre, 7,3% sind jünger, 3,9% älter
Altersverteilung der pflegenden Arbeitnehmer/innen bezogen auf alle die Pflegenden	43,1% unter 40 Jahre, 41,6% zwischen 40 - 55 Jahren, 13,4% über 40 Jahren.
Pflege und Sandwich-Position bezogen auf alle Arbeitnehmer/innen	13,5% aller AN pflegen nur, 10,1% befinden sich in der Sandwich-Position mit Kindern und Pflege
Sandwich-Position auf Altersgruppen verteilt bezogen auf alle Arbeitnehmer/innen	Die Gruppe der 40-55-Jährigen hat mit 6,5% aller AN den höchsten Anteil der Sandwich-Position.
Pflege und Sandwich-Position bezogen auf pflegenden Arbeitnehmer/innen	64,5% der PFL pflegen nur, 35,5% der PFL befinden sich in der Sandwich-Position mit Kindern und Pflege
Sandwich-Position auf Altersgruppen verteilt bezogen auf pflegende Arbeitnehmer/innen	Knapp ein Viertel aller PFL in der Altersgruppe 40-55 Jahre befinden sich in der Sandwich-Position.
Anzahl aller gepflegten Angehöriger	84
Durchschnittliche Anzahl gepflegter Angehöriger	1,3
Durchschnittliche Anzahl aufgewendeter Stunden	6 (es wurden sehr wenige Angaben gemacht!)
Konflikte in der Vereinbarkeit von Pflege und Beruf: sehr selten oder nie	35,9% der PFL
Konflikte in der Vereinbarkeit von Pflege und Beruf: selten	51,9% der PFL
Konflikte in der Vereinbarkeit von Pflege und Beruf: häufig oder sehr häufig	12,2% der PFL

Zahlen der Situation der Pflege in fünf Jahren	
Keine Pflege	35,5% aller AN erwarten keine Pflegesituation.
Pflege durch Arbeitnehmer/innen irgendwann	64,5% der AN, 44,7% dann erstmalig.
Pflege durch Arbeitnehmer/innen möglicherweise in fünf Jahren	52,4% der AN, 30,9% dann erstmalig.
Pflege durch Arbeitnehmer/innen wahrscheinlich in fünf Jahren	31,5% der AN, 14,8% dann erstmalig.
Sandwich-Position für Pflegende	Bezogen auf heute würde es ähnlich viele PFL in Sandwich-Position geben (98,6%).
Anzahl aller potenziell pflegebedürftigen Angehörigen	Zukünftig 3,82 mal so viele zu pflegende Angehörige im Vergleich zu heute: 321
Durchschnittliche Anzahl an Pflegebedürftigen	Die durchschnittliche Anzahl steigt auf 1,92.
Konflikte in der Vereinbarkeit von Pflege und Beruf: eher nicht oder gar nicht	34,9% der dann ggf. PFL
Konflikte in der Vereinbarkeit von Pflege und Beruf: möglicherweise	40,9% der dann ggf. PFL
Konflikte in der Vereinbarkeit von Pflege und Beruf: wahrscheinlich oder sicher	24% der dann ggf. PFL

Quelle: Eigene Darstellung.

Im Anhang finden sich die vollständigen kumulierten Daten und Ergebnisse der einzelnen Unternehmen.

Die wenigen, exemplarischen Ergebnisse lassen den Schluss zu, dass die Vertiefung der Trendentwicklung durch weiterführende Studien sinnvoll ist. Längsschnittstudien könnten dabei auch die Wirkung und Nachhaltigkeit von Maßnahmen belegen.

3.3.3. Gegenüberstellung der Pflegehäufigkeit in der Literatur und im Testlauf

Die Datenlage ist sehr dünn, Rahmenbedingungen verschiedener Erhebungen lassen sich kaum vergleichen. Daraus ergibt sich eine weitere Motivation für eine Unternehmensspezifische Befragung.

Abbildung 16: Vergleich der Pflegehäufigkeit in der Literatur und in ausgewählten Unternehmen

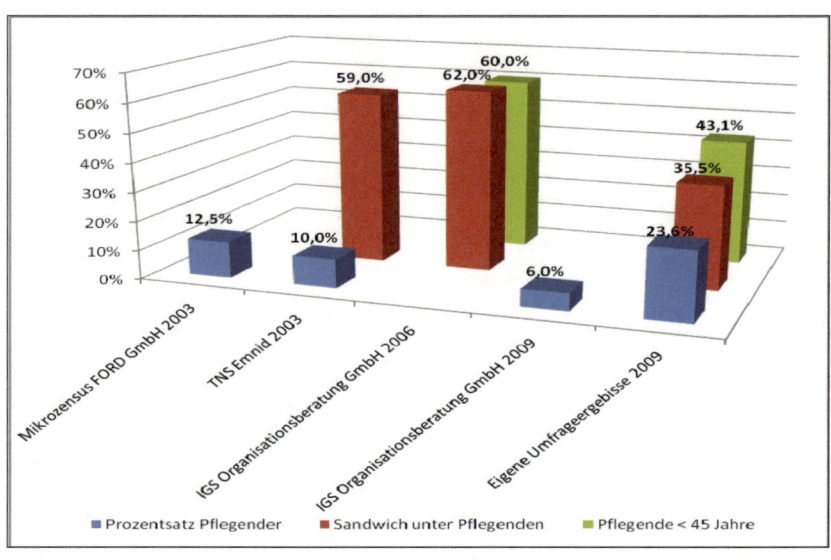

Quelle: Eigene Darstellung.

4. Betriebliche Unterstützungsangebote für pflegende Arbeitnehmer/innen

Viele Arbeitgeber bieten bislang Möglichkeiten der informellen Unterstützung, häufig über den „kurzen Dienstweg". Wenige Angebote sind in Tarifen vertraglich festgelegt.[75] Vereinbarungen, die sich auf unentgeltliche Freistellungen für schwere Erkrankungen oder Pflegenotfälle im persönlichen Umfeld bezogen, sind inzwischen durch das Pflegezeit-Änderungsgesetz überholt.

Unterstützungsangebote durch Unternehmen können nur dann zur Entlastung beitragen, wenn betroffene Mitarbeiter/innen sich eingestehen, dass sie Hilfe benötigen, dies im Betrieb „outen" und die vom Unternehmen angebotenen Hilfeleistungen annehmen.[76] Es fällt ihnen leichter, wenn im Unternehmen bereits eine Kultur des Familienbewusstseins und des Selbstverständnisses über den Austausch der Bedürfnisse der Beschäftigten vorherrscht. Neben konkreten Angeboten ist daher die Förderung eines solchen betrieblichen Klimas unabdingbar.

4.1. Maßnahmen und Angebote

Probleme bei der Vereinbarkeit von Beruf und Pflege können jederzeit und in Unternehmen jeder Größe entstehen. Wegen der Unberechenbarkeit empfiehlt sich die Entwicklung eines Konzeptes, in welchem der Umgang mit Situationen dieser Art geregelt ist.

Einige mögliche Optionen werden im Folgenden vorgestellt.[77]

---

[75] Vgl. Ministerium für Arbeit, Soziales, Gesundheit und Familie des Landes Brandenburg (Hrsg.) (2007): Vereinbarkeit von Erwerbsarbeit und Pflegeaufgaben in der Familie.
[76] Vgl. Pscherer, D. L./Brieger, A. (2007): Betriebliche Unterstützung von Pflegenden bei Vattenfall Europe.
[77] Vgl. berufundfamilie gGmbH (2007): Eltern pflegen - So können Arbeitgeber Beschäftigte mit zu pflegenden Angehörigen unterstützen; Ministerium für

Die Darstellung erfolgt der Übersichtlichkeit und Vergleichbarkeit wegen in tabellarischer Form.

4.1.1. Arbeitszeit und -organisation

Arbeitsmodelle, die es ermöglichen, Arbeit nicht ausschließlich in einem fixen 40 Stunden-Raster mit festen Anfangs- und Endzeiten an immer dem gleichen Arbeitsort auszuführen, helfen bei der Vereinbarkeit von Beruf und Pflege. Ohne Gleitzeitmodelle sind beispielsweise für Pflegende bei der Organisation von Hilfemaßnahmen (Begleitung bei Arztbesuchen) und in Notfallsituationen individuelle Lösungen notwendig. Bei Arbeitszeitregelungen gibt es den größten Handlungsbedarf.[78] Eine Voraussetzung bei der Einrichtung der Arbeitszeitmodellen ist dann allerdings, dass sie nicht nur dazu dienen, Auslastungsschwankungen in den Unternehmen auszugleichen und damit ein Instrument der besseren Auslastung von Human-Ressourcen zu schaffen, sondern dass sie pflegenden Beschäftigten Spielräume für ihre familiären Aufgaben geben.

Arbeitszeitmodelle greifen nur, wenn sie betrieblichen Gegebenheiten Rechnung tragen: Für Zugpersonal, dass bei Abfahrt des Zuges einsatzbereit zu sein hat, kommt Gleitzeit beispielsweise kaum in Frage. Evtl. können durch einen Arbeitsplatz-Tausch während der Zeit der Pflege andere Rahmenbedingungen geschaffen werden.

Möglichkeiten unterschiedlicher Arbeitszeit- und Organisationsmodelle werden im Folgenden aufgeführt:

Arbeit, Soziales, Gesundheit und Familie des Landes Brandenburg (Hrsg.) (2008): Beruf und Pflege vereinbaren.

[78] Vgl. Meyer, P. (2007): Die Perspektive des DGB, in: Vereinbarkeit von Erwerbsarbeit und Pflegeaufgaben in der Familie.

Tabelle 8: Arbeitszeit- und -organisationsmodelle

Gleitzeit	Gleitzeitregelungen erlauben einen variablen Arbeitsbeginn und/oder ein variables Ende in Gleitspannen rund um eine definierte Kernarbeitszeit.
	Durch Gleitzeitregelungen können während der Gleitspannen bei Bedarf Aufgaben aus dem häuslichen bzw. pflegerischen Bereich erledigt werden.
Flexible Arbeitszeit	Bei flexiblen Arbeitszeitregelungen wird eine Arbeitsleistung an Stelle von individuellen Regelungen in der Regel innerhalb eines Teams erbracht. So muss beispielsweise eine „Servicezeit" abgedeckt sein, in der Kunden den Anspruch auf einen Ansprechpartner haben.
	Solange Bedürfnisse von pflegenden Mitarbeiter/innen positiv gesehen und nicht als Störung verstanden werden, bietet das Modell der flexiblen Arbeitszeit viele Freiräume.
Vorübergehende Teilzeit	Für eine gewisse Zeit, maximal bis zum Ende der Pflegezeit, wird die Arbeitszeit reduziert. Das Pflegezeit-Änderungsgesetz und Langzeitarbeitskonten (siehe unten) schaffen Voraussetzungen dafür, dass diese Teilzeit erstens realisierbar und zweitens ggf. ohne finanzielle Einbußen möglich ist.
Komprimierte Arbeitszeit	Bei komprimierter Arbeitszeit wird die vereinbarte Arbeitszeit nicht während der üblichen fünf Arbeitstage erbracht, sondern beispielsweise zusammengefasst an vier Tagen. Der gewonnene Tag kann genutzt werden, um z. B. andere an der Pflege Beteiligte drei Tage in Folge zu entlasten oder auch weiter entfernt wohnende Angehörige über jeweils verlängerte Wochenenden zu versorgen.
Vertrauensarbeitszeit	Bei Regelungen der Vertrauensarbeitszeit wird das Ergebnis gewertet, nicht die Anwesenheit zu einer gegeben Zeit an einem gegeben Ort. Neben notwendigen Präsenzzeiten, die helfen, problemlos unternehmensinterne Besprechungen einzuberufen, können Arbeitsschritte zu beliebiger Zeit und von jedem Ort aus ausgeführt werden (siehe Telearbeit).

Sonderurlaub	Urlaub ist für die Erholung gedacht. Die Möglichkeit von einigen Tagen unbezahlten Sonderurlaubs pro Jahr im Sinne einer Freistellung für Familienarbeit erlaubt es Beschäftigten mit pflegebedürftigen Angehörigen, entspannter zu arbeiten. Sie wissen, dass eine Freistellung in dringenden Fällen unkompliziert gewährt wird.[79]
Freie Pausenregelungen	Freie Pausenregelungen erlauben Mitarbeiter/innen unvorhergesehene Termine und Verpflichtungen wahrzunehmen.[80]
Rücksichtnahme bei Überstunden, Geschäftsreisen und der Urlaubsplanung	Überstunden und Geschäftsreisen stellen pflegende Mitarbeiter/innen vor allem dann vor unüberwindliche Probleme, wenn sie ungeplant notwendig werden. Zeit ist knapp bemessen und häufig sehr fein granular verplant.
	Auch die Planung von Urlaub bedarf eines erhöhten Planungsaufwandes. Mitarbeiter/innen benötigen ihren Urlaub in der Regel nicht nur zum Erholen von ihrer betrieblichen Arbeit, sondern auch von der Pflege. Arrangements mit Kurzzeitpflegeeinrichtungen oder ambulanten Diensten sind notwendig. Die Urlaubsplanung ist daher von der Verfügbarkeit dieser Dienstleister abhängig.
Telearbeit, Wohnraumarbeit	Telearbeit erlaubt Mitarbeiter/innen mit entsprechenden Aufgabenfeldern ihre Arbeit wenigstens zeitweise von einem anderen als ihrem Büroarbeitsplatz aus zu erfüllen. Mit entsprechenden Informations- und Kommunikationstechnologien kann so Arbeit z. B. von zuhause oder aber vom Wohnort eines pflegebedürftigen Angehörigen aus erbracht werden. Dadurch können beispielsweise Betreuungslücken überbrückt, lange Anfahrtswege gespart oder zeitversetzt zu Pflegeaufgaben gearbeitet werden.
Zeitkonten	Auf Zeitkonten werden Abweichungen von der vertraglichen Arbeitszeit saldiert. Die geleistete Arbeitszeit wird dokumentiert. Zu jedem Zeitpunkt steht fest, wie viel Freizeitanspruch Mitarbeiter/innen angesammelt haben bzw. auf wie viel nachzuleistende

---

[79] Vgl. DIHK, BMFSFJ, berufundfamilie gGmbH (Hrsg.) (2008): Familienorientierte Personalpolitik.
[80] Vgl. DIHK, BMFSFJ, berufundfamilie gGmbH (Hrsg.) (2008): Familienorientierte Personalpolitik, S. 9.

	Arbeitszeit der Arbeitgeber Anspruch hat. In der Regel sind die Saldierungszeiträume und anzurechnende Stunden festgelegt, z. B. +20/-20 Stunden innerhalb eines Monats. Zeitkonten erlauben in Zeiten, in denen eine Pflegeunterstützung problemlos läuft, den Aufbau eines Polsters, das bei notwendigen häuslichen Abwesenheiten abgebaut wird.
Langzeitkonten	Über Langzeitkonten sammeln Mitarbeiter/innen über Jahre hinweg Überstunden oder Entgeltanteile auf einem Zeitwertkonto an, welche sie zu einem späteren Zeitpunkt für längere Freistellungen nutzen können, ohne dabei auf Einkommen zu verzichten. Für Unternehmen bieten sie die Möglichkeit, in Zeiten hoher Nachfrage Mitarbeiter/innen für Mehrarbeit einzusetzen, ohne diese notwendigerweise durch Geld oder Freizeit auszugleichen. Im Herbst 2005 boten sieben Prozent der deutschen Unternehmen Langzeitkonten an, in Großunternehmen mit mehr als 500 Mitarbeitern sogar jedes vierte.[81] Zum 1.1.2009 trat das „Gesetz zur Verbesserung der Rahmenbedingungen der sozialrechtlichen Absicherung flexibler Arbeitszeitregelungen" (kurz „Flexi II") in Kraft.[82] Hierin wurden Einzelheiten von Langzeit- bzw. Zeitwertkonten geregelt. Diese Neuregelungen betrafen vor allem den Insolvenzschutz, die Übertragbarkeit und die Zugriffssicherheit bei Kurzarbeit. Durch diese Maßnahmen wurde sichergestellt, dass durch Überstunden erworbene Wertguthaben nicht verloren gehen können. Wertguthaben können für vollständige oder teilweise Freistellungen bzw. eine Verringerung der vertraglichen Arbeitszeit genutzt werden. Hierzu gehört explizit auch die finanzielle Flankierung von Freistellungen gemäß Pflegezeitgesetz.[83]

---

[81] Vgl. Wotschack, P./Scheier, F./Hildebrandt, E. (März 2009): Keine Zeit für die Auszeit. Langzeitkonten schaffen im Erwerbsverlauf bisher kaum Entlastungen, Übergänge, WZB-Mitteilungen Heft 123.

[82] Vgl. BfJ (2009): Viertes Buch Sozialgesetzbuch - Gemeinsame Vorschriften für die Sozialversicherung.

[83] Vgl. Hoff, A. (2009). Die wichtigsten neuen Rahmenbedingungen für Langzeitkonten; Hoff, A. (2009): Das Langzeitkonto seit „Flexi II".

Work-Life-Balance Konzepte	**Abbildung 17: Lebensphasenbezogener Ansatz - dynamische Verläufe des beruflichen Lebenszyklus**
	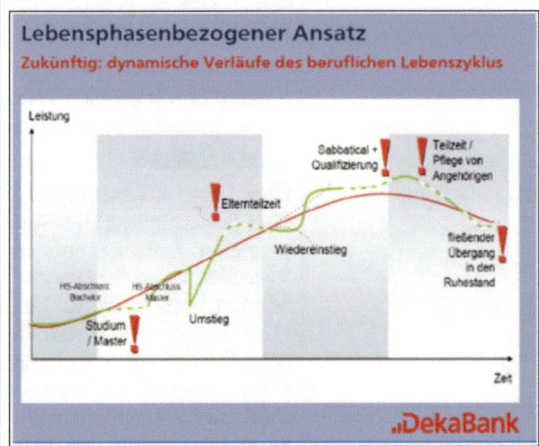
	Quelle: Flüter-Hoffmann, C. (2006): Lebenszyklusorientierte Personalpolitik.
	Work-Life-Balance Konzepte fördern ein nes Verhältnis zwischen Berufs-, Familien- und vatleben. Sie wollen die Leistungsfähigkeit der arbeiter/innen während einzelner Lebenszyklus-Phasen optimal fördern. Familiäre Phasen können ausgelebt werden, ohne zu Karrierebrüchen oder rufsausstieg zu führen.[84] Voraussetzungen zur sierung auch von betriebsübergreifenden Konzepten wurden durch die weiterführenden Regelungen für Langzeitarbeitskonten geschaffen (siehe Langzeitkonten).

Quelle: Eigene Darstellung.

---

[84] Die DeKa-Bank entwickelte hierzu ein maßgeschneidertes Konzept aus einzelnen Demografie-Werkzeugen, mit flexiblen Arbeitszeiten, Sabbaticals, Teilzeitoptionen sowie Personalentwicklung.

4.1.2. Informationen, Beratungs- und Schulungsangebote, Vermittlungsleistungen

Informationen und Beratungen und Zugang zu Dienstleitungen werden vor allem zu Beginn, aber auch später im Verlauf einer Pflegetätigkeit benötigt.

Tabelle 9: **Informationen, Beratungs- und Schulungsangebote, Vermittlungsleistungen**

Informationen aufbereiten und zur Verfügung stellen	Engagiert sich ein Unternehmen in der Vereinbarkeit von Beruf und Pflege, ist es in erster Linie wichtig, dies innerhalb der Belegschaft zu kommunizieren. Die Kenntnis der Mitarbeiter/innen über den Maßnahmenkatalog ihres Arbeitgebers ist Voraussetzung dafür, dass Angebote zeitnah greifen können. Beim erstmaligen Auftreten einer Pflegesituation werden Informationen zu Beratungsdiensten, ambulanten und stationären Einrichtungen, rechtlichen und Finanzierungsfragen, Leistungen der Pflegeversicherung, Möglichkeiten der Wohnraumanpassung etc. benötigt. Diese sowie entsprechende Checklisten können über Broschüren, Flyer oder ein Intranet-Portal bereitgestellt werden. Auch ein spezieller Notfallkoffer mit aktuellen Informationen ist denkbar.
Beratungs- und Schulungsangebote	Studien weisen darauf hin, dass Beratungen und Schulungen wenig in Anspruch genommen werden (16 Prozent regelmäßig, 37 Prozent ab und an).[85] Gründe hierfür liegen z. B. in der bereits bestehenden Mehrfachbelastung, die weder Energie noch Zeit lässt, an einschränkenden Faktoren der Arbeitsorganisation wie Schicht- oder Außendienst, an fehlendem Wissen über existierende Angebote. In größeren Unternehmen können Beratungsangebote bei einem benannten Ansprechpartner zusammenlaufen. Dieser behält nicht nur den Überblick über aktuelle Rahmenbedingungen (Pflege, Unternehmen, Recht etc.), sondern kann ggf. auch eine Lotsenfunktion im konkreten Einzelfall übernehmen. Praxisnahe Schulungen rund um die Pflege leisten

---

[85] Vgl. Schneekloth, U./Wahl, H. W. (2005): Möglichkeiten und Grenzen selbständiger Lebensführung in privaten Haushalten, S. 79.

	einen großen Beitrag für die Bewältigung der Pflegesituation und einen erheblichen Beitrag für die Gesundheit der Betroffenen. Bei der Ausrichtung sind arbeitsorganisatorische Belange zu berücksichtigen. Folgende Themengebiete bieten sich an: • Praktische Hilfe im Pflegealltag: Hilfen zur Bewältigung des Pflegealltags, Rückenschonende Griffe, Einsatz von Hilfsmittel, Planung des Pflegealltages. • Finanzielle und rechtliche Aspekte: Pflegeversicherung, Vorsorgevollmacht, Patientenverfügung. • Krankheitsbild Demenz: Erklärung des Krankheitsbildes, Gefahren, Umgangsmöglichkeiten mit Dementen. • Krankheitsbild Depression im Alter: Erkennen, Umgangsmöglichkeiten. • Hilfe zur Selbsthilfe: Erkennen der eigenen Belastungsgrenzen, Organisieren von Hilfe, Umgang mit Stress.
Schulung des Managements und Sensibilisierung der Belegschaft	Ohne Verankerung des Familienbewusstseins in einer Unternehmensphilosophie, die von allen Führungskräften mitgetragen wird, verpufft die Effizienz der beschriebenen Maßnahmen. Eine entsprechende Schulung der Führungskräfte ist Voraussetzung, um eine positive Wertschätzung von Familienarbeit so in die Belegschaft eines Unternehmens zu tragen, dass Mitarbeiter/innen vertrauensvoll Schwierigkeiten in ihrer häuslichen Situation offenlegen. Dann können Maßnahmen greifen und Unternehmen letztendlich selber von diesen profitieren. Die Sensibilisierung der Belegschaft führt einerseits dazu, dass Maßnahmen wahrgenommen und nachgefragt werden. Andererseits lässt sich so die Bereitschaft fördern, durch Anerkennung des Familienbewusstseins ggf. notwendige Arbeitszeit- oder Prozessänderungen oder Mehrarbeit bei kurzfristigem Ausfall einer Pflegeperson mitzutragen.
Berücksichtigung der Situation pflegender Mitarbeiter/innen bei Weiterbildungsmaßnahmen	In einigen Landesgleichstellungsgesetzen ist bereits verankert, dass auf die Bedürfnisse von Mitarbeiter/innen mit pflegebedürftigen Angehörigen ebenso Rücksicht zu nehmen ist wie auf Mitarbeiter/innen mit Kindern.

Betriebliche Gesundheitsfürsorge	Betriebliche Gesundheitsfürsorgeprogramme können in der inhaltlichen Ausrichtung und bei der Zeitgestaltung die Situation pflegender Mitarbeiter/innen berücksichtigen und durch Stressbewältigung und Entspannung oder Stärkung der Kräfte und Bewegungsfähigkeit die Vereinbarkeit von Beruf und Pflege stützen.
Vermittlungsleistungen	Neben der betrieblichen Unterstützung brauchen Pflegende häufig Hilfen durch professionelle Dienstleister. Dabei können Unternehmen Vermittler zwischen Beschäftigten, hauswirtschaftlichen Hilfen oder Pflegedienstleistern sein. Erst die Vernetzung der Akteure und ihre enge Zusammenarbeit schaffen Entlastungen für die Beschäftigten eines Unternehmens. Die Förderung von Netzwerken zwischen professionellen Dienstleistern, häuslich Pflegenden, Ehrenamtlichen und Beratungsstellen ist sinnvoll.[86]

Quelle: Eigene Darstellung.

4.1.3. Familienservices und Kooperationen

Unternehmen können Unterstützungsleistungen delegieren oder z. B. regionale Kooperationen effektiver gestalten.

---

[86] Vgl. Jasper, D. G. (2007): Vereinbarkeit von Erwerbsarbeit und Pflege – ein Thema mit vielen Facetten, in: Vereinbarkeit von Erwerbsarbeit und Pflegeaufgaben in der Familie.

Tabelle 10: Familienservices und Kooperationen

Familienservices	Da sich der Aufbau eigener Strukturen nur für sehr große Unternehmen lohnt, kann mit Unterstützungsmaßnahmen auch ein Familienservice beauftragt werden. Als solche bezeichnen sich Unternehmen, die Leistungen anbieten, welche Beschäftigten eine bessere Vereinbarkeit von Beruf und Familie ermöglichen.
	Ein Schwerpunkt der Familienservice-Angebote bezieht sich auf die Kinderbetreuung: betriebseigene oder -nahe Kinderbetreuungseinrichtungen, Vermittlung von Tagesmüttern, Notfall- und Ferienbetreuung. Hinzu kommt die Vermittlung von haushaltsnahen Dienstleistungen und verschiedenartige Beratungsleistungen (z. B. Rechts-, Budget-, Gesundheits-, Suchtberatung). Finanzierungsmodelle sehen häufig vor, dass Unternehmen pro Mitarbeiter/in monatlich eine pauschale Summe an den Familienservice bezahlen. Dadurch sind diese für die Inanspruchnahme von Beratungsleistungen und die Unterstützung in Notsituationen berechtigt. Konkrete Maßnahmen sind dann ggf. im Einzelnen zu beauftragen und zu bezahlen.
	Familienservice-Dienstleister bieten inzwischen zunehmend, häufig unter dem Begriff Eldercare, Leistungen für pflegende Mitarbeiter/innen an. Dazu gehört die Unterstützung in einer konkreten Pflege-Notfallsituation, aber auch in der Planung und Begleitung einer Langzeitpflege. Manche Unternehmen haben Verträge mit Kurzzeitpflegeeinrichtungen oder ambulanten Hilfediensten geschlossen, um schnell und konkret Hilfe leisten zu können. Fachleute leisten Beratungen zu finanziellen und rechtlichen Fragen (Pflegeversicherung). Arbeitnehmer/innen werden dadurch soweit wie möglich kurz- und langfristig entlastet.

Betrieb oder Kooperation mit Kurzzeit- und Tagespflegeeinrichtungen	Wenn Pflegebedürftige eine Tagespflegeeinrichtung besuchen, nehmen für Mitarbeiter/innen Konflikte zwischen Berufstätigkeit und Pflege durch die Entlastung ab. Dies konnte in einer Evaluation vom Nutzen von Tagespflegeeinrichtungen nachgewiesen werden, der Entlastungseffekt war signifikant.[87] Dieser Effekt tritt jedoch nur ein, wenn die Angebote hierfür in der Nähe vorhanden und regelmäßig erreichbar sind.[88]
	Die Reservierung von Belegplätzen in Kurzpflegeeinrichtungen oder Altenheimen bietet eine gute Möglichkeit der Entlastung. Diese können an Angehörige von Mitarbeiter/innen vergeben werden, wodurch diese zeitlich entlastet werden und Sicherheit während der täglichen Arbeit bekommen.[89]
	Pflegende Arbeitnehmer/innen sind auf Urlaub angewiesen, der ihnen Erholung von Beruf und Pflege ermöglicht und sie für beide Aufgabenfelder stärkt. Ohne die Verfügbarkeit von Kurzzeitpflegeplätzen gerade während der Urlaubszeit, kann das nicht gelingen.[90]
	Analog zu Betriebskindergärten werden große Unternehmen zukünftig vielleicht eigene Tages- oder Kurzzeitpflegeeinrichtungen betreiben, um sicherzustellen, dass Mitarbeiter/innen flexibler eingesetzt werden können, im Notfall nicht ausfallen bzw. ihren Urlaub zur Erholung nutzen können.[91]

---

[87] Vgl. Zank, S./Schacke, C. (2001): Evaluation von Effekten gerontopsychiatrischer und geriatrischer Tagesstätten auf ihre Besucher(innen) und deren Angehörigen, S. 111, 124.

[88] Vgl. Schneekloth, U./Wahl, H. W. (2005): Möglichkeiten und Grenzen selbständiger Lebensführung in privaten Haushalten, S. 14.

[89] Vgl. DIHK, BMFSFJ, berufundfamilie gGmbH (Hrsg.) (2008): Familienorientierte Personalpolitik.

[90] Vgl. Reckmann, M. (2009): Schlechte Karten im Pflegestress.

[91] Am 17. August 2008 berichtete die Süddeutsche Zeitung unter dem Titel „Omi kommt in die Senioren-Krippe" über ein kanadisches Unternehmen, das seinen Angestellten ein Senioren-Betreuungsprogramm anbot. Es erhoffte sich dadurch bessere Arbeitsleistungen und weniger Krankheitstage. Organisiert wurde die Betreuung durch ein Unternehmen, das sonst Kindertagesstätten betreibt. Vgl. Calonego, B. (17. 08 2007): Omi kommt in die Senioren-Krippe, Süddeutsche Zeitung, abgerufen unter: http://leben/artikel/791/128579/, 18.04.2009.

Regionale Verbünde und Kooperationen	Es gibt zahlreiche Beispiele regionaler Verbünde, in denen Unternehmen sich zusammengeschlossen haben, um familienfreundliche Angebote unternehmensübergreifend zu organisieren und anzubieten. Schulungen, Beratungsangebote, Notfalldienste, Informationsmaterialien, aber auch die Vermarktung nach außen, können gemeinsam realisiert und angeboten werden.[92]

Quelle: Eigene Darstellung.

4.1.4. Finanzielle oder geldwerte Unterstützung

Finanzielle Unterstützung kann ein Unternehmen durch direkte finanzielle Zuwendungen oder indirekt durch Angebote leisten, welche Mitarbeiter/innen ohne Abzug von Lohnsteuer nutzen können. Für beide Varianten setzen Lohn- und Einkommensteuergesetz genau definierte Grenzen. Für die besondere Berücksichtigung pflegender Arbeitnehmer/innen besteht allerdings Regelungsbedarf (siehe Zusammenfassung).

Im Folgenden werden nur einige der Maßnahmen beschrieben, die Unternehmen heute möglich sind.

---

[92] In Frankfurt schlossen sich z. B. seit 2007 einige Unternehmen zusammen, um gemeinsam mit dem Frankfurter Bündnis für Familien ein „Kompetenztraining Pflege" zu entwickeln. In fünf Modulen erfahren Arbeitnehmer/innen kostenlos Wissenswertes zu grundsätzlichen Fragen und Herausforderungen, die mit der häuslichen Pflege verbunden sind, über die Krankheitsbilder von Demenz und Depression, über finanziellen Aspekte und praktische Hilfen im Pflegealltag. Vgl. Anders, S. A. (24. Oktober 2008): Training für die Helfer, Projekt stützt pflegende Angehörige, Frankfurter Rundschau, S. F21.

Tabelle 11: Finanzielle Unterstützung

Übernahme von Kosten für eine ambulante Versorgung	Unternehmen können sich an den Kosten für eine ambulante Versorgung des Pflegebedürftigen durch professionelle Dienste oder für eine dauerhafte Tagespflege beteiligen. Auch ein Zuschuss für hauswirtschaftliche Leistungen ist denkbar.[93]
Unterstützung in Notfällen	In Notfällen kann der Arbeitgeber Arbeitnehmer/innen 600 € pro Jahr steuerfrei zukommen lassen. Hiermit können z. B. Maßnahmen zur pflegegerechten Umrüstung von Wohnungen, die Ausstattung mit assistiven Technologien oder die Anschaffung notwendiger Geräte unterstützt werden.
Vertrag mit Familienservice	Die Bereitstellung eines Beratungs- und Vermittlungsservices kann steuerfrei erfolgen, da von diesem alle Mitarbeiter/innen profitieren (Lohnsteuerrichtlinien von 1999 Abschnitt 70, Abs. 3, Nr. 13).
Erholungsbeihilfen	Arbeitgeber können Arbeitnehmer/innen Erholungsbeihilfen gewähren. Sie sind nach § 40 Abs. 2 EStG[94] pauschal mit 25 Prozent zu versteuern.
Zuschüsse zu Leistungen der Gesundheitsförderung	Im Rahmen der betrieblichen Gesundheitsförderung oder aber als Sachzuwendung kann ein Unternehmen z. B. den Besuch von Stressbewältigungs- oder Entspannungskursen bezuschussen.
Überlassung eines PCs	Informationszugänge, Kommunikation und technische Unterstützung in der häuslichen Pflege setzen zunehmend auf Funktionen der Computer. Ein Unternehmen kann Arbeitnehmer/innen einen solchen zur Verfügung stellen, solange dieser im Besitz des Unternehmens verbleibt.
Darlehen	Arbeitgeber können Arbeitnehmer/innen ein zinsloses Darlehen bis zu einer Höhe von 2.600 € im Jahr gewähren. Damit können notwendige Umbaumaßnahmen, Anschaffungen technischer Assistenzgeräte etc. finanziert werden.

Quelle: Eigene Darstellung.

---

[93] Vgl. Ministerium für Arbeit, Soziales, Gesundheit und Familie des Landes Brandenburg (Hrsg.) (2008): Beruf und Pflege vereinbaren, S. 38.

[94] Einkommensteuergesetz.

4.1.5. Planung pflegebedingter Abwesenheit

Maßnahmen in diesem Umfeld dienen dazu, das Know How zu erhalten, die Beziehung zum Arbeitsumfeld aufrecht zu erhalten und den beruflichen Wiedereinstieg zu erleichtern.

Tabelle 12: Pflegebedingte Abwesenheit

Kontakthalten	Nutzen Mitarbeiter/innen das Pflegezeit-Änderungsgesetz und lassen sich temporär beurlauben, ist es sinnvoll, wenn das Unternehmen den Kontakt hält. Damit wird der Wiedereinstieg nach einer intensiven Pflegezeit erleichtert und eine längere Einarbeitungsphase vermieden.
Wiedereinstiegsplanung und -unterstützung	Rückkehrgespräche können im Zusammenspiel mit anderen flankierenden Maßnahmen beim Wiedereinstieg viel zu einer Verbesserung des Betriebsklimas beitragen und die Produktivität erhöhen. Sinnvoll ist der gemeinsame Abgleich von Wünschen und Rahmenbedingungen und die Entwicklung eines für beide Seiten attraktiven Arbeitsmodells. Dazu gehören insbesondere die Stundenzahl und Arbeitszeitlage, aber ggf. auch erforderliche Qualifizierungsmaßnahmen. Sinnvoll ist dabei die Einbindung der Vorgesetzten der/des Beschäftigten, um die Möglichkeiten einer Rückkehr an den bisherigen Arbeitsplatz beziehungsweise die zukünftigen Aufgabenbereiche gemeinsam zu besprechen.[95]

Quelle: Eigene Darstellung.

4.1.6. Unterstützung durch Nutzung von Technik

Technische Einrichtungen erleichtern den Zugang zu Informationen, die Organisation von Netzwerken, die Erreichbarkeit, die Kommunikation mit dem Angehörigen. Sie dienen der Sicherheit der betroffenen Unterstützungs- und Pflegebedürftigen und der Beruhigung ihrer Angehörigen.

---

[95] Vgl. DIHK, BMFSFJ, berufundfamilie gGmbH (Hrsg.) (2008): Familienorientierte Personalpolitik.

Tabelle 13: Technische Unterstützung durch den Arbeitgeber

Sicherstellung der Erreichbarkeit	Für pflegende Arbeitnehmer/innen ist es wichtig, im Notfall jederzeit erreichbar zu sein. Die Ausweitung des Mobilfunks stellt dies zwar grundsätzlich fast überall sicher, nicht in jeder Arbeitsumgebung ist dessen Nutzung aber erlaubt, gewünscht oder überhaupt möglich. Ein für die Betroffenen leicht zugängliches Telefon hilft einerseits dabei erreichbar zu sein. Anderseits kann es z. B. in den Pausen genutzt werden, um selber Kontakt aufnehmen zu können. Für die Notfallerreichbarkeit bietet sich auch die Nutzung der unternehmenseigenen Kommunikationsinfrastruktur an: ist das Familienbewusstsein in einem Unternehmen fest verankert und Teil der Kultur, können Notrufe über die Telefonzentrale abgewickelt werden, die dann sicherstellt, dass Mitarbeiter/innen unmittelbar informiert werden. Je nach Absprache können auch zuvor vereinbarte Schritte eingeleitet werden.
Zugriff auf Informationen und Gesundheitsakten	Mit Einzug der digitalen Dokumentation und Kommunikation spielt der Zugriff auf Informationen im Internet oder digital geführte Gesundheitsakten eine wachsende Rolle. Es ist sinnvoll, betroffen Angehörigen hierzu einen Zugang zu möglichen. Von Arbeitsplätzen, die bereits mit einem Computer ausgerüstet sind, ist das in der Regel kein Problem, da digitale Akten in der Regel über einen normalen Internet-Browser genutzt werden können. Für Mitarbeiter/innen ohne einen entsprechend ausgestatteten Arbeitsplatz können entsprechende Geräte beispielsweise im Aufenthaltsraum in Form eines Internetterminals bereit gestellt werden.[96]

---

[96] Beispiel: Das Healthcare Unternehmen Merz hat im Rahmen einer „Gesamtbetriebsvereinbarung Medien" für alle Mitarbeiter technische Voraussetzungen dafür geschaffen, dass der Zugriff auf notwendige Informationen und die Kommunikation mit internen und externen Stellen z. B. über das Internet und Telefonzugänge möglich sind. Der Außendienst wurde vollständig an Intra- und Internet angeschlossen, im gewerblichen Bereich wurden frei zugängliche Computer aufgestellt. Vgl. berufundfamilie gGmbH (2007): Eltern pflegen. So können Arbeitgeber Beschäftigte mit zu pflegenden Angehörigen unterstützen - Vorteile einer familienbewußten Personalpolitik, S. 12.

Verbindung mit assistiven Technologien im häuslichen Umfeld der betroffenen Angehörigen	Mit der zunehmenden Verbreitung von assistiven Technologien zur Unterstützung, zum Schutz und zum Monitoring von unterstützungs- und pflegebedürftigen Personen, hilft es pflegenden Mitarbeiter/innen, einen verlängerten Arm dieser Technologien auch im betrieblichen Umfeld zur Verfügung zu haben. So kann beispielsweise aus der Entfernung die zeitgerechte Entnahme vorbereiteter Medikamente verfolgt, Aktivitätsmuster geprüft oder Nachrichten übermittelt werden. Auch eine Kontaktaufnahme über Bildkommunikation während der Pausen oder in Krisensituationen ist denkbar und begrüßenswert.
Notfallkoffer und ähnliche neue Entwicklungen	In verschiedenen Fördermaßnahmen des Bundesministeriums für Bildung und Forschung und der EU wird die Forschung an Entwicklungen gefördert, die es erlauben, eine Wohnung durch technische Einrichtungen vorübergehend in einen Ausnahme-Zustand zu versetzen. Dieser ermöglicht Monitoring-Funktionen, besondere Formen der Kommunikation etc. Vor allem für größere Firmen kann die Bereitstellung einer solchen Ausrüstung in kritischen Situationen ggf. den Druck sowohl vom betroffenen Mitarbeiter, dem Angehörigen als auch dem Unternehmen selber nehmen.

Quelle: Eigene Darstellung.

4.2. Wertung der Maßnahmen

Die Auflistung der Maßnahmen und Angebote ist umfänglich und kann durch ihre Vielzahl und Ausführlichkeit abschreckend wirken. Die Erkenntnis einer Handlungsnotwendigkeit ist der erste und wichtigste Schritt, die Verankerung in der Unternehmensphilosophie und der Konsens über alle Führungsebenen hinweg derjenige mit der nächst höheren Priorität. Unter Berücksichtigung von Unternehmensstrukturen, der Zusammensetzung der Belegschaft und der Bedürfnisse der Beschäftigten können dann unter Nutzung der aufgelisteten Maßnahmen funktionierende Lösungsansätze gefunden werden, die individuell auf betroffene Arbeitnehmer/innen zugeschnitten sind.

Befragte Arbeitnehmer/innen bewerteten 2003 in einer Repräsentativ-Umfrage Bereiche mit dem höchsten Handlungsbedarf.[97]

Abbildung 18: Bereiche mit dem höchsten Handlungsbedarf für familienfreundliche Unternehmen

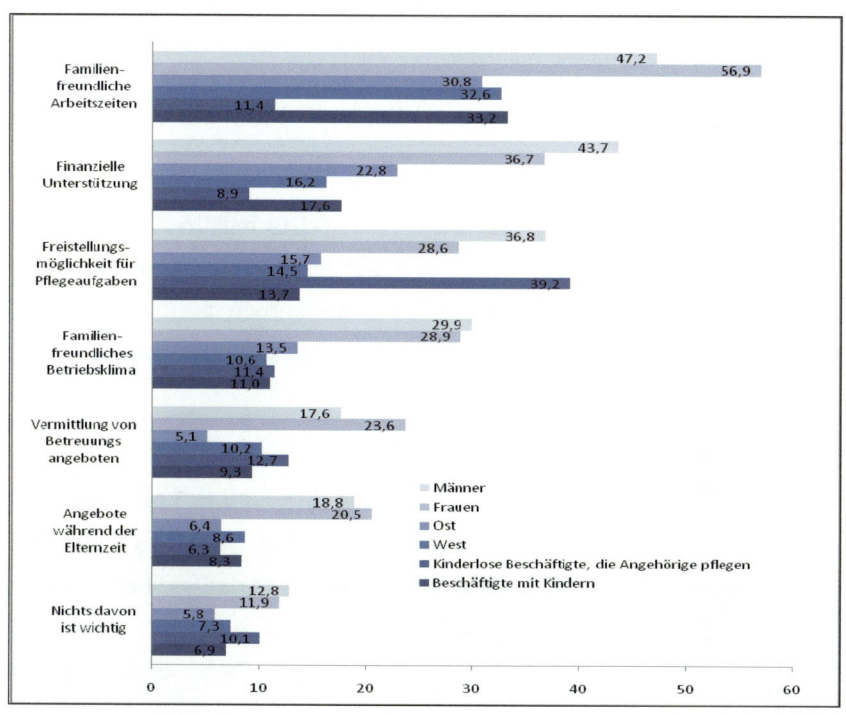

Quelle: Klenner, C./Strauß, S. (2006): Erwartungen an einen familienfreundlichen Betrieb.

Klenner und Schmidt kommen 2007 in einer empirischen Analyse zu der Erkenntnis, dass vor allem die Möglichkeit der Teilzeitarbeit oberhalb von 20 Stunden und die Begrenzung der Arbeitszeitdauer wichtig sind. Überstunden müssten vermieden oder durch Freizeit ausgeglichen werden. Maßgeblich sind zudem die vollständige Akzeptanz

---

[97] Vgl. Klenner, C./Strauß, S. (2006): Erwartungen an einen familienfreundlichen Betrieb.

und das Verständnis der Inanspruchnahme von familienfreundlichen Maßnahmen durch Vorgesetzte und Kolleg/innen. Wichtig ist weiterhin, dass es nicht zu negativen Konsequenzen bzgl. der beruflichen Karriere kommt, wenn Freistellungsrechte in Anspruch genommen werden. Insgesamt ist das betriebliche Klima wichtiger als spezielle Maßnahmen.[98]

Im Folgenden werden beispielhaft einige Maßnahmen dargestellt.

4.3. *Entwicklungen bei Maßnahmen und Angeboten von Unternehmen*

Die Umfragen des Instituts der Deutschen Wirtschaft in Köln aus den Jahren 2003 und 2006 bei 878 bzw. 1.128 Unternehmen zeigen, dass familienfreundliche Maßnahmen generell zunehmen, aber auch solche, die gezielt für die Unterstützung pflegender Mitarbeiter/innen entwickelt wurden.[99]

Dieser Trend zeigt sich in allen Befragungen.

Allerdings wird auch deutlich, dass in den Augen von Leitenden Angestellten, Angestellten, Facharbeiter/innen und Arbeiter/innen die Wahrnehmung der Familienfreundlichkeit des Arbeitgebers mit der Wertigkeit des Arbeitsplatzes abnimmt. Leitende und einfache Angestellte stoßen auf mehr Entgegenkommen als Fach- und einfache Arbeiter.[100]

---

[98] Vgl. Klenner, C./Schmidt, T. (2007): Beruf und Familie vereinbar? Auf familienfreundliche Arbeitszeiten und ein gutes Betriebsklima kommt es an.
[99] Vgl. Institut der deutschen Wirtschaft Köln (2006): Familienfreundliche Unternehmen, S. 4.
[100] Vgl. BFSFJ (Hrsg.) (2009): Einstellungen und Lebenslagen von Familien, S. 19.

Abbildung 19: Familienfreundliche Arbeitswelt: Was Unternehmen tun - Die Motive der Unternehmen

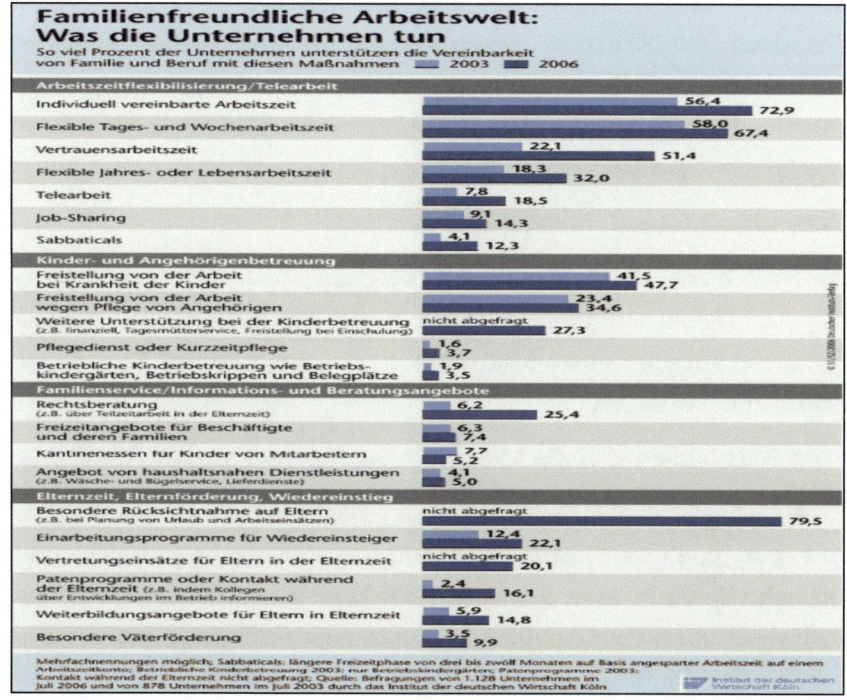

Quelle: Institut der deutschen Wirtschaft Köln (2006): Familienfreundliche Unternehmen - Sensibilität nimmt zu, S. 4.

audit berufundfamilie:

Unterstützung bei der Entwicklung, Umsetzung und Bewertung familienbewusster Personalpolitik können Unternehmen seit 2008 durch das von den Wirtschaftsverbänden DIHK, BDA, BDI und ZDH empfohlene „audit berufundfamilie" bekommen, durch welches bislang bundesweit über 750 Unternehmen, Institute und Hochschulen beraten und als familienfreundlich zertifiziert wurden.

In dem Kriterienkatalog, den das Forschungszentrum Familienbewusste Personalpolitik (FFP) hierfür im Auftrag der berufundfamilie

GmbH, einer Initiative der Gemeinnützigen Hertie-Stiftung, mit Unterstützung des Bundesministeriums für Familie, Senioren, Frauen, Jugend entwickelte, werden 140 Einzelmaßnahmen betrachtet. Neben den klassischen Kriterien, welche sich auf die Vereinbarkeit von Kindererziehung und Beruf beziehen und auch immer noch den größten Teil der Merkmale ausmachen, beinhaltet der Katalog auch solche, welche die Vereinbarkeit von Beruf und Pflege zum Inhalt haben.[101]

Unternehmensbeispiel Ford-Werke Deutschland:

Die Ford-Werke Deutschland haben vergleichsweise früh und umfänglich das Thema aufgegriffen, dabei genau die Relevanz im eigenen Unternehmen über einen Mikrozensus evaluiert und ein Bündel von Maßnahmen realisiert.

Ende 2003 bildete sich die Mitarbeiter-Interessensgruppe „Arbeiten & Pflegen" der Ford-Werke auf Grund der Initiative einer Betroffenen.

Auf Anregung dieser Gruppe hin steht das umfassende rechtliche und fachliche Spezialwissen der Ford BKK bzgl. kassenbezogener Fragestellungen allen Ford-Mitarbeiter/innen zur Verfügung, unabhängig von ihrer Kassenzugehörigkeit. Die Ford BKK stellt auch aktuelle Informationen zum Thema Pflegeversicherung und -einrichtungen bereit.

Für Pflege-Krisensituationen wurde ein sogenannter „Notfallplan" entwickelt, eine Checkliste, welche konkrete Schritte für die ersten Tage und Wochen auflistet. Dieser Plan ist auch auf Türkisch verfügbar, um der großen Zahl von Ford-Mitarbeiter/innen dieser Nationalität gerecht zu werden. Zusätzlich wurde eine Sammlung nützlicher Internet-Links (Selbsthilfegruppen, Institutionen, Verbände, Organisationen für bestimmte Erkrankungen, Infos zu häuslichen (Pflege-) Diensten,

---

[101] Vgl. berufundfamilie gGmbH: audit beruf und familie.

Ansprechpartner etc.) mit regionalem Bezug im firmenweiten Intranet bereitgestellt.

Ratsuchende können sich telefonisch oder per E-Mail bei Gruppenmitgliedern der Interessengruppe melden oder diese persönlich ansprechen. Im streng vertraulichen Beratungsgespräch „von Kollegen für Kollegen", das während der Arbeitszeit stattfinden kann, werden neben aktivem Zuhören, Zuspruch und Trost praktische Ratschläge gegeben oder der Kontakt mit der BKK und der Personalabteilung vorgeschlagen. Die Gruppenmitglieder übernehmen ggf. auch Mittlerfunktionen zwischen Personalverantwortlichen und betroffenen Mitarbeiter/innen.

In eigenen Informationsveranstaltungen und bei Einladungen zu verschiedenen betriebsinternen Gruppen werden die Angebote für pflegende Mitarbeiter/innen vorgestellt. In Workshops werden Hilfestellungen gegeben, um mit der Doppelbelastung von Beruf und Pflege besser umzugehen. Dabei wird die eingeschränkte zur Verfügung stehende Zeit aktuell pflegender Mitarbeiter/innen berücksichtigt.

Eine kontinuierliche Aufgabe stellt die Sensibilisierung der gesamten Mitarbeiterschaft dar und hier vor allem nicht betroffener Mitarbeiter/innen.

Die Prüfung möglicher, bevorzugter Kreditvergaben durch die Ford Bank, um beispielsweise Umbauten zu ermöglichen oder Hilfsmittel anzuschaffen, wurde angestoßen.

Im Jahr 2005 erhielt die Ford-Werke GmbH das Grundzertifikat zum „audit berufundfamilie®".[102]

---

[102] Vgl. Pohl, E./Dittebrandt, C./Neborg, K. (2007): Eine Chance für Arbeitgeber und Arbeitnehmer: Die Mitarbeiter-Interessengruppe Arbeiten & Pflegen der Ford-Werke GmbH in Köln, in: Esslinger, A. S./Schobert, D. B.: Erfolgreiche Umsetzung von Work-Life Balance in Organisationen; Ford-Werke AG (ohne Angabe): Ford Diversity, Arbeiten und Pflegen.

Beispiel BAV Chemie und IG Bergbau, Chemie, Energie:

Das Beispiel des Bundesarbeitgeberverbandes Chemie und der Gewerkschaft IG Bergbau, Chemie, Energie zeigt das einvernehmliche Handeln aus Unternehmens- und Mitarbeitervertretungssicht.

Beide Verhandlungspartner haben dabei gemeinsame Grundsätze für eine chancengleiche und familienbewusste Personalpolitik vereinbart. So heißt es in der Vereinbarung: *„Unterstützende Maßnahmen zur Vereinbarkeit von Berufstätigkeit und Familienbetreuung erleichtern einerseits die Rückkehr von Frauen und Männern ins Berufsleben und verkürzen so die Zeiten ohne Berufstätigkeit; andererseits kann auch eine nahezu nahtlose Fortsetzung der Erwerbsarbeit ermöglicht werden. Die Erfahrungen der Vergangenheit haben gezeigt, dass ein Wiedereinstieg in den Beruf umso einfacher ist, je kürzer die vorangegangen Unterbrechungszeiten waren."*[103] Folgende Maßnahmen wurden, teilweise ohne großen organisatorischen Aufwand, realisiert:

- flexible, familiengerechte Arbeitszeiten,
- flexible Arbeitsorganisationsmodelle,
- Hilfe bei der Gestaltung der Kinderbetreuung durch organisatorische Zusammenarbeit mit den Trägern oder betrieblich unterstützte oder auch betriebliche Kinderbetreuungsangebote,
- Unterstützung bei der Pflege von Angehörigen,
- Kontakthalte- und Wiedereinstiegsmöglichkeiten während der Elternzeit,
- Weiterbildungsmöglichkeiten während der Elternzeit und Teilzeit,
- Sensibilisierung der Führungskräfte.

---

[103] Meyer, P. (2007): Die Perspektive des DGB, in: Vereinbarkeit von Erwerbsarbeit und Pflegeaufgaben in der Familie, S. 40.

An den aufgezeigten Beispielen wird deutlich, dass auch unterschiedliche Ebenen sich um Lösungsangebote bemühen - das Bundesministerium für Familie, Senioren, Frauen, Jugend ebenso wie Unternehmen und Gewerkschaften.

5. Produkt- und Dienstleistungsangebote für pflegende Arbeitnehmer/innen

Pflegende Angehörige und speziell pflegende Arbeitnehmer/innen stellen eine wachsende Konsumenten-Gruppe dar, die auf Angebote angewiesen ist, die ihnen einerseits die Unterstützung und Pflege als solche erleichtern, ihnen andererseits aber auch die Vereinbarkeit von Beruf und Familienarbeit ermöglichen.

Unternehmen, die sich mit der Situation ihrer eigenen pflegenden Mitarbeiter/innen auseinandersetzen, können daher auch prüfen, inwieweit ihr Produkt- und Dienstleistungs-Portfolio ergänzt, erweitert oder angepasst werden kann, um genau die Bedürfnisse dieser Konsumentengruppe zu treffen und auch auf diesem Weg zu einer gelingenden Vereinbarkeit von Beruf und Pflege beizutragen.

Zwei Ansätze dienen der Erläuterung dieser Idee.

5.1. Dienstleistungskonzepte zur Ermöglichung von Erholungsurlaub

Pflegende Angehörige haben einen Anspruch auf Urlaub - auch von der Pflege. Insbesondere pflegende Arbeitnehmer/innen sind darauf angewiesen, sich im Urlaub von ihren vielfältigen Aufgaben während des Alltags zu erholen. Ein solcher Urlaub lässt sich jedoch nicht realisieren, wenn keine ausreichenden Kurzzeitpflegeplätze zur Verfügung stehen.[104] Die Situation verschärft sich besonders für den Personenkreis, der auf Grund schulpflichtiger Kinder (Sandwich-Position) auf Urlaubszeiten angewiesen ist, in denen die Nachfrage nach solchen Einrichtungen besonders hoch ist.

Die Tourismus-, Pflege- und Gesundheitsindustrie könnte Konzepte entwickeln, die es erlauben, diesen Konflikt aufzulösen. Damit würde sie einerseits ihr Angebotsportfolio erweitern, andererseits jedoch auch

---

[104] Vgl. Reckmann, M. (2009): Schlechte Karten im Pflegestress.

pflegenden Arbeitnehmer/innen den notwendigen Erholungsurlaub ermöglichen und letztendlich zur Stabilisierung der Pflegesituation beitragen.

Im Folgenden werden hierfür einige Ideen skizziert:

Tabelle 14: **Erholsamer Urlaub für Pflegende und Gepflegte**

Kurzzeitpflege auf Zeit in Hotels in der Heimat	Anbieter von Reisen sorgen dafür, dass während des Urlaubs der Betreuungspersonen pflegebedürftige Angehörige in der Nähe des Heimatortes betreut und versorgt werden.
	Ggf. werden hierfür Business-Hotels, die während der Urlaubszeit weniger ausgelastet sind, so ausgestattet, dass sie vorübergehend als Kurzzeitpflegeeinrichtungen fungieren können. Unter Anleitung von professionellem Pflegepersonal könnten Servicekräfte oder speziell einzustellende saisonale Kräfte die Versorgung übernehmen. Pflegebetten für höhere Auslastungen vorzuhalten ist einfacher als die gesamte Infrastruktur für Kurzzeitpflege.
Urlaub mit pflegebedürftigen Angehörigen	Anbieter von Reisen sorgen dafür, dass am Urlaubsort pflegebedürftige Angehörige entsprechend untergebracht werden, die Pflegebedürftigen jedoch unter Anleitung von professionellen Pflegekräften so versorgt werden, dass die Angehörigen ausspannen können.
	Neben entsprechend geschultem Personal sollten notwendige Hilfsmittel selbstverständlich zur Verfügung stehen.
Urlaub mit speziellen Angeboten für pflegende Angehörige	Da während des Alltags die Zeit für Hilfeangebote und Schulungen u. U. nicht vorhanden ist, könnten Reiseanbieter spezielle Angebote für diese Personengruppe entwickeln. Neben dem Urlaub am Strand könnten Entspannungsübungen, Schulungen zur Stressbewältigung etc. auf die Bewältigung des späteren Alltags vorbereiten.
Kuren	Nach dem Muster von „Mutter-Kind"-Kuren könnten Angebote für Angehörige entwickelt werden mit einem Nutzen für Pflegende und Gepflegte.

Verkehrsmittel	Um gemeinsame Reisepläne realisieren zu können, könnten Busreise-Anbieter oder Anbieter von Personentransporten per Schiene durch entsprechende Umbauten dafür sorgen, dass pflegebedürftige Personen diese Verkehrsmittel verwenden können. Hierzu gehören neben der generellen Zugänglichkeit (Einstieg) entsprechend ausgestattete Toiletten oder auch besonders komfortable Sitzgelegenheiten.

Quelle: Eigene Darstellung.

5.2. Entwicklung von Produkten für die Entlastung pflegender Angehöriger

Pflegende Arbeitnehmer/innen haben wenig Zeit, sind auf eine gute und verlässliche Planung angewiesen, sorgen sich um die Sicherheit ihrer Angehörigen, während sie arbeiten, sind körperlich und psychisch belastet. Unterstützungsbedürftige Ältere möchten trotz der Abhängigkeit von Unterstützungs- und Hilfemaßnahmen ein möglichst hohes Maß an Selbständigkeit und Autonomie erhalten.

Geräte und Technologien, die einerseits ältere Angehörige in ihrer Eigenständigkeit unterstützen, andererseits Pflegende in ihrer Haushaltsführung, im Zugang zu Informationen, in der Kommunikation und in ihrer Sorge um die Sicherheit ihrer Angehörigen entlasten, ermöglichen daher neue Spielräume.

Unternehmen, die gezielt Produkte und Dienstleistungen für ein unabhängiges Leben im Alter und für die Entlastung von Pflegenden entwickeln, unterstützen hiermit auch die Vereinbarkeit von Beruf und Pflege.[105]

Im Folgenden werden nur einige, wenige Beispiele skizziert:

---

[105] Vgl. VDE Ambient Assisted Living (2008): Intelligente Assistenzsysteme im Dienst für eine reife Gesellschaft.

Tabelle 15: Produktgruppen für Entlastungen in einer Pflegesituation

Generelle Nutzbarkeit von Geräten	Die Einhaltung von Gestaltungskriterien, die dem Konzept „Design für Alle"[106] folgen, und die Anleitung für die Nutzung als sogenannte „Smart Manuals"[107] erlauben eine sichere Nutzung von Produkten für alle Altersgruppen.
Notfall- und Gefahrenerkennung	Umgebungen sollten in die Lage versetzbar sein, Notfallsituationen und Gefahrenmomente eigenständig und verlässlich zu erkennen, selbständig Abhilfe zu schaffen (durch Abstellen des Herdes oder anderer Gefahrenquellen) und Hilfe zu organisieren (im Falle eines Sturzes ebenso wie nach Abstellen des Herdes bei Raumentwicklung).
	Dadurch erhöht sich das Sicherheitsgefühl sowohl der pflegebedürftigen Person als auch der pflegenden Angehörigen. Durch die Entwicklung und Vermarktung entsprechender Produkte können pflegende Arbeitnehmer/innen mit mehr Gelassenheit ihrem Beruf nachgehen.
Medikamentenversorgung	Medikamente bergen, wenn sie in der falschen Zusammensetzung, der falschen Dosierung und zur falschen Zeit eingenommen werden, ein hohes Risiko-Potenzial.
	Vorbefüllte Medikamentenblister mit Erinnerungsfunktion und Freigabemechanismen können dafür sorgen, dass Tabletten zum richtigen Zeitpunkt in der richtigen Zusammensetzung bereitstehen, auch wenn pflegende Arbeitnehmer/innen nicht zur Stelle sind.

---

[106] „Design für Alle" beschreibt Designkriterien für Produkte, Dienstleistungen und Arbeitsplätze, die sicherstellen, dass diese von allen genutzt werden können, auch von Menschen mit eingeschränkten Fähigkeiten. Vgl. Klein-Luyten, M./Krauß, I./Meyer, S./Scheuer, M./Weller, B. (2009): Impulse für Wirtschaftswachstum und Beschäftigung durch Orientierung von Unternehmen und Wirtschaftspolitik am Konzept Design für Alle.
[107] „Smart Manuals" sind Bedienungsanleitungen, die mit Hilfe einer klaren Gliederung, aussagekräftigen Bildern, verständlichen Illustrationen und selbsterklärenden Diagrammen Schritt für Schritt Produkte erklären. Vgl. VDE Prüf- und Zertifizierungsinstitut (2008): VDE SMART Manual.

Kommunikation und Informationsaustausch über Unterstützungsnetzwerke hinweg	Unterstützung und Pflege von Angehörigen erfolgt selten in einer 1:1-Relation. Häufiger sind andere Angehörige, Nachbarn, Pflegedienste, Ärzte etc. eingebunden. Für verlässliche Terminabsprachen, die Kommunikation beispielsweise von Untersuchungsergebnissen und Medikationen und für zukünftige Planungen ist ein gemeinsamer Informationsstand sinnvoll. Dieser kann ohne zusätzlichen Aufwand am besten gelingen, wenn er zentral gehalten und von allen Beteiligten, ggf. gefiltert in Abhängigkeit ihrer Funktion, einseh- und nutzbar ist.
	Softwareprodukte, die diese Funktionen unterstützen, helfen vor allem bei der Abstimmung zwischen pflegenden Arbeitnehmer/innen und anderen an Betreuung und Pflege Beteiligten.
	Bildkommunikation innerhalb des Netzwerkes, insbesondere zwischen pflegenden Angehörigen oder Pflegediensten und Unterstützten, erleichtert den Austausch.

Quelle: Eigene Darstellung.

Perspektiven, die sich durch den Einsatz neuer Technologien ergeben, lassen sich heute noch kaum absehen. Es besteht jedoch die Hoffnung, dass sie die Vereinbarkeit von Beruf und Pflege zukünftig wesentlich unterstützen.

6. Zusammenfassung

Getrieben durch den demografischen Wandel steht Deutschland vor Veränderungen, die sich nur durch ein gesamtgesellschaftliches Konzept bewerkstelligen lassen werden. Die Betreuung und Unterstützung fürsorgebedürftiger älterer Menschen ist dabei eine zentrale Aufgabe, die es zu lösen gilt.

Ältere wünschen sich bei guter Gesundheit alt zu werden - und beides gelingt immer besser. Doch wächst ab dem 80. Lebensjahr die Wahrscheinlichkeit, auf Hilfe und Pflege angewiesen zu sein. Dann steht der Verbleib in der eigenen Häuslichkeit zur Disposition, Lebens- und Versorgungssituationen müssen neu überdacht werden.

An dieser Stelle setzt das Interesse aus gerontologischer Sicht an: die Qualität der sozialen Umwelt alternder Menschen hat maßgebliche Folgen für die Qualität ihres Lebens, wenn dieses nicht mehr alleine gemeistert werden kann.

Der Gesetzgeber wünscht, dass die Sicherstellung von Unterstützungs- und Pflegeleistungen vor allem im privaten Umfeld durch Unterstützung ambulanter Dienste gewährleistet wird. § 3 SQB XI besagt ausdrücklich: „Die Pflegeversicherung soll mit ihren Leistungen vorrangig die häusliche Pflege und die Pflegebereitschaft der Angehörigen und Nachbarn unterstützen, damit die Pflegebedürftigen möglichst lange in ihrer häuslichen Umgebung bleiben können."

Damit wird den Wünschen der Betroffenen und auch denen ihrer Familienangehörigen Rechnung getragen, die sich vielfach in der emotionalen und moralischen Verpflichtung sehen, ihre älteren Angehörigen zu unterstützen.

Pflegende Arbeitnehmer/innen finden sich in dem Spagat, Familien- und berufliche Arbeit miteinander vereinbaren zu müssen. Belastungen durch die Pflegearbeit und daraus entstehende negative Auswirkungen auf das Berufsleben kommen nicht willkürlich oder gar mutwillig zum Tragen. Die exemplarischen Ergebnisse des Fragebogens zeigen deutlich die aktuelle Konfliktsituation und deren Anstieg bis zu einem Zeitraum in fünf Jahren. Da der Beruf einerseits die finanzielle Absicherung, andererseits aber auch einen Ausgleich zu der Pflegesituation darstellt, bemühen sich Beschäftigte um die Vereinbarkeit. Gelingt sie nicht, ist das nicht ihnen alleine anzulasten.

Die Vereinbarkeit von Pflege und Beruf erfüllt keinen Selbstzweck, und die Unvereinbarkeit von Beruf und Familie hat vielfältige Folgen:

Tabelle 16: Folgen der Unvereinbarkeit von Pflege und Beruf

Gesellschaftliche Folgen	• Muss wegen unzureichender Unterstützung oder mangelnder Bereitschaft die Arbeit aufgegeben werden, fehlen gesellschaftlich notwendige Produktionspotenziale mit Folgen für die Finanzierung und Stabilität der sozialen Sicherung, der Kaufkraft und der Produktivität der Betriebe. • Wird die Pflege aufgegeben, entsteht die Notwendigkeit der Finanzierung von teilstationären oder stationären Pflegeleistungen. • Da die Hauptlast der Pflege heute überwiegend auf Frauen lastet, verstärkt sich die Ungleichheit der Geschlechter z. B. bezüglich der sozialen Sicherung und beruflichen Entwicklungschancen.
Volkswirtschaftliche Folgen	• Beschäftigungsverluste (im Pflegedienstleistungsbereich, Fachkräftemangel in den Betrieben, demografischer Wandel) durch den Ausstieg aus dem Berufsleben. • Wachsendes Armutsrisiko Älterer und künftig Älterer (Pensionpenalty, Verarmung durch Pflegebedürftigkeit und stationäre Unterbringung). • Kosten eines Vorrangs stationärer Pflege durch Wegfall in privaten Haushalten erbrachter Pflegeleistungen.

Betriebliche Folgen	• Fehlzeiten, • Unkalkulierbare Personalausfälle, • Eingeschränkte Produktivität, • Verschleiß der Arbeitskraft, • Fluktuation, • Verlust von betrieblichem Erfahrungswissen.
Folgen für die Gepflegten	• Verlust von Lebensqualität und Entscheidungsspielräumen, • Körperliche und seelische Schäden durch Einwirkungen gestresster Angehöriger, • Verluste an Qualität der Pflege, • Armutsrisiko durch Heimeinweisung.
Folgen für die Pflegenden	• Einkommenseinbußen durch höhere Aufwendungen im Rahmen der familiären Pflege und Einkommenseinbußen durch Einschränkung oder Aufgabe der Erwerbstätigkeit, • Arbeitsplatzrisiko, Arbeitsplatzverlust, • Humankapitalverlust, • Belastung und gesundheitliche Risiken durch hohe Pflegebelastungen, dadurch Einschränkung oder Verlust der Beschäftigungs- und Arbeitsfähigkeit, • Verlust an sozialen Kontakten und Lebensqualität.

Quelle: Barkholdt, C./Lasch, V. (2004): Vereinbarkeit von Pflege und Erwerbstätigkeit, S. 14ff.

Gelingt dagegen die Vereinbarkeit, ergeben sich daraus breit gefächerte Vorteile:

Tabelle 17:   Vorteile aus der Vereinbarkeit von Pflege und Beruf

Pflege- und Unterstützungsbedürftige Angehörige	• Vertrauenserhalt in das Funktionieren familiärer Netzwerke, auch wenn die jüngeren Angehörigen gut ausgebildet sind und im Berufsleben stehen. • Erhalt eines hohen Maßes unabhängigen Lebens unter vertrauten Lebensumständen. • Finanzielle Unabhängigkeit von Kindern und der Sozialfürsorge.
Pflegende Arbeitnehmer/innen	• Familiären Verpflichtungen gegenüber älteren Familienmitgliedern kann nachgekommen werden, ohne sie per se als Last zu empfinden. • Berufliche Tätigkeit als Ausgleich und Anerkennung. • Berufliches Vorankommen trotz familiärer Arbeit. • Soziales Eingebundensein. • Finanzielle Entlastungen, wenn eine Heimeinweisung vermieden werden kann und diese nicht eigenständig aus Rente und Pflegeversicherung getragen werden kann.
Arbeitgeber	• Geringere Fehlzeiten und damit sicherere Planung der betrieblichen Prozesse. • Geringere Mitarbeiterfluktuation und damit Erhalt von betrieblichem Know How und Vermeidung von Kosten durch Ersatzbeschaffung. • Ein besseres Betriebsklima und eine höhere Identifikation der Mitarbeiter/innen mit dem Unternehmen und daraus folgend eine höhere Produktivität. • Zusätzliche Qualifikationen, welche pflegende Arbeitnehmer/innen durch familiäre Arbeit erlangen. • Langfristig Erhalt des Niveaus der Lohnebenkosten, wenn Beiträge zu Pflegeversicherung nicht steigen müssen.

Sozialversicherungssysteme	• Entlastung der Sozialkassen, wenn die Inanspruchnahme institutioneller Betreuung und der verbundenen höheren Kosten vermieden werden kann.[108] • Entlastung der Sozialkassen, wenn pflegende Angehörige ein hohes Maß an nicht abzurechnender und nicht abgerechneter Arbeit erbringen.
Staat und Kommunen	• Erhalt volkswirtschaftlicher Stärke und Innovationskraft durch Schonung vor allem gut ausgebildeter Human-Ressourcen. • Einsparungen für Kommunen, wenn die Kosten für die stationäre Pflege nicht gemeinsam von Betroffenen und Angehörigen aufgebracht werden können.

Quelle: Eigene Darstellung.

Unternehmen haben die Möglichkeit, pflegende Beschäftigte zu unterstützen. Dieser Beistand ist für sie nicht nur mit Aufwand verbunden, sondern verschafft ihnen auch Wettbewerbsvorteile. Eine weitere Motivation kommt durch die Einführung des Pflegezeitänderungsgesetzes, mit welchem der Gesetzgeber Rahmenbedingungen geschaffen hat, die es pflegenden Arbeitnehmer/innen erlauben, kurzfristig für bis zu 10 Tagen und mit einer ebenfalls sehr kurzen Vorlaufzeit 6 Mo-

---

[108] Die hohe Entlastung der sozialen Versorgungsstrukturen durch die häusliche Pflege kommt auch in der Untersuchung der Deutsche Bank Research über die Tragfähigkeit der Pflegeversicherung zum Ausdruck. Die Berechnungen ergeben, dass die Beiträge für die Pflegeversicherung im ungünstigsten Fall bis auf 7 Prozent im Jahr 2050 schnellen könnten. Diese Zahlen errechnen sich aus dem Anwachsen der Zahl Pflegebedürftiger, aus dem Schwinden des informellen Pflegepotenzials vor allem ab 2025, wenn die geburtenstarken Jahrgänge selber in den Bedarf von Unterstützung kommen, und der daraus folgenden Zunahme institutionalisierter und damit tendenziell teurerer Versorgung. Zudem wird eine gesellschaftliche Verschiebung erwartet, bei der gesellschaftliche Milieus mit moderneren Lebensentwürfen zunehmen. In diesen wird die Übernahme von Pflegeverpflichtungen auch gegen die „Opportunitätskosten" aufgerechnet, d. h. entgangenen beruflichen und sozialen Chancen. Eine bessere Vereinbarkeit von Pflege und Beruf kann dabei einen Beitrag zur Dämpfung der Kostenentwicklung leisten. Vgl. Blinkert, B./Gräf, B. (2009): Deutsche Pflegeversicherung vor massiven Herausforderungen.

nate aus dem Erwerbsleben auszusteigen. Der Gesetzgeber hat damit Unternehmen eine erhebliche Verantwortung und Belastung auferlegt. Gerade in kleineren Unternehmen lässt sich ein Einzelner häufig schwer ersetzen und die Arbeit auch nur unzureichend auf die verbleibenden Kollegen verteilen. In größeren Unternehmen ist es die denkbare Anzahl von Menschen, die potenziell in die Pflegesituation kommen können. Es liegt also im Interesse von Unternehmen, diese Situationen möglichst im Vorfeld zu vermeiden oder sie so zu steuern, dass sie betriebliche Abläufe wenig stören. Es gibt zahlreiche Varianten, pflegenden Beschäftigten beizustehen. Aus dem aufgezeigten Potpourri können die Maßnahmen zusammengestellt werden, die das beste Resultat unter Berücksichtigung der betrieblichen Gepflogenheiten erbringen.

Von dem unternehmerischen Wirken und der Ermöglichung von häuslicher Pflege profitieren Sozialversicherungssysteme, Kommunen und Gemeinden, die Volkswirtschaft als Ganzes. Zu Recht kann daher die Frage gestellt werden, welche Förderungen Arbeitgeber ihrerseits für ihre Bemühungen erhalten können, welche Anreiz- und Ausgleichssysteme der Staat oder auch die Sozialsysteme für sie schaffen.

Handlungsfelder für Staat und Gesetzgeber:

- Unterstützung von und Anreizsysteme für Unternehmen

Tabelle 18: Unterstützung von und Anreizsysteme für Unternehmen

Vereinbarkeit von Beruf und Pflege	Um bei der Vereinbarkeit von Beruf und Familie insbesondere die Vereinbarkeit von Beruf und häuslicher Pflege stärker in den Fokus zu bekommen, ist es sinnvoll, Unternehmen jede Art von Beistand, aber auch finanzielle Anreize zu geben. Insbesondere kleine und mittelgroße Betriebe könnten Steuererleichterungen erhalten.[109]
	Die Verwirklichung eines Maßnahmenkataloges sollte belohnt werden, Aufwendungen entschädigt. Für die Entlastungen, welche indirekt auch die Gesellschaft und Volkswirtschaft stützen, sollten sie eine Vergütung erhalten.
Work-Life-Balance Konzepte und Langzeitarbeitskonten	Unternehmen benötigen auch bei der Etablierung von Langzeitarbeitskonten und Work-Life-Balance Konzepten Beistand.[110]
	Work-Life-Balance Konzepte gehen zum Einen mit einem höheren Aufwand z. B. in der Personalplanung einher. Zum Anderen ist die Einrichtung und Führung der dafür benötigten Langzeitarbeitskonten heute sehr aufwendig. Sie bedarf einer Vereinfachung, soll sie auf breite Akzeptanz stoßen. Eine Lösung ist, sie generell bei der Deutschen Rentenversicherung zu führen, sodass Unternehmen hierfür keine Anbieter im freien Markt suchen müssen.
	Steuerliche Anreize könnten die Etablierung von Work-Life-Balance Konzepten und die Einrichtung von Langzeitarbeitskonten für Unternehmen attraktiver machen.

---

[109] Vgl. Meyer, M. (2006): Pflegende Angehörige in Deutschland, S. 25.
[110] Vgl. Wotschack, P./Scheier, F./Hildebrandt, E. (März 2009): Keine Zeit für die Auszeit. Langzeitkonten schaffen im Erwerbsverlauf bisher kaum Entlastungen. Übergänge, WZB-Mitteilungen Heft 123.

Kurzzeit- und Tagespflegeeinrichtungen	Die Einrichtung von Kurzzeit- und Tagespflegeeinrichtungen sollte ebenso staatlich gefördert werden wie die Errichtung von Kindertagesstätten. Damit können Pflegenotstände und Störungen des Pflegenetzwerkes für Arbeitnehmer/innen und Unternehmen abgefedert und pflegenden Arbeitnehmer/innen ein Erholungsurlaub ermöglicht werden.

Quelle: Eigene Darstellung.

- Berücksichtigung von Pflege und Beruf im Einkommensteuergesetz

- Die Einkommensteuergesetzgebung stellt heute die Pflege von Angehörigen noch nicht auf eine Stufe mit der Betreuung und Erziehung von Kindern. Hierzu nur einige Beispiele:

Tabelle 19: Berücksichtigung von Pflege und Beruf im Einkommensteuergesetz

Zuschüsse zu Tages- und Kurzzeitpflegeeinrichtungen durch den Arbeitgeber	Nach EStG §3, Abs. 33 sind zusätzlich zum ohnehin geschuldeten Arbeitslohn erbrachte Leistungen des Arbeitgebers zur Unterbringung und Betreuung von nicht schulpflichtigen Kindern der Arbeitnehmer in Kindergärten oder vergleichbaren Einrichtungen steuerfrei.[111] Analog hierzu wäre es wünschenswert, wenn Unternehmen auch Unterstützungsleistungen für die Pflege von Angehörigen geben könnten.
Erholungsbeihilfen	Erholungsbeihilfen, nach § 40 Abs. 2 EStG pauschal mit 25 Prozent besteuert, sollten analog auch für gepflegte Angehörige möglich sein mit extra ausgewiesenen Beträgen für diese Gruppe. Heute sind nur Kinder als Adressaten für einen Zuschuss erwähnt.

Quelle: Eigene Darstellung.

---

[111] Vgl. Sebastian Einbock (2009): Gesetze-Sammlung von Juraforum.de.

- Berücksichtigung von pflegenden Arbeitnehmer/innen im Leitfaden zur Prävention

Tabelle 20: Betriebliche Gesundheitsfürsorge

Förderfähigkeit betrieblicher Gesundheitsfürsorge	Die Förderfähigkeit betrieblicher Gesundheitsfürsorge und damit die spezielle Berücksichtigung pflegender Arbeitnehmer/innen orientieren sich am Leitfaden zur Prävention, der von den Spitzenverbänden der Krankenkassen aufgestellt wird. In diesem wird der besondere Bedarf pflegender Arbeitnehmer/innen heute nicht berücksichtigt.[112]

Quelle: Eigene Darstellung.

- Anpassung der Gleichstellungsgesetze

Tabelle 21: Anpassung Gleichstellungsgesetze

Landesgleichstellungsgesetze	In den Landesgleichstellungsgesetzen werden Verfahren im Personalwesen beschrieben, welche die Diskriminierung von Personen ausschließen sollen. Neben der expliziten Nennung der Kindererziehungszeiten findet inzwischen zum Teil auch die Betreuung und Pflege Angehöriger Eingang in die Gesetze, aber nicht durchgängig. Die konsequente Umsetzung ist auch durch das Urteil des Europäischen Gerichtshofs vom 17. Juli 2008 notwendig. Dieser hatte in einem Grundsatzurteil festgestellt, dass Angehörigen von behinderten Menschen derselbe Diskriminierungsschutz zusteht, wie der Zielgruppe selbst.[113] Die Kommentierungen zu diesem Gesetz schließen die Pflege von Angehörigen ein.[114]

Quelle: Eigene Darstellung.

---

[112] Vgl. Arbeitsgemeinschaft der Spitzenverbände der Krankenkassen (2008): Leitfaden Prävention.
[113] Vgl. Urteil des Gerichtshofs (Große Kammer) vom 17. Juli 2008 (Vorabentscheidungsersuchen des Employment Tribunal [Vereinigtes Königreich]) - S. Coleman/Attridge Law, Steve Law, C-303/06 (EuGH 17. Juli 2008).
[114] Vgl. Lovells LLP. (2008): EuGH weitet Diskriminierungsschutz aus - worauf Unternehmen achten müssen.

Der ehemalige Bundespräsident Horst Köhler formulierte in seiner Rede bei der Abschlusskonferenz des Forums Demographischer Wandel am 2. April 2009 in Berlin: *„Ein Anspruch auf Auszeiten vom Beruf für die Pflege von Angehörigen hilft, wo früher nur der Ausstieg aus dem Job als Lösung möglich schien, wenn plötzlich jemand aus der Familie pflegebedürftig wurde. Es ist eine Familienpolitik in Gang gekommen, die den gewandelten gesellschaftlichen Verhältnissen entspricht. Sie ist in Gang gekommen – aber noch nicht am Ziel"*.[115]

Es gilt, die Rahmenbedingungen für die Vereinbarkeit von Pflege und Beruf weiter auszubauen. Die Ergebnisse des Fragebogens geben Anregungen für weiterführende Studien, um einerseits konkrete Zahlen über die kurz- und mittelfristige Entwicklung des Bedarfs zu erhalten, diesen andererseits genauer zu qualifizieren und letztlich die ergriffenen Maßnahmen zu evaluieren.

---

[115] Köhler, H. (2009): Die Chancen des Wandels nutzen.

Literaturverzeichnis

Anders, S. A. (24. Oktober 2008): Training für die Helfer. Projekt stützt pflegende Angehörige, Frankfurter Rundschau, S. F21.

Arbeitsgemeinschaft der Spitzenverbände der Krankenkassen (2008): Leitfaden Prävention - Gemeinsame und einheitliche Handlungsfelder und Kriterien der Spitzenverbände der Krankenkassen zur Umsetzung von §§ 20 und 20a SGB V vom 21. Juni 2000 in der Fassung vom 2. Juni 2008, Bonn/Frankfurt.

Backes, G. M./**Amrhein**, L./**Wolfinger**, M. (2008): Gender in der Pflege, Bonn.

Barkholdt, C./**Lasch**, V. (2004): Vereinbarkeit von Pflege und Erwerbstätigkeit - Expertise für die Sachverständigenkommission für den 5. Altenbericht der Bundesregierung, Dortmund, Kassel.

BDA Bundesvereinigung der Deutschen Arbeitgeberverbände (Hrsg.) (2008): Leistungsausweitungen verschärfen die ungelösten Finanzierungsprobleme der Pflegeversicherung - Stellungnahme zum Gesetzentwurf des Pflege-Weiterentwicklungsgesetzes (PfWG) vom 17. Oktober 2007 (BT-Drs. 16/7439), Berlin.

berufundfamilie gGmbH: audit beruf und familie, abgerufen am 23. Juli 2009 von berufundfamilie: http://www.beruf-und-familie.de/index.php?c=21.

berufundfamilie gGmbH (2007): Eltern pflegen. So können Arbeitgeber Beschäftigte mit zu pflegenden Angehörigen unterstützen - Vorteile einer familienbewußten Personalpolitik, Frankfurt.

berufundfamilie gGmbH (2008): www.berufundfamilie-Index.de. Der Fragebogen, Frankfurt.

Bethke, M. (2007): Die Perspektive eines kommerziellen Pflegedienstleisters, in: Vereinbarkeit von Erwerbsarbeit und Pflegeaufgaben in der Familie, Dokumentation der Fachtagung 16. November 2006, Potsdam, Ministerium für Arbeit, Soziales, Gesundheit und Familie des Landes Brandenburg.

Biedenkopf, K./**Bertram**, H./**Niejahr**, E. (2009): Starke Familie - Solidarität, Subsidiarität und kleine Familienkreise. Bericht der Kommission „Familie und demografischer Wandel", Stuttgart.

Blinkert, B./**Gräf**, B. (2009): Deutsche Pflegeversicherung vor massiven Herausforderungen, Frankfurt/M.

Bundesministerium für Arbeit und Soziales (BfAuS) (2008): Nationaler Strategiebericht Sozialschutz und soziale Eingliederung 2008 – 2010, Berlin, Bundesministerium für Arbeit und Soziales.

Bundesministerium für Familie, Senioren, Frauen und Jugend (BFSFJ) (Hrsg.) (2004): Betriebswirtschaftliche Effekte familienfreundlicher Maßnahmen, Berlin.

Bundesministerium für Familie, Senioren, Frauen und Jugend (BFSFJ) (Hrsg.) (2009): Herausforderung Familienbewusste Personalpolitik: Vorteile für Beschäftigte und Unternehmen. MONITOR FAMILIENFORSCHUNG. Beiträge aus Forschung, Statistik und Familienpolitik, AUSGABE 16, Berlin, Bundesministerium für Familie, Senioren, Frauen und Jugend.

Bundesministerium für Familie, Senioren, Frauen und Jugend (BFSFJ) (Hrsg.) (2009): Pressemeldung. Trotz Wirtschaftskrise: Vereinbarkeit von Beruf und Familie bleibt wichtiges Thema, Berlin, Unternehmensprogramm „Erfolgsfaktor Familie", Bundesministerium für Familie, Senioren, Frauen und Jugend.

Bundesministerium für Familie, Senioren, Frauen und Jugend (BFSFJ) (Hrsg.) (2009): Einstellungen und Lebenslagen von Familien, Berlin.

Bundesministerium für Familie, Senioren, Frauen und Jugend (BFSFJ) (2010): Pressemitteilung Nr. 28/2010, veröffentlicht am 20.05.2010, Kristina Schröder: „Familienpflegezeit ist ein wichtiger Schritt zu einer Schritt zu einer modernen Sozialpolitik", abgerufen am 07.08.2010 von http://www.bmfsfj.de/BMFSFJ/familie,did=140672.html.

Bundesministerium für Familie, Senioren, Frauen und Jugend (BFSFJ) (2010): ImFokus. Im Detail: Familienpflegezeit und Rente - Besserstellung von Beziehern geringer Einkommen, abgerufen am 07.08.2010 von http://www.bmfsfj.de/mag/root,did=140516.html?referrerDocId=140562.

Bundesministerium für Gesundheit (BfG) (2009): Zahlen und Fakten zur Pflegeversicherung (07/09), abgerufen am 12. Juli 2009 von http://www.bmg.bund.de/cln_100/nn_1193064/SharedDocs/Downloads/DE/Statistiken/Statistiken_20Pflege/Zahlen-und-Fakten-Pflegereform-Juli__2009,templateId=raw,property=publicationFile.pdf/Zahlen-und-Fakten-Pflegereform-Juli_2009.pdf.

Bundesministerium für Justiz (BfJ) (2009): Viertes Buch Sozialgesetzbuch - Gemeinsame Vorschriften für die Sozialversicherung - (Artikel 1 des Gesetzes vom 23. Dezember 1976, BGBl. I S. 3845) in der Fassung der Bekanntmachung vom 23. Januar 2006 (BGBl. I S. 86 (466)), juris GmbH, abgerufen am 6. Juni 2009 von www.gesetze-im-internet.de/bundesrecht/sgb_4/gesamt.pdf.

Calonego, B. (17. 08 2007): Omi kommt in die Senioren-Krippe. Süddeutsche Zeitung, abgerufen unter:
http://leben/artikel/791/128579/, 18.04.2009.

Colberg, R. (2008): Neue Belastungen für Arbeitgeber durch das Pflegezeitgesetz, abgerufen am 26. Juni 2009 von Bund der Selbständigen (BDS) - Gewerbeverband Bayern e.V.:
http://www.bds-bayern.de/cms/uploads//mybds/wegweiser/colberg_pflegezeitgesetz_UNUS_02_2008.pdf.

Cornelißen, W. (2005): Gender-Datenreport, München, Bundesministerium für Familie, Senioren, Frauen und Jugend.

Demographie-Wissen kompakt: Qualifizierung zum Demographie-Lotsen. (kein Datum), abgerufen am 10. Juli 2009 von inqa.de Initiative Neue Qualität Arbeit:
http://www.inqa.de/Inqa/Navigation/Themen/demographischer-wandel,did=247894.html.

DIHK Deutscher Industrie- und Handelskammertag (Hrsg.) (2009): Ausbildung 2009, Ergebnisse einer Online-Unternehmensbefragung, abgerufen am 5. Juni 2009 von
www.dihk.de/inhalt/download/ausbildungsumfrage_09.pdf.

DIHK, BMFSFJ, berufundfamilie gGmbH (Hrsg.) (2008): Familienorientierte Personalpolitik. Checkheft für kleine und mittlere Unternehmen, abgerufen am 4. Juni 2009 von
http://www.bmfsfj.de/bmfsfj/generator/RedaktionBMFSFJ/Broschuerenstelle/Pdf-Anlagen/familienorientierte-personalpolitik-checkheft,property=pdf,bereich=bmfsfj,sprache=de,rwb=true.pdf.

Esslinger, A. S./Schobert, D. B. (2007): Erfolgreiche Umsetzung von Work-Life Balance in Organisationen, Wiesbaden.

F.A.Z.-Institut für Management-, Markt und Medieninformationen GmbH und Techniker Krankenkasse (Hrsg.) (2009): Kundenkompass Stress. Aktuelle Bevölkerungsbefragung: Ausmaß, Ursachen und Auswirkungen von Stress in Deutschland, Frankfurt, Hamburg.

Fabris, V./Leopold, M./Draxl, P. (2008): Carers' Careers, Zwischenbericht, Wien.

Flüter-Hoffmann, C. (2006): Lebenszyklusorientierte Personalpolitik – „Work-Life-Balance"-Modelle und „Demographietools" für die betriebliche Praxis, Köln.

Ford-Werke AG (ohne Angabe): Ford Diversity, Arbeiten und Pflegen. Vereinbarkeit von beruflichem und privatem Engagement, abgerufen am 18. April 2009 von
http://www.familienbewusste-personalpolitik.de/fileadmin/fba/download/Ford-Brosch__re_20AP.pdf.

Garcia Marquez, G. (2004): Memorias de mis putas tristes, Buenos Aires, Editorial Sudamericana, Mondadori.

Gesellschaft für Arbeitsschutz- und Humanisierungsforschung mbH (GfAH) (2008): Werkzeuge für eine demografieorientierte Personalpolitik, abgerufen am 6. Juni 2009 von BMBF-Transferprojekte zum Demografischen Wandel: http://www.demowerkzeuge.de/index.php.

Häuser, J. C. (2007): Familienpflege und Erwerbstätigkeit – Präsentation einer aktuellen Befragung von Unternehmen und Erwerbstätigen, in: Vereinbarkeit von Erwerbsarbeit und Pflegeaufgaben in der Familie, Dokumentation der Fachtagung 16. November 2006, Potsdam.

Hoff, A. (2009): Das Langzeitkonto seit „Flexi II", abgerufen am 6. Juni 2009 von Dr. Hoff - Weidinger - Herrmann Arbeitszeitberatung:
http://www.arbeitszeitberatung.de/dateien/publikationen/pdf/pub104.pdf.

Hoff, A. (2009). Die wichtigsten neuen Rahmenbedingungen für Langzeitkonten, abgerufen am 6. Juni 2009 von Dr. Hoff - Weidinger - Herrmann Arbeitszeitberatung:
http://www.arbeitszeitberatung.de/dateien/publikationen/pdf/pub102.pdf.

Hüther, M. (2009): Langfristige wirtschaftliche Entwicklung und Fachkräftebedarf in Deutschland, Vortrag zum Symposium „Wirtschaftspolitische Herausforderungen des demografischen Wandels" im BMWi am 26.2.2009, abgerufen am 10. Juni 2009 von Young Demography:
www.young-demography.org/docs/Huether_BMWi.pdf.

IGS Organisationsberatung GmbH (2009): „Firma & Familie", Ergebnisse der Online-Befragung, abgerufen am 4. Juni 2009 von IGS Organisationsberatung: http://www.igs-beratung.de/fileadmin/user_upload/Downloads/Studien/Auswertung_Firma___Familie_2009.pdf.

IGS Organisationsberatung GmbH (2006): Online-Umfrage: „Beruf und Pflege von Angehörigen", Köln, abgerufen am 8. Juni 2009 von www.igs-beratung.de/fileadmin/user_upload/Downloads/Studien/Umfr ageergebnis_Beruf_und_Pflege.pdf.

IGS Organisationsberatung GmbH (2008): Studie „Firma & Familie" im Auftrag der Vereinigung der hessischen Unternehmerverbände (VhU), der hessenstiftung – familie hat zukunft durchgeführt von der IGS Organisationsberatung GmbH, Köln, abgerufen am 4. Juni 2009 von www.igs-beratung.de/fileadmin/user_upload/Downloads/Studien/Umfr ageergebnis_Beruf_und_Pflege.pdf.

Institut der deutschen Wirtschaft Köln (2006): Familienfreundliche Unternehmen. Sensibilität nimmt zu. IWD Informationsdienst des Instituts der deutschen Wirtschaft Köln (21. Dezember 2006), S. 4.

Jasper, D. G. (2007): Vereinbarkeit von Erwerbsarbeit und Pflege – ein Thema mit vielen Facetten, in: Vereinbarkeit von Erwerbsarbeit und Pflegeaufgaben in der Familie, Dokumentation der Fachtagung 16. November 2006, Potsdam, Ministerium für Arbeit, Soziales, Gesundheit und Familie des Landes Brandenburg (Hrsg.).

Kay, R./**Kranzusch**, P./**Suprinovič**, O. (2008): Absatz- und Personalpolitik mittelständischer Unternehmen im Zeichen des demografischen Wandels - Herausforderungen und Reaktionen, abgerufen am 29. Juni 2009 von IfM Institut für Mittelstandsforschung: www.ifm-bonn.org/assets/documents/IfM-Materialien-183.pdf.

Keck, W./**Saraceno**, C. (Dezember 2008): Pflege und arbeite! Familiäre Pflegeleistungen sind nur schwer mit dem Beruf vereinbar. WZB-Mitteilungen Heft 122 , S. 10-13.

Klein-Luyten, M./**Krauß**, I./**Meyer**, S./**Scheuer**, M./**Weller**, B. (2009): Impulse für Wirtschaftswachstum und Beschäftigung durch Orientierung von Unternehmen und Wirtschaftspolitik am Konzept Design für Alle (Kurzfassung), Berlin.

Klenner, C./**Pfahl**, S. (2008): Jenseits von Zeitnot und Karriereverzicht – Wege aus dem Arbeitszeitdilemma. Arbeitszeiten von Müttern, Vätern und Pflegenden. WSI-Diskussionspapier Nr. 158, Düsseldorf.

Klenner, C./**Schmidt**, T. (2007): Beruf und Familie vereinbar? Auf familienfreundliche Arbeitszeiten und ein gutes Betriebsklima kommt es an, Düsseldorf.

Klenner, C./**Strauß**, S. (2006): Erwartungen an einen familienfreundlichen Betrieb. Erste Auswertung einer repräsentativen Befragung von Arbeitnehmerinnen und Arbeitnehmern mit Kindern oder Pflegeaufgaben, Berlin, Bundesministerium für Familie, Senioren, Frauen und Jugend.

Koch, D./**Buschmann**, P. (2009): Besonderer Kündigungsschutz für pflegende Angehörige. Die Schwester Der Pfleger (48. Jahrg. 04/09), S. 383-385.

Köhler, H. (2009): Die Chancen des Wandels nutzen. Rede von Bundespräsident Horst Köhler bei der Abschlusskonferenz des Forums Demographischer Wandel am 2. April 2009 in Berlin, abgerufen am 10. Juli 2009 von www.bundespraesident.de:
http://www.bundespraesident.de/Anlage/original_655890/Rede-von-Bundespraesident-Horst-Koehler-bei-der-Abschlusskonferenz-des-Forums-Demographischer-Wandel.pdf.

Kranzusch, P. (2009): Alternde Belegschaften: Handlungsbedarfe und – möglichkeiten, abgerufen am 22. Juni 2009 von Institut für Mittelstandsforschung Bonn:
www.ifm-bonn.org/assets/documents/Kranzusch-03-04-2009.pdf.

Laskawy, D. H./**Rehfeld**, E. (2008): Das neue Pflegezeitgesetz – Neue Herausforderungen für Arbeitgeber und Arbeitnehmer, abgerufen am 26. Juni 2009 von RölfsPartner:
http://www.roelfspartner.de/de/ra/anwaelte/malek/files/artikel_in_rp_report_3_08.pdf.

Lovells LLP. (2008): EuGH weitet Diskriminierungsschutz aus - worauf Unternehmen achten müssen, abgerufen am 27. Juli 2009 von www.juraforum.de:
http://www.juraforum.de/jura/news/printable/f/203/id/249244/.

Meyer, M. (2006): Pflegende Angehörige in Deutschland. Überblick über den derzeitigen Stand und zukünftige Entwicklungen. Deutsche Überarbeitung des „National Background Report for Germany" im Rahmen des EU-Projektes – EUROFAMCARE, abgerufen am 22. Dezember 2008 von EUROFAMCARE:
http://www.uke.de/extern/eurofamcare/documents/nabares/nabare_germany_de_final_a4.pdf.

Meyer, P. (2007): Die Perspektive des DGB, in: Vereinbarkeit von Erwerbsarbeit und Pflegeaufgaben in der Familie, Dokumentation der Fachtagung 16. November 2006, Potsdam, Ministerium für Arbeit, Soziales, Gesundheit und Familie des Landes Brandenburg.

Ministerium für Arbeit, Soziales, Gesundheit und Familie des Landes Brandenburg (Hrsg.) (2008): Beruf und Pflege vereinbaren. Informationen für Arbeitgeber und Beschäftigte, Potsdam.

Ministerium für Arbeit, Soziales, Gesundheit und Familie des Landes Brandenburg (Hrsg.) (2007): Vereinbarkeit von Erwerbsarbeit und Pflegeaufgaben in der Familie. Dokumentation der Fachtagung 16. November 2006, Potsdam.

Pohl, E./**Dittebrandt**, C./Neborg, K. (2007): Eine Chance für Arbeitgeber und Arbeitnehmer: Die Mitarbeiter-Interessengruppe Arbeiten & Pflegen der Ford-Werke GmbH in Köln, in: Esslinger, A. S./Schobert, D. B.: Erfolgreiche Umsetzung von Work-Life Balance in Organisationen (S. 321 - 333), Wiesbaden.

Pscherer, D. L./**Brieger**, A. (2007): Betriebliche Unterstützung von Pflegenden bei Vattenfall Europe, in: Vereinbarkeit von Erwerbsarbeit und Pflegeaufgaben in der Familie, Dokumentation der Fachtagung 16. November 2006, Potsdam, Ministerium für Arbeit, Soziales, Gesundheit und Familie des Landes Brandenburg.

Reckmann, M. (2009): Schlechte Karten im Pflegestress. Weil Kurzzeitplätze fehlen, wird of auf dringend nötigen Urlaub verzichtet, Frankfurter Rundschau (23. Juli 2009, Ausgabe R3), S. R18.

Reinhardt, B. (2007): Betriebliche Unterstützung von Pflegenden: Herausforderungen und Wege, in: Vereinbarkeit von Erwerbsarbeit und Pflegeaufgaben in der Familie, Dokumentation der Fachtagung 16. November 2006, Potsdam, Ministerium für Arbeit, Soziales, Gesundheit und Familie des Landes Brandenburg.

Rothgang, H./**Borchert**, L./**Müller**, R./**Unger**, R. (2008): GEK-Pflegereport 2008, Schwäbisch Gmünd.

Schneekloth, U./**Wahl**, H. W. (2005): Möglichkeiten und Grenzen selbständiger Lebensführung in privaten Haushalten (MuG III), Berlin, Bundesministerium für Familie, Senioren, Frauen und Jugend.

Schneekloth, U./**Wahl**, H.-W. (2006/2008): Selbständigkeit und Hilfebedarf bei älteren Menschen in Privathaushalten, Stuttgart.

Schneider, H./**Gerlach**, I. (2008): Erfolge familienbewusster Personalpolitik im Zeitverlauf, Thesenpapier Nr. 2 2008, Münster und Berlin.

Schneider, H./**Gerlach**, I./**Juncke**, D./**Krieger**, J. (2008): Betriebswirtschaftliche Ziele und Effekte einer familienbewussten Personalpolitik, Thesenpapier Nr. 5 2008, Münster und Berlin.

Schneider, N. F./**Häuser**, J. C./**Ruppenthal**, S. M./**Stengel**, S. (2006): Familienpflege und Erwerbstätigkeit. Eine explorative Studie zur betrieblichen Unterstützung von Beschäftigten mit pflegebedürftigen Familienangehörigen, Mainz, Ministerium für Arbeit, Soziales, Familie und Gesundheit Rheinland-Pfalz.

Schroth, C. (2009): Das Pflegezeitgesetz und seine Tücken. Die Schwester Der Pfleger (48 Jahrg. 04/09), 385-391.

Sebastian Einbock (2009): Gesetze-Sammlung von Juraforum.de, abgerufen am 20. Juni 2009 von http://www.juraforum.de/gesetze/EStG/3/.

Statistische Ämter des Bundes und der Länder (2008): Demografischer Wandel in Deutschland, Heft 2, Auswirkungen auf Krankenhausbehandlungen und Pflegebedürftige im Bund und in den Ländern, Wiesbaden.

Statistisches Bundesamt (2006): Bevölkerung Deutschlands bis 2050 - 11. koordinierte Bevölkerungsvorausberechnung, Wiesbaden.

Statistisches Bundesamt (2009): Pflegestatistik 2007. Pflege im Rahmen der Pflegeversicherung, 2. Bericht: Ländervergleich – Pflegebedürftige, abgerufen am 4. Juni 2009 von DESTATIS:

https://www-ec.destatis.de/csp/shop/sfg/bpm.html.cms.cBroker.cls?CSPCHD=000000010000421j2hwJ000000M7hHXl2qaF9OsSs7h$6K_w--&cmspath=struktur,vollanzeige.csp&ID=1023651.

Universität Duisburg Essen, Institut für Soziologie (Hrsg.) (2009): Sozialpolitik aktuell in Deutschland, abgerufen am 10. Juli 2009 von
http://www.sozialpolitik-aktuell.de/alter-datensammlung.html.

Urteil des Gerichtshofs (Große Kammer) vom 17. Juli 2008 (Vorabentscheidungsersuchen des Employment Tribunal [Vereinigtes Königreich]) - S. Coleman/Attridge Law, Steve Law, C-303/06 (EuGH 17. Juli 2008).

vbw – Vereinigung der Bayerischen Wirtschaft e. V. (2010): Position Familienpflegezeit, München.

VDE Ambient Assisted Living (2008): Intelligente Assistenzsysteme im Dienst für eine reife Gesellschaft, Frankfurt.

VDE Prüf- und Zertifizierungsinstitut (2008): VDE SMART Manual, Offenbach.

Wahl, H.-W./**Heyl**, V. (2004): Gerontologie - Einführung und Geschichte, Stuttgart.

Wotschack, P./**Scheier**, F./**Hildebrandt**, E. (März 2009): Keine Zeit für die Auszeit. Langzeitkonten schaffen im Erwerbsverlauf bisher kaum Entlastungen. Übergänge, WZB-Mitteilungen Heft 123, S. 12-15.

Zank, S./Schacke, C. (2001): Evaluation von Effekten gerontopsychiatrischer und geriatrischer Tagesstätten auf ihre Besucher(innen) und deren Angehörigen, Stuttgart, Berlin, Köln.

Zank, S./Schacke, C. (2007): Projekt Längsschnittstudie zur Belastung pflegender Angehöriger von demenziell Erkrankten (LEANDER), Berlin, Bundesministerium für Familie, Senioren, Frauen und Jugend.

Zentralverband des Deutschen Handwerks (Hrsg.) (2008): Stellungnahme: Entwurf des Pflege-Weiterentwicklungsgesetzes, abgerufen am 27. Juni 2009 von Deutscher Bundestag:
http://www.bundestag.de/ausschuesse/a14/anhoerungen/2008/071_072_074_075/stellungn_SV/ZDH.pdf.

Ziegler, U./Doblhammer, G. (2009): Prognosen von Demenzpatienten bis 2050, abgerufen am 7. Juni 2009 von www.zdwa.de:
www.zdwa.de/zdwa/termine/RZ/WS.../ziegler_170908_pdf.pdf.

Anlagen

Anlage 1: Fragebogen

Anlage 2: Zusammenfassende Ergebnisse

Anlage 3: Ergebnisse ausgesuchter Unternehmen

Anlage 1: Fragebogen

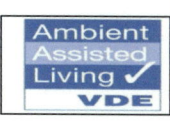 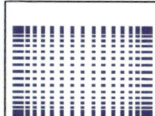 hochschule mannheim

Fragebogen: Wie relevant ist für Sie eine Unterstützung durch Ihren Arbeitgeber bei der Vereinbarkeit von Beruf und Pflege?

Ihr Arbeitgeber ist sich bewusst, dass für die Fürsorge für ältere Familienmitglieder die Vereinbarkeit von Beruf und Familie immer wichtiger wird. Mit diesem Fragebogen soll ermittelt werden, wie relevant das Thema für Sie ist.

Diese Umfrage bezieht sich auf die Unterstützung, Betreuung und Pflege vor allem <u>älterer Personen</u>, also Großeltern, Eltern und Schwiegereltern, Ehegatten, Lebenspartner, Partner einer eheähnlichen Gemeinschaft.

Zur <u>Unterstützung</u> zählen Hilfeleistungen bei der Haushaltsführung (Reinigen, kleinere Reparaturen, Versorgung mit Essen), Begleitung bei Arzt-, Bank-, Friseurbesuchen etc. Zur <u>Pflege</u> zählen Hilfeleistungen für Angehörige, denen durch die Pflegeversicherung eine Pflegestufe zugewiesen wurde, um einen erhöhten Unterstützungsbedarf bzw. Pflegeleistungen abzudecken.

Fragen zu Ihrer Person		
Altersgruppe	Bis 39 Jahre	☐
	40 - 55 Jahre	☐
	Älter als 55 Jahre	☐
Geschlecht	Weiblich	☐
	Männlich	☐
Fragen zu aktuellen unterstützungs- und pflegebedürftigen Personen in Ihrer Familie		
Gibt es Kinder in Ihrem Haushalt?	Nein	☐
	Ja, unter 12 Jahren	☐
	Ja, 12 Jahre und älter	☐
Gibt es bereits <u>heute</u> ältere Personen in Ihrem familiären Umfeld, die Sie <u>unterstützen</u> oder <u>pflegen</u>?	Nein	☐
	Ja Anzahl:	_____
	Altersspanne:	_____
	Durchschnittlicher Zeitaufwand in Stunden pro Woche:	_____

Wenn Ja: Haben Sie bereits Konfliktsituationen zwischen Ihrer Berufstätigkeit und der Unterstützung, Betreuung und Pflege älterer Angehöriger erlebt?	Noch nie	Sehr selten	Selten	Häufig	Sehr häufig
	1	2	3	4	5
	Kreuzen Sie bitte eines der 5 Felder an!				

Fragen zu zukünftigen unterstützungs- und pflegebedürftigen Personen in Ihrer Familie					
Gibt es ältere Personen in Ihrem familiären Umfeld, die Sie <u>zukünftig</u> in ihrer Lebensführung und ggf. bei Pflegebedürftigkeit unterstützen werden?	Nein ☐ Ja Anzahl: ____ Altersspanne heute: _____				
Wenn Ja: Wie hoch schätzen Sie das Risiko ein, dass ältere Familienmitglieder in den nächsten 5 Jahren Ihre Unterstützung oder Pflege benötigen?	Nicht vorhanden	Gering	Möglich	Wahrscheinlich	Sehr hoch
	1	2	3	4	5
	Kreuzen Sie bitte eines der 5 Felder an!				
Wenn Ja: Erwarten Sie in den nächsten 5 Jahren Konfliktsituationen zwischen Ihrer Berufstätigkeit und der Unterstützung, Betreuung und Pflege älterer Angehöriger?	Nein	Eher nicht	Möglich	Wahrscheinlich	Ja
	1	2	3	4	5
	Kreuzen Sie bitte eines der 5 Felder an!				

Herzlichen Dank!

Anlage 2: Zusammenfassende Ergebnisse

Tabelle 22: Auswertung Fragebogen, alle Unternehmen

Ergebnisse der Auswertung der Fragebogen ALLER Unternehmen (5), Durchschnittswerte	AN=Arbeitnehmer/innen, PFL=Pflegende Arbeitnehmer/innen

Geschlecht	Alle	W	M	o. A.
Allgemeines	**236**	67,2%	25,3%	7,5%
< 40 Jahre	42,2%	26,1%	13,9%	2,2%
40 - 55 Jahre	45,4%	31,1%	9,0%	5,3%
> 55 Jahre	12,0%	9,9%	2,1%	0,0%
keine Kinder (mehr) im Haushalt	60,3%	40,3%	16,0%	6,5%
Kinder	40,6%	28,2%	8,9%	3,5%
Kinder < 12 Jahre	19,1%	11,5%	6,2%	1,4%
Kinder 12 und älter	25,6%	18,6%	4,9%	2,2%
Pflege heute				
keine Pflege	76,4%	48,0%	22,7%	5,7%
Pflege	23,6%	19,2%	2,5%	1,9%
Pflege und < 40 Jahre (alle AN)	7,3%	6,3%	1,1%	0,0%
Pflege und 40 - 55 Jahre (alle AN)	12,0%	9,5%	0,6%	1,9%
Pflege und > 55 Jahre (alle AN)	3,9%	3,4%	0,6%	0,0%
Pflege und < 40 Jahre (nur PFL)	43,1%	23,1%	20,0%	0,0%
Pflege und 40 - 55 Jahre (nur PFL)	41,6%	33,4%	2,1%	6,1%
Pflege und > 55 Jahre (nur PFL)	14,3%	12,0%	2,3%	0,0%
Nur Pflege (alle AN)	13,4%	10,3%	1,3%	1,9%
Kinder und Pflege = Sandwich (alle AN)	10,1%	8,9%	1,2%	0,0%

Sandwich und < 40 Jahre (alle AN)	2,4%	2,4%	0,0%	0,0%
Sandwich und 40 - 55 Jahre (alle AN)	6,5%	5,9%	0,0%	0,0%
Sandwich und > 55 Jahre (alle AN)	0,9%	0,6%	0,0%	0,0%
Nur Pflege (nur PFL)	64,5%	37,1%	21,3%	6,1%
Kinder und Pflege = Sandwich (nur PFL)	35,5%	31,3%	4,2%	0,0%
Sandwich und < 40 Jahre (nur PFL)	8,6%	8,6%	0,0%	0,0%
Sandwich und 40 - 55 Jahre (nur PFL)	22,5%	20,4%	2,1%	0,0%
Sandwich und > 55 Jahre (nur PFL)	3,4%	2,3%	1,1%	0,0%
Anzahl aller gepflegten Angehöriger	84			
Durchschnittliche Anzahl gepflegter Angehöriger	1,30			
Durchschnittliche Anzahl aufgewendeter Stunden	6			
Pflege in fünf Jahren				
keine Pflege	35,5%	24,6%	9,6%	1,2%
Pflege irgendwann	64,5%	42,6%	15,7%	6,3%
Pflege irgendwann, dann erstmalig	44,7%	25,8%	14,5%	4,4%
Pflege möglicherweise in 5 Jahren	52,4%	35,9%	11,2%	5,2%
Pflege möglicherweise in 5 Jahren, dann erstmalig	30,9%	17,8%	10,0%	3,0%
Pflege wahrscheinlich in 5 Jahren	31,5%	22,2%	5,3%	4,0%
Pflege wahrscheinlich in 5 Jahren, dann erstmalig	14,8%	8,5%	4,1%	2,2%
Sandwich (alle AN)	13,7%	7,8%	4,6%	1,4%
Sandwich (nur PFL)	98,6%	18,2%	45,7%	20,4%
Anzahl zukünftig zu pflegender Angehöriger	321			
Durchschnittliche Anzahl zu pflegender Angehöriger	1,92			

Konflikte heute				
Noch nie	23,7%	18,7%	0,0%	5,1%
Sehr selten	12,2%	11,1%	0,0%	1,1%
Selten	51,9%	28,6%	23,4%	0,0%
Häufig	10,1%	9,0%	1,1%	0,0%
Sehr häufig	2,1%	1,1%	1,1%	0,0%
Konflikte in 5 Jahren				
Nein	9,0%	6,3%	2,4%	0,4%
Eher nicht	25,9%	15,1%	7,4%	3,3%
Möglich	40,9%	25,3%	13,3%	2,3%
Wahrscheinlich	14,9%	8,3%	3,1%	3,5%
Ja	9,1%	7,8%	0,8%	0,4%

Abbildung 20: Konflikte bei der Vereinbarkeit von Beruf und Pflege, alle Unternehmen

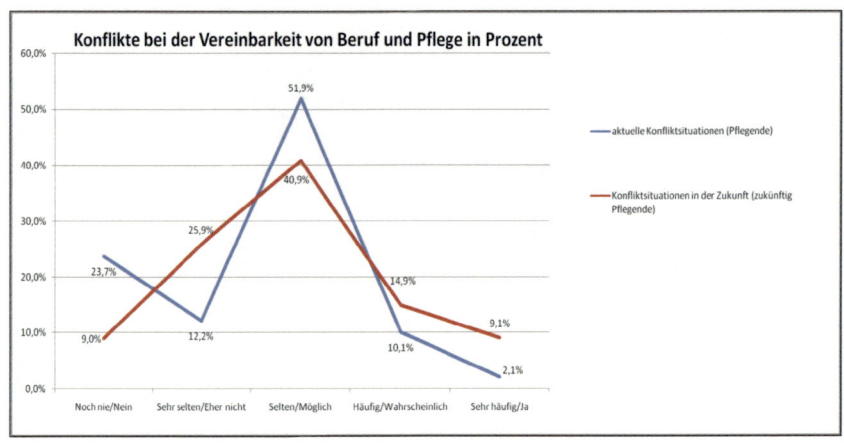

Quelle: Eigene Darstellung.

Anlage 3: Ergebnisse ausgesuchter Unternehmen

Tabelle 23: Auswertung Fragebogen, Unternehmen I

Ergebnisse der Auswertung der Fragebogen Unternehmen I	Rückläufer: 62 von max. 150 AN=Arbeitnehmer/innen, PFL=Pflegende Arbeitnehmer/innen

62				
Geschlecht	**Alle**	**W**	**M**	**o. A.**
Allgemeines	62	88,7%	1,6%	9,7%
< 40 Jahre	24,2%	21,0%	1,6%	1,6%
40 - 55 Jahre	59,7%	51,6%	0,0%	8,1%
> 55 Jahre	16,1%	16,1%	0,0%	0,0%
keine Kinder (mehr) im Haushalt	41,9%	33,9%	1,6%	6,5%
Kinder	58,1%	54,8%	0,0%	3,2%
Kinder < 12 Jahre	22,6%	22,6%	0,0%	0,0%
Kinder 12 und älter	45,2%	41,9%	0,0%	3,2%
Pflege heute				
keine Pflege	69,4%	58,1%	1,6%	9,7%
Pflege	30,6%	30,6%	0,0%	0,0%
Pflege und < 40 Jahre (alle AN)	4,8%	4,8%	0,0%	0,0%
Pflege und 40 - 55 Jahre (alle AN)	17,7%	17,7%	0,0%	0,0%
Pflege und > 55 Jahre (alle AN)	8,1%	8,1%	0,0%	0,0%
Pflege und < 40 Jahre (nur PFL)	15,8%	15,8%	0,0%	0,0%
Pflege und 40 - 55 Jahre (nur PFL)	57,9%	57,9%	0,0%	0,0%
Pflege und > 55 Jahre (nur PFL)	26,3%	26,3%	0,0%	0,0%
Nur Pflege (alle AN)	11,3%	11,3%	0,0%	0,0%

Kinder und Pflege = Sandwich (alle AN)	19,4%	19,4%	0,0%	0,0%
Sandwich und < 40 Jahre (alle AN)	1,6%	1,6%	0,0%	0,0%
Sandwich und 40 - 55 Jahre (alle AN)	16,1%	16,1%	0,0%	0,0%
Sandwich und > 55 Jahre (alle AN)	1,6%	1,6%	0,0%	0,0%
Nur Pflege (nur PFL)	36,8%	36,8%	0,0%	0,0%
Kinder und Pflege = Sandwich (nur PFL)	63,2%	63,2%	0,0%	0,0%
Sandwich und < 40 Jahre (nur PFL)	5,3%	5,3%	0,0%	0,0%
Sandwich und 40 - 55 Jahre (nur PFL)	52,6%	52,6%	0,0%	0,0%
Sandwich und > 55 Jahre (nur PFL)	5,3%	5,3%	0,0%	0,0%
Anzahl gepflegter Angehöriger	24			
Durchschnittliche Anzahl gepflegter Angehöriger	1,26			
Durchschnittliche Anzahl aufgewendeter Stunden	4			
Pflege in fünf Jahren				
keine Pflege	37,1%	32,3%	0,0%	4,8%
Pflege irgendwann	62,9%	56,5%	1,6%	4,8%
Pflege irgendwann, dann erstmalig	33,9%	27,4%	1,6%	4,8%
Pflege möglicherweise in 5 Jahren	54,8%	48,4%	1,6%	4,8%
Pflege möglicherweise in 5 Jahren, dann erstmalig	14,5%	9,7%	1,6%	3,2%
Pflege wahrscheinlich in 5 Jahren	33,9%	30,6%	0,0%	3,2%
Pflege wahrscheinlich in 5 Jahren, dann erstmalig	6,5%	3,2%	0,0%	3,2%
Sandwich (alle AN)	14,5%	14,5%	0,0%	0,0%
Sandwich (nur PFL)	47,4%	47,4%	0,0%	0,0%
Anzahl zukünftig zu pflegender Angehöriger	70			
Durchschnittliche Anzahl zu pflegender Angehöriger	1,79			

Konflikte heute				
Noch nie	26,3%	26,3%	0,0%	0,0%
Sehr selten	26,3%	26,3%	0,0%	0,0%
Selten	42,1%	42,1%	0,0%	0,0%
Häufig	5,3%	5,3%	0,0%	0,0%
Sehr häufig	0,0%	0,0%	0,0%	0,0%
Konflikte in 5 Jahren				
Nein	7,7%	7,7%	0,0%	0,0%
Eher nicht	28,2%	25,6%	0,0%	2,6%
Möglich	35,9%	28,2%	2,6%	5,1%
Wahrscheinlich	17,9%	17,9%	0,0%	0,0%
Ja	10,3%	10,3%	0,0%	0,0%

Quelle: Eigene Darstellung.

Abbildung 21: Konflikte bei der Vereinbarkeit von Beruf und Pflege, Unternehmen I

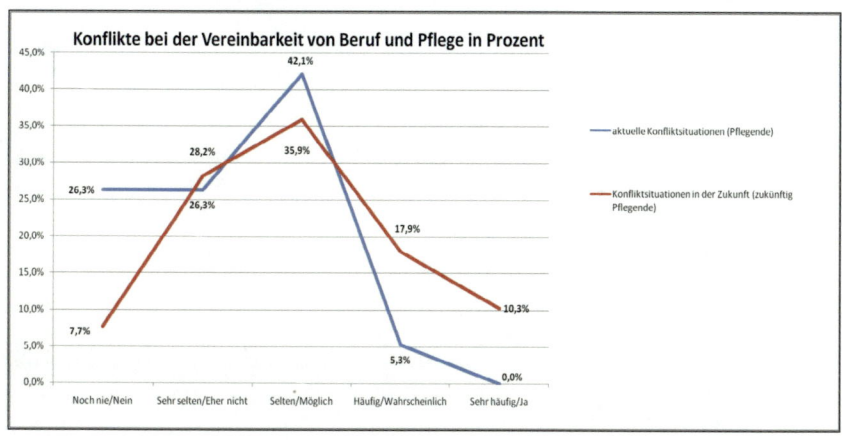

Quelle: Eigene Darstellung.

Abbildung 22: Entwicklung der Betroffenheit/Entwicklung der Anzahl der zu betreuenden/pflegenden Personen, Unternehmen I

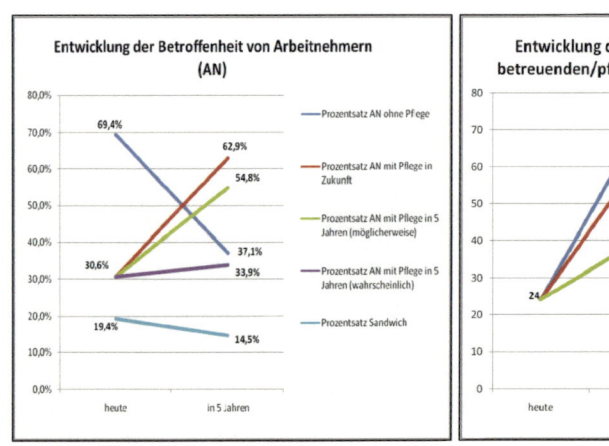
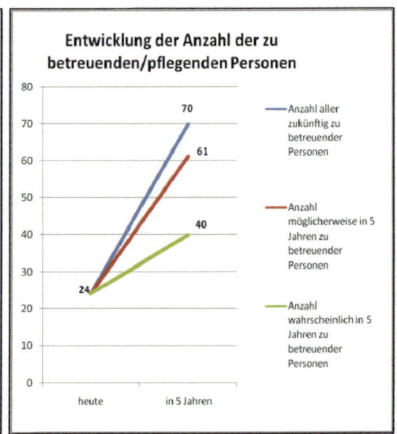

Quelle: Eigene Darstellung.

Abbildung 23: Altersgruppen im Unternehmen I

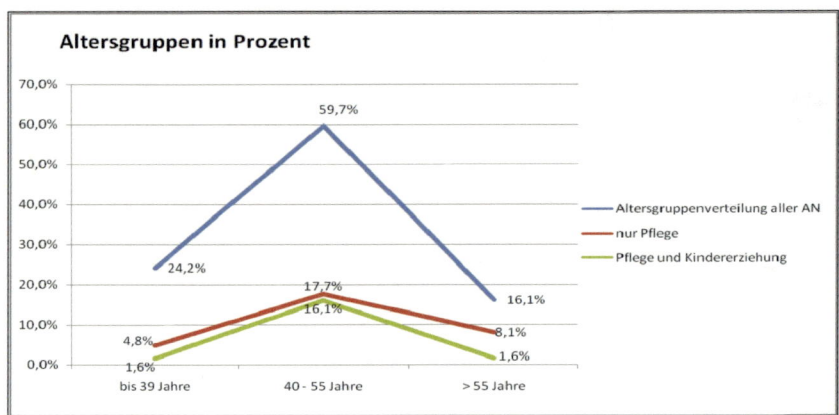

Quelle: Eigene Darstellung.

Tabelle 24: Auswertung Fragebogen, Unternehmen II

Ergebnisse der Auswertung der Fragebogen Unternehmen II	Rückläufer 66 von max. 150 AN=Arbeitnehmer/innen, PFL=Pflegende Arbeitnehmer/innen

66				
Geschlecht	Alle	W	M	o. A.
Allgemeines	66	56,1%	30,3%	13,6%
< 40 Jahre	19,7%	15,2%	3,0%	1,5%
40 - 55 Jahre	57,6%	28,8%	16,7%	12,1%
> 55 Jahre	21,2%	12,1%	9,1%	0,0%
keine Kinder (mehr) im Haushalt	56,1%	43,9%	7,6%	6,5%
Kinder	42,4%	12,1%	21,2%	9,1%
Kinder < 12 Jahre	16,7%	7,6%	7,6%	1,5%
Kinder 12 und älter	28,8%	4,5%	16,7%	7,6%
Pflege heute				
keine Pflege	71,2%	36,4%	24,2%	10,6%
Pflege	28,8%	19,7%	6,1%	3,0%
Pflege und < 40 Jahre (alle AN)	4,5%	4,5%	0,0%	0,0%
Pflege und 40 - 55 Jahre (alle AN)	15,2%	9,1%	3,0%	3,0%
Pflege und > 55 Jahre (alle AN)	7,6%	6,1%	1,5%	0,0%
Pflege und < 40 Jahre (nur PFL)	15,8%	15,8%	0,0%	0,0%
Pflege und 40 - 55 Jahre (nur PFL)	52,6%	31,6%	10,5%	10,5%
Pflege und > 55 Jahre (nur PFL)	26,3%	21,1%	5,3%	0,0%
Nur Pflege (alle AN)	18,2%	15,2%	0,0%	3,0%
Kinder und Pflege = Sandwich (alle AN)	10,6%	4,5%	6,1%	0,0%

Sandwich und < 40 Jahre (alle AN)	1,5%	1,5%	0,0%	0,0%
Sandwich und 40 - 55 Jahre (alle AN)	6,1%	3,0%	0,0%	0,0%
Sandwich und > 55 Jahre (alle AN)	1,5%	0,0%	0,0%	0,0%
Nur Pflege (nur PFL)	63,2%	52,6%	0,0%	10,5%
Kinder und Pflege = Sandwich (nur PFL)	36,8%	15,8%	21,1%	0,0%
Sandwich und < 40 Jahre (nur PFL)	5,3%	5,3%	0,0%	0,0%
Sandwich und 40 - 55 Jahre (nur PFL)	21,1%	10,5%	10,5%	0,0%
Sandwich und > 55 Jahre (nur PFL)	5,3%	0,0%	5,3%	0,0%
Anzahl gepflegter Angehöriger	29			
Durchschnittliche Anzahl gepflegter Angehöriger	1,53			
Anzahl aufgewendeter Stunden	10			
Pflege in fünf Jahren				
keine Pflege	27,3%	13,6%	13,6%	0,0%
Pflege irgendwann	72,7%	42,4%	16,7%	13,6%
Pflege irgendwann, dann erstmalig	47,0%	24,2%	12,1%	10,6%
Pflege möglicherweise in 5 Jahren	66,7%	37,9%	15,2%	13,6%
Pflege möglicherweise in 5 Jahren, dann erstmalig	42,4%	21,2%	10,6%	10,6%
Pflege wahrscheinlich in 5 Jahren	50,0%	25,8%	13,6%	10,6%
Pflege wahrscheinlich in 5 Jahren, dann erstmalig	30,3%	13,6%	9,1%	7,6%
Sandwich (alle AN)	10,6%	3,0%	6,1%	1,5%
Sandwich (nur PFL)	36,8%	4,2%	8,3%	2,1%
Anzahl zukünftig zu pflegender Angehöriger	97			
Durchschnittliche Anzahl zu pflegender Angehöriger	2,02			

Konflikte heute				
Noch nie	21,1%	15,8%	0,0%	5,3%
Sehr selten	15,8%	10,5%	0,0%	5,3%
Selten	26,3%	15,8%	10,5%	0,0%
Häufig	26,3%	21,1%	5,3%	0,0%
Sehr häufig	10,5%	5,3%	5,3%	0,0%
Konflikte in 5 Jahren				
Nein	2,1%	2,1%	0,0%	0,0%
Eher nicht	16,7%	8,3%	4,2%	4,2%
Möglich	35,4%	18,8%	10,4%	6,3%
Wahrscheinlich	27,1%	16,7%	4,2%	6,3%
Ja	18,8%	12,5%	4,2%	2,1%

Quelle: Eigene Darstellung.

Abbildung 24: Konflikte bei der Vereinbarkeit von Beruf und Pflege, Unternehmen II

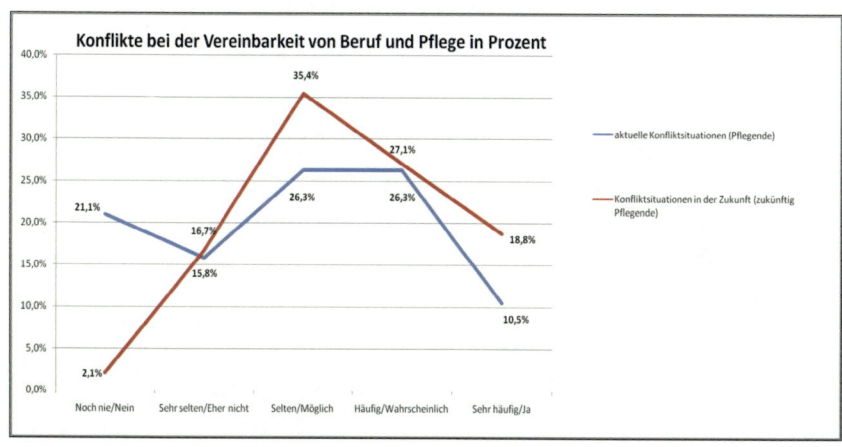

Quelle: Eigene Darstellung.

Abbildung 25: Entwicklung der Betroffenheit / Entwicklung der Anzahl der zu betreuenden/pflegenden Personen, Unternehmen II

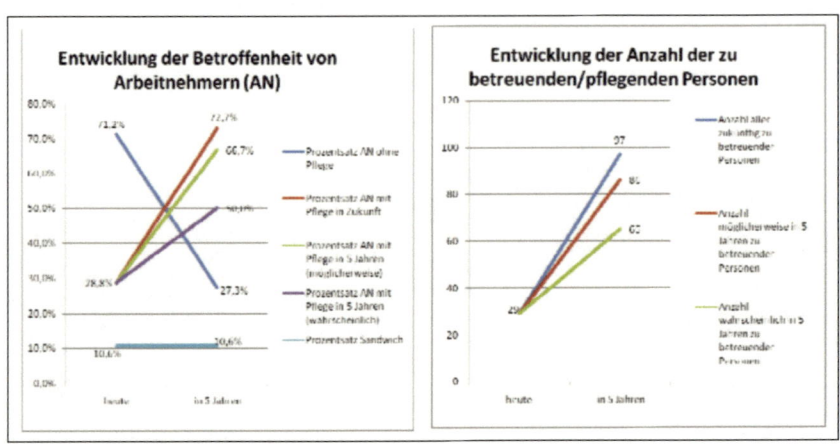

Quelle: Eigene Darstellung.

Abbildung 26: Altersgruppen im Unternehmen II

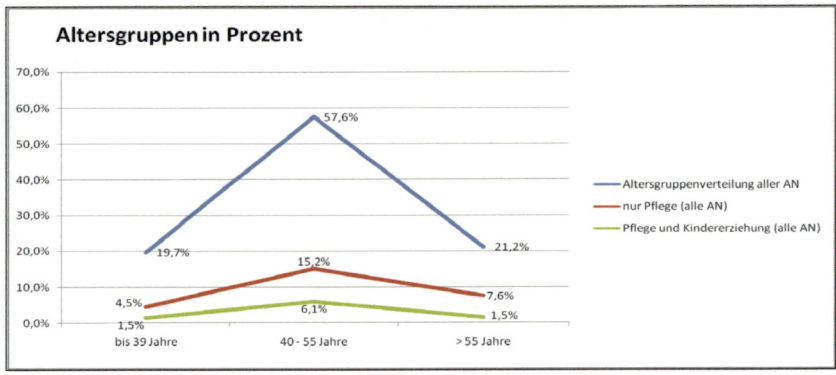

Quelle: Eigene Darstellung.

Tabelle 25: Auswertung Fragebogen, Unternehmen III

Ergebnisse der Auswertung der Fragebogen Unternehmen III	Rückläufer 16 von 33 AN=Arbeitnehmer/innen, PFL=Pflegende Arbeitnehmer/innen			
16				
	Alle	W	M	o. A.
Allgemeines	16	81,3%	12,5%	6,3%
< 40 Jahre	18,8%	18,8%	0,0%	0,0%
40 - 55 Jahre	62,5%	43,8%	12,5%	6,3%
> 55 Jahre	18,8%	18,8%	0,0%	0,0%
keine Kinder (mehr) im Haushalt	56,3%	43,8%	6,3%	6,5%
Kinder	50,0%	43,8%	6,3%	0,0%
Kinder < 12 Jahre	18,8%	12,5%	6,3%	0,0%
Kinder 12 und älter	37,5%	31,3%	6,3%	0,0%
Pflege heute				
keine Pflege	68,8%	56,3%	12,5%	0,0%
Pflege	31,3%	25,0%	0,0%	6,3%
Pflege und < 40 Jahre (alle AN)	12,5%	12,5%	0,0%	0,0%
Pflege und 40 - 55 Jahre (alle AN)	18,8%	12,5%	0,0%	6,3%
Pflege und > 55 Jahre (alle AN)	0,0%	0,0%	0,0%	0,0%
Pflege und < 40 Jahre (nur PFL)	40,0%	40,0%	0,0%	0,0%
Pflege und 40 - 55 Jahre (nur PFL)	60,0%	40,0%	0,0%	20,0%
Pflege und > 55 Jahre (nur PFL)	0,0%	0,0%	0,0%	0,0%
Nur Pflege (alle AN)	18,8%	12,5%	0,0%	6,3%
Kinder und Pflege = Sandwich (alle AN)	12,5%	12,5%	0,0%	0,0%
Sandwich und < 40 Jahre (alle AN)	6,3%	6,3%	0,0%	0,0%

Sandwich und 40 - 55 Jahre (alle AN)	6,3%	6,3%	0,0%	0,0%
Sandwich und > 55 Jahre (alle AN)	0,0%	0,0%	0,0%	0,0%
Nur Pflege (nur PFL)	60,0%	40,0%	0,0%	20,0%
Kinder und Pflege = Sandwich (nur PFL)	40,0%	40,0%	0,0%	0,0%
Sandwich und < 40 Jahre (nur PFL)	20,0%	20,0%	0,0%	0,0%
Sandwich und 40 - 55 Jahre (nur PFL)	20,0%	20,0%	0,0%	0,0%
Sandwich und > 55 Jahre (nur PFL)	0,0%	0,0%	0,0%	0,0%
Anzahl gepflegter Angehöriger	6			
Durchschnittliche Anzahl gepflegter Angehöriger	1,20			
Anzahl aufgewendeter Stunden	7			
Pflege in fünf Jahren				
keine Pflege	43,8%	43,8%	0,0%	0,0%
Pflege irgendwann	56,3%	37,5%	12,5%	6,3%
Pflege irgendwann, dann erstmalig	31,3%	18,8%	12,5%	0,0%
Pflege möglicherweise in 5 Jahren	50,0%	37,5%	6,3%	6,3%
Pflege möglicherweise in 5 Jahren, dann erstmalig	25,0%	18,8%	6,3%	0,0%
Pflege wahrscheinlich in 5 Jahren	43,8%	31,3%	6,3%	6,3%
Pflege wahrscheinlich in 5 Jahren, dann erstmalig	25,0%	18,8%	6,3%	0,0%
Sandwich (alle AN)	12,5%	6,3%	6,3%	0,0%
Sandwich (nur PFL)	40,0%	20,0%	20,0%	0,0%
Anzahl zukünftig zu pflegender Angehöriger	16			
Durchschnittliche Anzahl zu pflegender Angehöriger	1,78			

Abbildung 28: Entwicklung der Betroffenheit / Entwicklung der Anzahl der zu betreuenden/pflegenden Personen, Unternehmen III

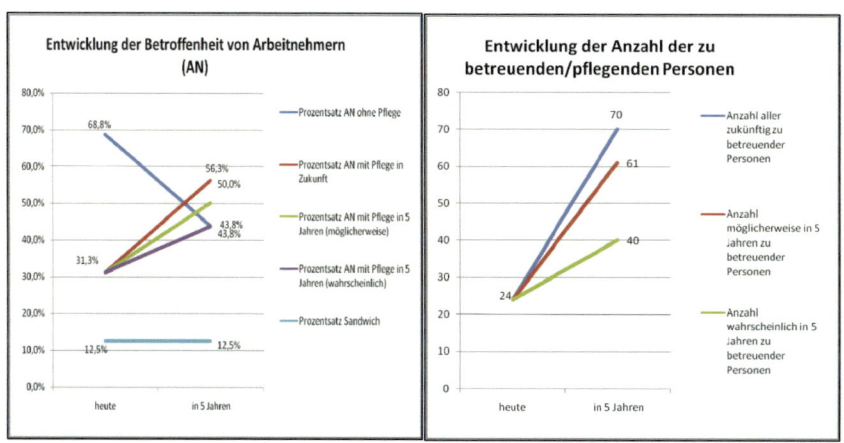

Quelle: Eigene Darstellung.

Abbildung 29: Altersgruppen im Unternehmen III

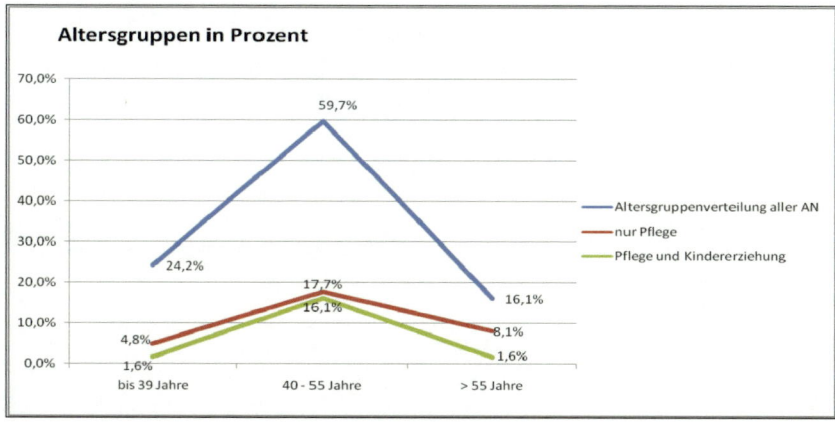

Quelle: Eigene Darstellung.

Konflikte heute				
Noch nie	40,0%	20,0%	0,0%	20,0%
Sehr selten	0,0%	0,0%	0,0%	0,0%
Selten	60,0%	60,0%	0,0%	0,0%
Häufig	0,0%	0,0%	0,0%	0,0%
Sehr häufig	0,0%	0,0%	0,0%	0,0%
Konflikte in 5 Jahren				
Nein	11,1%	11,1%	0,0%	0,0%
Eher nicht	11,1%	0,0%	11,1%	0,0%
Möglich	44,4%	44,4%	0,0%	0,0%
Wahrscheinlich	22,2%	0,0%	11,1%	11,1%
Ja	11,1%	11,1%	0,0%	0,0%

Quelle: Eigene Darstellung.

Abbildung 27: Konflikte bei der Vereinbarkeit von Beruf und Pflege, Unternehmen III

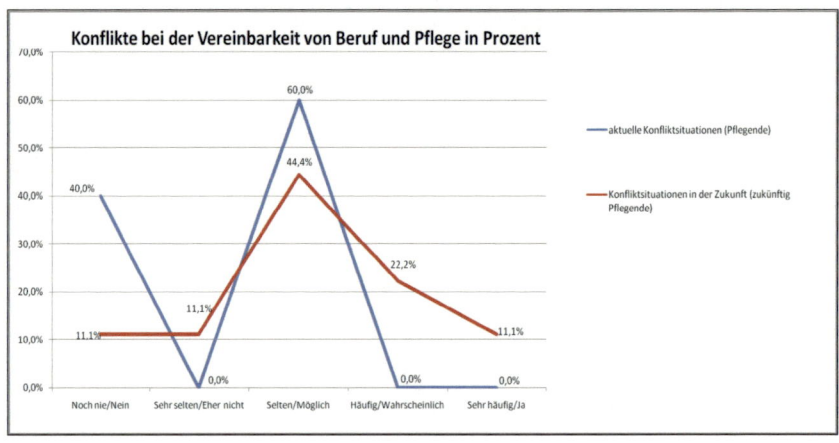

Quelle: Eigene Darstellung.

143

Tabelle 26: Auswertung Fragebogen, Unternehmen IV

Ergebnisse der Auswertung der Fragebogen Unternehmen IV	Rückläufer 19 AN=Arbeitnehmer/innen, PFL=Pflegende Arbeitnehmer/innen			
19				
	Alle	W	M	o. A.
Allgemeines	19	21,1%	73,7%	5,3%
< 40 Jahre	84,2%	21,1%	57,9%	5,3%
40 - 55 Jahre	15,8%	0,0%	15,8%	0,0%
> 55 Jahre	0,0%	0,0%	0,0%	0,0%
keine Kinder (mehr) im Haushalt	78,9%	21,1%	57,9%	6,5%
Kinder	21,1%	0,0%	15,8%	5,3%
Kinder < 12 Jahre	21,1%	0,0%	15,8%	5,3%
Kinder 12 und älter	0,0%	0,0%	0,0%	0,0%
Pflege heute				
keine Pflege	94,7%	21,1%	68,4%	5,3%
Pflege	5,3%	0,0%	5,3%	0,0%
Pflege und < 40 Jahre (alle AN)	5,3%	0,0%	5,3%	0,0%
Pflege und 40 - 55 Jahre (alle AN)	0,0%	0,0%	0,0%	0,0%
Pflege und > 55 Jahre (alle AN)	0,0%	0,0%	0,0%	0,0%
Pflege und < 40 Jahre (nur PFL)	100,0%	0,0%	100,0%	0,0%
Pflege und 40 - 55 Jahre (nur PFL)	0,0%	0,0%	0,0%	0,0%
Pflege und > 55 Jahre (nur PFL)	0,0%	0,0%	0,0%	0,0%
Nur Pflege (alle AN)	5,3%	0,0%	5,3%	0,0%
Kinder und Pflege = Sandwich (alle AN)	0,0%	0,0%	0,0%	0,0%
Sandwich und < 40 Jahre (alle AN)	0,0%	0,0%	0,0%	0,0%

Sandwich und 40 - 55 Jahre (alle AN)	0,0%	0,0%	0,0%	0,0%
Sandwich und > 55 Jahre (alle AN)	0,0%	0,0%	0,0%	0,0%
Nur Pflege (nur PFL)	100,0%	0,0%	100,0%	0,0%
Kinder und Pflege = Sandwich (nur PFL)	0,0%	0,0%	0,0%	0,0%
Sandwich und < 40 Jahre (nur PFL)	0,0%	0,0%	0,0%	0,0%
Sandwich und 40 - 55 Jahre (nur PFL)	0,0%	0,0%	0,0%	0,0%
Sandwich und > 55 Jahre (nur PFL)	0,0%	0,0%	0,0%	0,0%
Anzahl gepflegter Angehöriger	1			
Durchschnittliche Anzahl gepflegter Angehöriger	1,00			
Anzahl aufgewendeter Stunden	0			
Pflege in fünf Jahren				
keine Pflege	47,4%	15,8%	31,6%	0,0%
Pflege irgendwann	52,6%	5,3%	42,1%	5,3%
Pflege irgendwann, dann erstmalig	52,6%	5,3%	42,1%	5,3%
Pflege möglicherweise in 5 Jahren	36,8%	5,3%	31,6%	0,0%
Pflege möglicherweise in 5 Jahren, dann erstmalig	36,8%	5,3%	31,6%	0,0%
Pflege wahrscheinlich in 5 Jahren	5,3%	0,0%	5,3%	0,0%
Pflege wahrscheinlich in 5 Jahren, dann erstmalig	5,3%	0,0%	5,3%	0,0%
Sandwich (alle AN)	15,8%	0,0%	10,5%	5,3%
Sandwich (nur PFL)	300,0%	0,0%	200,0%	100,0%
Anzahl zukünftig zu pflegender Angehöriger	19			
Durchschnittliche Anzahl zu pflegender Angehöriger	1,90			

Konflikte heute				
Noch nie	0,0%	0,0%	0,0%	0,0%
Sehr selten	0,0%	0,0%	0,0%	0,0%
Selten	100,0%	0,0%	100,0%	0,0%
Häufig	0,0%	0,0%	0,0%	0,0%
Sehr häufig	0,0%	0,0%	0,0%	0,0%
Konflikte in 5 Jahren				
Nein	10,0%	0,0%	10,0%	0,0%
Eher nicht	40,0%	10,0%	20,0%	10,0%
Möglich	50,0%	0,0%	50,0%	0,0%
Wahrscheinlich	0,0%	0,0%	0,0%	0,0%
Ja	0,0%	0,0%	0,0%	0,0%

Quelle: Eigene Darstellung.

Abbildung 30: Konflikte bei der Vereinbarkeit von Beruf und Pflege, Unternehmen IV

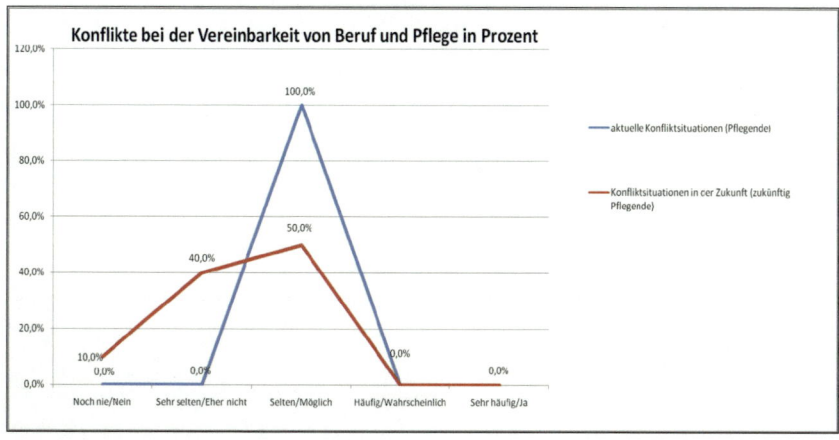

Quelle: Eigene Darstellung.

Abbildung 31: Entwicklung der Betroffenheit / Entwicklung der Anzahl der zu betreuenden/pflegenden Personen, Unternehmen IV

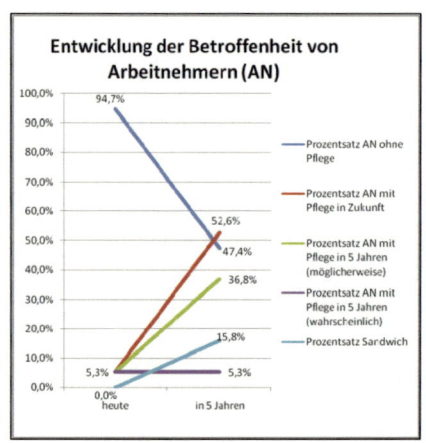
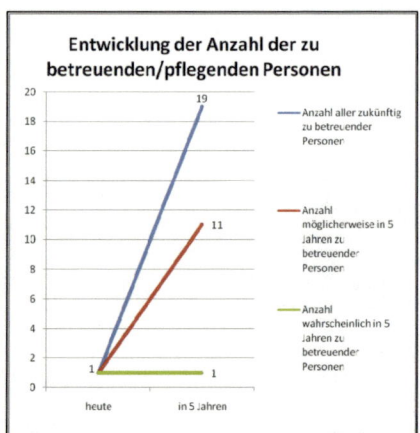

Quelle: Eigene Darstellung.

Abbildung 32: Altersgruppen im Unternehmen IV

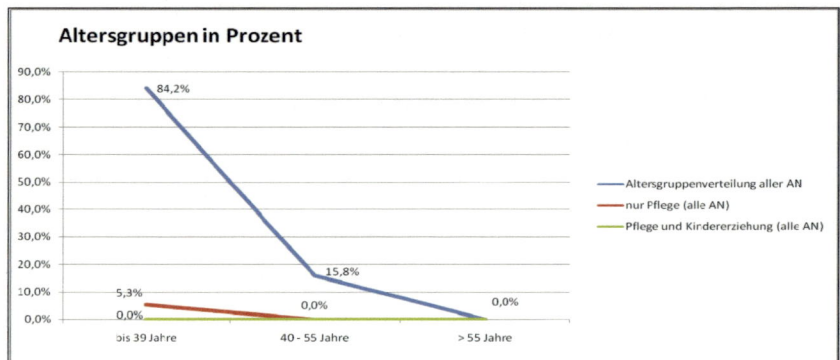

Quelle: Eigene Darstellung.

Tabelle 27: Auswertung Fragebogen, Unternehmen V

Ergebnisse der Auswertung der Fragebogen Unternehmen V	Rückläufer 73 AN=Arbeitnehmer/innen, PFL=Pflegende Arbeitnehmer/innen			
73				
	Alle	W	M	o. A.
Allgemeines	73	89,0%	8,2%	2,7%
< 40 Jahre	64,4%	54,8%	6,8%	2,7%
40 - 55 Jahre	31,5%	31,5%	0,0%	0,0%
> 55 Jahre	4,1%	2,7%	1,4%	0,0%
keine Kinder (mehr) im Haushalt	68,5%	58,9%	6,8%	6,5%
Kinder	31,5%	30,1%	1,4%	0,0%
Kinder < 12 Jahre	16,4%	15,1%	1,4%	0,0%
Kinder 12 und älter	16,4%	15,1%	1,4%	0,0%
Pflege heute				
keine Pflege	78,1%	68,5%	6,8%	2,7%
Pflege	21,9%	20,5%	1,4%	0,0%
Pflege und < 40 Jahre (alle AN)	9,6%	9,6%	0,0%	0,0%
Pflege und 40 - 55 Jahre (alle AN)	8,2%	8,2%	0,0%	0,0%
Pflege und > 55 Jahre (alle AN)	4,1%	2,7%	1,4%	0,0%
Pflege und < 40 Jahre (nur PFL)	43,8%	43,8%	0,0%	0,0%
Pflege und 40 - 55 Jahre (nur PFL)	37,5%	37,5%	0,0%	0,0%
Pflege und > 55 Jahre (nur PFL)	18,8%	12,5%	6,3%	0,0%
Nur Pflege (alle AN)	13,7%	12,3%	1,4%	0,0%
Kinder und Pflege = Sandwich (alle AN)	8,2%	8,2%	0,0%	0,0%
Sandwich und < 40 Jahre (alle AN)	2,7%	2,7%	0,0%	0,0%

Sandwich und 40 - 55 Jahre (alle AN)	4,1%	4,1%	0,0%	0,0%
Sandwich und > 55 Jahre (alle AN)	1,4%	1,4%	0,0%	0,0%
Nur Pflege (nur PFL)	62,5%	56,3%	6,3%	0,0%
Kinder und Pflege = Sandwich (nur PFL)	37,5%	37,5%	0,0%	0,0%
Sandwich und < 40 Jahre (nur PFL)	12,5%	12,5%	0,0%	0,0%
Sandwich und 40 - 55 Jahre (nur PFL)	18,8%	18,8%	0,0%	0,0%
Sandwich und > 55 Jahre (nur PFL)	6,3%	6,3%	0,0%	0,0%
Anzahl gepflegter Angehöriger	24			
Durchschnittliche Anzahl gepflegter Angehöriger	1,50			
Anzahl aufgewendeter Stunden	10			
Pflege in fünf Jahren				
keine Pflege	21,9%	17,8%	2,7%	1,4%
Pflege irgendwann	78,1%	71,2%	5,5%	1,4%
Pflege irgendwann, dann erstmalig	58,9%	53,4%	4,1%	1,4%
Pflege möglicherweise in 5 Jahren	53,4%	50,7%	1,4%	1,4%
Pflege möglicherweise in 5 Jahren, dann erstmalig	35,6%	34,2%	0,0%	1,4%
Pflege wahrscheinlich in 5 Jahren	24,7%	23,3%	1,4%	0,0%
Pflege wahrscheinlich in 5 Jahren, dann erstmalig	6,8%	6,8%	0,0%	0,0%
Sandwich (alle AN)	15,1%	15,1%	0,0%	0,0%
Sandwich (nur PFL)	68,8%	19,3%	0,0%	0,0%
Anzahl zukünftig zu pflegender Angehöriger	119			
Durchschnittliche Anzahl zu pflegender Angehöriger	2,09			

Konflikte heute				
Noch nie	31,3%	31,3%	0,0%	0,0%
Sehr selten	18,8%	18,8%	0,0%	0,0%
Selten	31,3%	25,0%	6,3%	0,0%
Häufig	18,8%	18,8%	0,0%	0,0%
Sehr häufig	0,0%	0,0%	0,0%	0,0%
Konflikte in 5 Jahren				
Nein	14,0%	10,5%	1,8%	1,8%
Eher nicht	33,3%	31,6%	1,8%	0,0%
Möglich	38,6%	35,1%	3,5%	0,0%
Wahrscheinlich	7,0%	7,0%	0,0%	0,0%
Ja	5,3%	5,3%	0,0%	0,0%

Quelle: Eigene Darstellung.

Abbildung 33: Konflikte bei der Vereinbarkeit von Beruf und Pflege, Unternehmen V

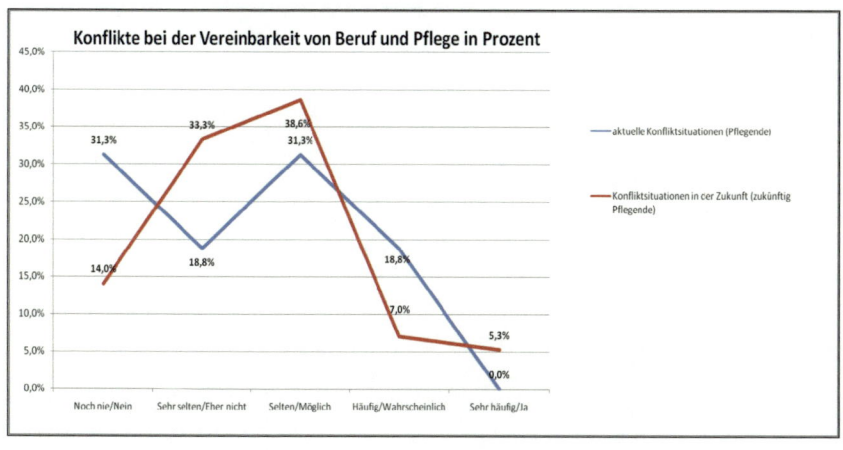

Quelle: Eigene Darstellung.

Abbildung 34: Entwicklung der Betroffenheit / Entwicklung der Anzahl der zu betreuenden/pflegenden Personen, Unternehmen V

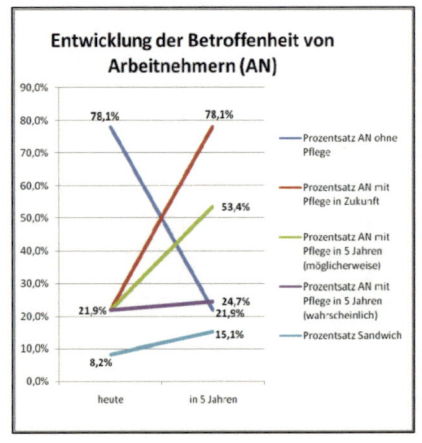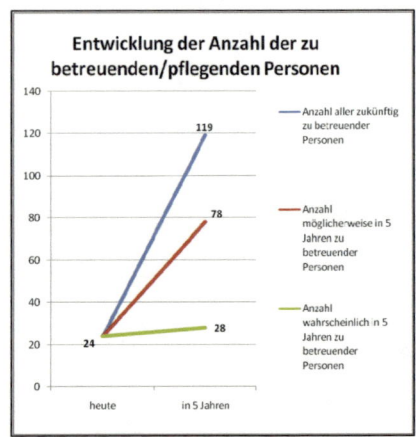

Quelle: Eigene Darstellung.

Abbildung 35: Altersgruppen im Unternehmen V

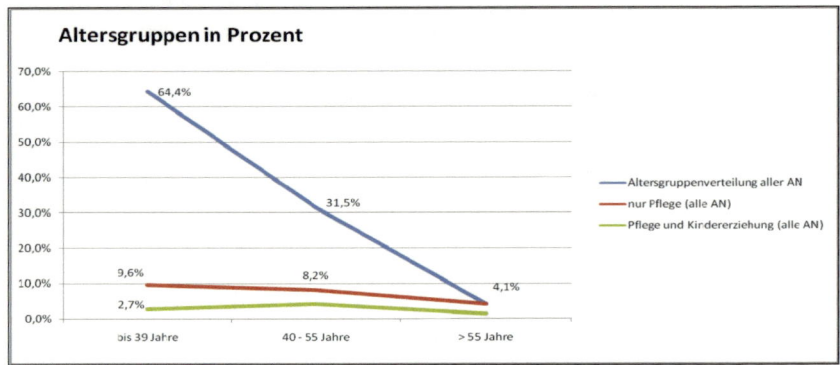

Quelle: Eigene Darstellung.

Teil II: Gewaltprävention als ein Mittel zur Stabilisierung der sozialen Beziehungen im Kontext häuslicher Pflege

Gewaltprävention als Mittel zur Sicherung der häuslichen Pflege insbesondere von Menschen mit kognitiven, psychischen, seelischen Auffälligkeiten/Beeinträchtigungen wie Demenz, Traumata, Hirnorganische Syndrome, depressive Störungen, Multimorbidität etc.

Dagmar Kosinski

"Bewahre mich vor dem naiven Glauben, es müsse im Leben alles gelingen. Schenke mir die nüchterne Erkenntnis, dass Schwierigkeiten, Niederlagen, Misserfolge, Rückschläge eine selbstverständliche Zugabe zum Leben sind, durch die wir wachsen und reifen."[116] - Antoine de Saint- Exupéry

1. Einleitung/Vorwort

Die Pflege in der eigenen Häuslichkeit entspricht dem Wunsch der Pflegebedürftigen. Ein Beleg dafür ist, dass mehr als 2/3 der Pflege privat sind. Und weil ohne die Angehörigen als größtem Pflegedienst Deutschlands Pflege nicht finanzierbar ist,[117] wurde auch im Pflegeversicherungsgesetz der Vorrang der ambulanten vor der stationären Pflege festgeschrieben.

Pflege „ist immer ein zwischenmenschlicher Beziehungsprozess",[118] bei dem alle Beteiligten das Ziel verfolgen, „das Wohlbefinden zu verbessern, d.h. die Beziehung gewaltfrei zu halten".[119] Mit dem Verständnis, dass Gewalt jedes Handeln ist, „welches potenziell realisierbare grundlegende menschliche Bedürfnisse (Überleben, Wohlbefinden, Entwicklungsmöglichkeit, Identität und Freiheit) durch personelle, strukturelle oder kulturelle Determinanten beeinträchtigt, einschränkt oder deren Befriedigung verhindert",[120] wird die Dimension deutlich, innerhalb derer sich Pflege und gerade auch häusliche Pflege abspielt: Häusliche Pflege ist ein komplexes Geschehen, in dem die somatische Komponente nur einen kleinen Teil darstellt (siehe hierzu Punkt 4.1. Rahmenmodell von Hilfe- und Pflegebedürftigkeit), das in-

---

[116] Frank, I. (2006): Das kleine Buch vom Seelenfrieden, S. 34.
[117] Vgl. Schneekloth, U./Wahl, H.-W. (2005) (Hrsg.): Möglichkeiten und Grenzen selbständiger Lebensführung in privaten Haushalten.
[118] Grond, E. (2007): Gewalt gegen Pflegende, S. 96.
[119] Grond, E. (2007): Gewalt gegen Pflegende, S. 96.
[120] Vgl. Hirsch, R. D. (2005): Aspekte zur Gewalt gegen alte Menschen in Deutschland - Situation, Prävention – Intervention, in: Bewährungshilfe – Soziales Strafrecht Kriminalpolitik, Heft 2.

nerhalb des sozialen Systems ‚Familie' stattfindet und das sich in Wechselwirkung mit diesem gestaltet (siehe hierzu Punkt 3.).

Angehörige sind mit dieser vielschichtigen Aufgabe, die sie insbesondere bei der Pflege von Demenzkranken oft rund um die Uhr fordert, vielfach überfordert, wie verschiedene Studien belegen.[121] Überforderung der Pflegenden ist der Hauptbelastungsfaktor häuslicher Pflege und führt nicht selten zu Gewalthandlungen, wobei die Überforderung selbst schon als Gewalt gegenüber den Pflegenden aufgefasst werden kann.

Das Phänomen „Gewalt im Kontext familiärer Pflege" unterliegt dem doppelten Tabu ‚sozialer Nahraum' und ‚Alter' und ist bislang noch wenig erforscht; sicherlich auch, weil sich der häusliche Bereich schlechter erschließt als der stationäre. Angesichts der zurzeit etwa 1,5 Millionen[122] häuslichen Pflegearrangements ist großer Handlungsbedarf in Bezug auf die Sicherung dieser Pflegebeziehungen anzunehmen.

Es gilt daher, die private Pflege mit Hilfe tragfähiger Entlastungssysteme zu stärken. Gewaltprävention, verstanden als Schutz von Pflegenden und Pflegebedürftigen vor fremder und eigener Gewalt gleichermaßen, soll einen Baustein darstellen. Aber ist das System Pflege mit seiner vorwiegend somatischen Ausrichtung (SGB XI) richtig aufgestellt für diese komplexe Aufgabe, oder fehlt auch den Fachpflegekräften – von den haupt- und ehrenamtlichen Helferinnen und Helfern ganz zu schweigen – die kommunikative und psychosoziale Kompetenz, um innerhalb einer instabilen Pflegebeziehung adäquat agieren zu können?

---

[121] Vgl. Schneekloth, U./Wahl, H.-W. (2005) (Hrsg.): Möglichkeiten und Grenzen selbständiger Lebensführung in privaten Haushalten; Zank, S./Schacke, C. (2004):Projekt Längsschnittstudie zur Belastung pflegender Angehöriger von demenziell erkrankten.
[122] Vgl. Statistisches Bundesamt (2009): Pflegestatistik 2007.

Sollte sich hier nicht ein Paradigmenwechsel vollziehen, der eine Abkehr weg von der rein medizinischen Sicht hin zu einem „ganzheitlichen" Pflegeverständnis erfordert?

Die in dieser Arbeit vertretene These lautet, dass Gewaltpräventionstraining als wesentliches Element eines Gewaltpräventionskonzeptes auch im Kontext häuslicher Pflege dazu beitragen kann, die Beziehungen im sozialen Nahraum zu stabilisieren und so die Pflege nachhaltig zu sichern.

Diese These wird daraus abgeleitet, dass erwiesenermaßen „Problemverhaltensweisen der zu Pflegenden, wie sie insbesondere häufig bei Demenzkranken auftreten, relativ betrachtet die stärksten Zusammenhänge zu Belastungen und zu Depressivität der Pflegenden" aufweisen.[123] Gewaltpräventionskonzepte wie z. B. „Faustlos" haben sich in der Arbeit mit Kindern und Jugendlichen als sehr effektive Präventionsmaßnahmen erwiesen, die, dem Adressatenkreis entsprechend, leicht modifiziert, auch bei Pflegebedürftigen und Pflegepersonen Wirkung zeigen sollten.

Zusammen mit einem Netzwerk „Gewaltprävention", innerhalb dessen die Fachpflegekräfte ambulanter Dienste eine wichtige Rolle in Bezug auf Informations- und Wissenstransfer spielen, verschiedenen Schulungsangeboten und einem geeigneten Messinstrument zur Feststellung der Belastung von Angehörigen kann ein tragfähiges Unterstützungssystem für häusliche Pflege geschaffen werden.

Diese These wird anhand einschlägiger Forschungsergebnisse überprüft und im nächsten Schritt beispielhaft am Landkreis Soltau-Fallingbostel als mögliches Konzept von Gewaltprävention entwickelt.

---

[123] Vgl. Schneekloth, U./Wahl, H.-W. (2005) (Hrsg.): Möglichkeiten und Grenzen selbständiger Lebensführung in privaten Haushalten, S. 40.

Zur Entwicklung von Präventionskonzepten ist es unerlässlich, nach den Ursachen der Entstehung von Gewalt zu fragen und die Konstellationen im sozialen Nahraum im Umfeld häuslicher Pflege zu beleuchten.

Im Rahmen dieser Arbeit wird zunächst eine Auseinandersetzung mit den Begriffen Macht, Gewalt und Aggression erfolgen, um im Folgenden die Bedeutung der Gewaltaspekte bezogen auf die Konsequenzen im Rahmen der häuslichen Pflege herauszuarbeiten. In Kapitel 4 wird die Einordnung in den Zusammenhang mit grundlegenden Belastungsfaktoren der häuslichen Pflege aufgezeigt. Inwieweit Gewaltprävention zur Sicherung der häuslichen Pflege beitragen kann, schließt sich in Punkt 5 an und wird in Punkt 6 anhand der Vorstellungen erläutert, wie ein Modell für die bestimmte Region aussehen könnte. Abschließend werden noch einmal Schlussfolgerungen hinsichtlich der notwendigen Forderungen zusammengefasst.

2. Zur Verwendung der Begriffe Gewalt, Macht und Aggression

Im täglichen Sprachgebrauch wird das Wort „Gewalt" in unterschiedlichen Zusammenhängen und mit verschiedenen Bedeutungen genannt. Gewalt findet statt in zwischenmenschlichen Beziehungen und im öffentlichen Raum. Sie kann zielgerichtet auf eine oder mehrere Personen ausgeübt werden oder Menschen in ihren politischen oder sozialen Zusammenhängen betreffen, z. B. bei Eskalationen politischer Demonstrationen, bei Schlägereien nach Fußballspielen oder in kriegerischen Auseinandersetzungen.

Gewalt kann sich direkt, z. B. als tätlicher Übergriff, aber auch verdeckt, z. B. in Form psychischer Gewalt äußern.

Die häufig synonyme Verwendung mit den Begriffen Aggression, Misshandlung, Zwang, Macht und Konflikt ist Ausdruck dessen, dass der Begriff „Gewalt" in der Wissenschaft nicht eindeutig definiert ist. In der deutschen Sprache sind laut Brockhaus ‚Recht' die Aspekte der rohen, gegen Sitte und Recht verstoßenden Einwirkung auf Personen (violentia) und das Durchsetzungsvermögen in Macht- und Herrschaftsbeziehungen (potestas) in einem Begriff vereinigt, so dass der Begriff „Gewalt" einerseits wertneutral, z. B. in Zusammenhängen wie „alle Gewalt geht vom Volke aus" oder „Staatsgewalt", aber auch wertend, im Zusammenhang mit der Beurteilung von Sachverhalten, verwendet werden kann.

2.1. *Macht und Gewalt*

In der menschlichen Gesellschaft spielt das Konzept Macht eine entscheidende Rolle. Macht ist allgegenwärtig (omnipräsent) und unvermeidbar. Macht ist jedoch nicht von vornherein als negativ abzulehnen, denn sie stellt sich auch als beschützende und erzieherische Macht, z.B. in der Kindererziehung, aber auch in Form von Machtkonzentrationen zum Schutz von Recht und Frieden dar.

Macht existiert nicht an und für sich, sondern Machtordnungen werden von Menschen geschaffen und sind durch Menschen veränderbar. Macht begrenzt die Freiheit und Selbstbestimmung anderer und bedarf daher der Begründung.

Machtordnungen regeln nicht nur die öffentlichen, die politischen Angelegenheiten, die gesamte Gesellschaft wird zunehmend durch Machtkonflikte bestimmt.

In den modernen Konkurrenzgesellschaften, die zunehmend offener für vertikale Mobilitätsprozesse erscheinen, individualisieren sich Machterfahrungen, wird der individuelle Lebensweg beherrscht von den Möglichkeiten des Auf- aber auch des Abstiegs, des Erfolgs und des Misserfolgs im Wettbewerb mit anderen, so dass die eigene Lebensgeschichte als Abfolge freiwilliger und unfreiwilliger, gewonnener und verlorener Machtkämpfe erscheint, individuelle Erfahrungen werden als Machterfahrungen interpretiert.[124]

Auch die grundlegenden „menschlichen Beziehungen, die Beziehung zwischen Mann und Frau und die Beziehung zwischen Eltern und Kindern, werden zunehmend als Machtbeziehungen verstanden."[125] Spannungen zwischen den Geschlechtern und zwischen den Generationen scheinen Ausdruck von Machtfragen zu sein.

Weber: „Macht bedeutet jede Chance, innerhalb einer sozialen Beziehung den eigenen Willen auch gegen Widerstreben durchzusetzen, gleichviel, worauf diese Chance beruht".[126] In Erweiterung der Machtdefinition Max Webers hat der Soziologe Heinrich Popitz Gewalt als die direkteste Durchsetzungsform von Macht präzisiert:

---

[124] Vgl. Popitz, H. (1992): Phänomene der Macht, S. 9ff.
[125] Vgl. Popitz, H. (1992): Phänomene der Macht, S. 16.
[126] Weber, M. (2002): Wirtschaft und Gesellschaft, S. 28.

„Der Mensch muss nie, kann aber immer gewaltsam handeln, er muss nie, kann aber immer töten [...]. Gewalt überhaupt und Gewalt des Tötens im besonderen ist [...] kein bloßer Betriebsunfall sozialer Beziehungen, keine Randerscheinung sozialer Ordnungen und nicht lediglich ein Extremfall oder eine ultima ratio (von der nicht so viel Wesens gemacht werden sollte). Gewalt ist in der Tat [...] eine Option menschlichen Handelns, die ständig präsent ist. Keine umfassende soziale Ordnung beruht auf der Prämisse der Gewaltlosigkeit. Die Macht zu töten und die Ohnmacht des Opfers sind latent oder manifest Bestimmungsgründe der Struktur sozialen Zusammenlebens."[127]

Gewalt ist ein Teil unseres Alltags: jeder Mensch ist in der Lage, „anderen in einer gegen sie gerichteten Aktion Schaden zuzufügen, - anderen „etwas anzutun"".[128]

In ihrer Auseinandersetzung mit „Macht und Gewalt" stellt Hannah Arendt heraus, dass Macht und Gewalt zumeist zusammen auftreten, obwohl sie ganz verschiedene Phänomene sind. Dabei ist Macht immer das Primäre und Ausschlaggebende.[129] „Macht bedarf keiner Rechtfertigung, da sie allen menschlichen Gemeinschaften immer schon inhärent ist. Hingegen bedarf sie der Legitimität",[130] während Gewalt - z. B. als Selbstverteidigung - zwar gerechtfertigt, aber niemals legitim sein kann.[131]

Für Ahrendt kann Machtverlust zur Gewalt verführen: „Gewalt tritt auf den Plan, wo Macht in Gefahr ist".[132] Gewalt wird in solchen Situationen als Ersatz für verlorene Macht angesehen,[133] aber das ist ein Irr-

---

[127] Popitz, H. (1992): Phänomene der Macht, S. 50ff.
[128] Vgl. Popitz, H. (1992): Phänomene der Macht, S. 43.
[129] Vgl. Ahrendt, H. (2000): Macht und Gewalt, S. 53.
[130] Vgl. Ahrendt, H. (2000): Macht und Gewalt, S. 53.
[131] Vgl. Ahrendt, H. (2000): Macht und Gewalt, S. 53.
[132] Ahrendt, H. (2000): Macht und Gewalt, S. 57.
[133] Vgl. Ahrendt, H. (2000): Macht und Gewalt, S. 55.

glaube, denn „Gewalt kann Macht vernichten; sie ist gänzlich außerstande, Macht zu erzeugen."

Diese Definition der Beziehung zwischen Macht und Gewalt bietet einen möglichen Erklärungsansatz in Bezug auf die schwierige Beziehung zwischen pflegebedürftigen Eltern und ihren Kindern. Ebenso wie das Ansinnen zum Scheitern verurteilt ist, mittels Gewaltausübung Macht über die Eltern zu erlangen, gelingt es auch den ohnmächtiger werdenden Eltern nicht, mittels Gewalt gegenüber ihren Kindern ihre Macht zu erhalten. Gewalt gefährdet die instabil gewordenen Machtgefüge und verhindert eher ihre Neugestaltung, als dass sie hilft, die familiären Strukturen neu zu ordnen (vgl. 4.2.1.).

Soziale Ordnungen entstehen zwar aus der Furcht vor der Gewalt, aber keine „umfassende soziale Ordnung beruht auf der Prämisse der Gewaltlosigkeit. […] Aber auch soziale Ordnungen, die Gewalt eingrenzen, hexen Gewalt nicht hinweg. Sie benötigen vielmehr selbst Gewalt – eine „Eigengewalt der Ordnung" – um die Eindämmung von Gewalt durchzusetzen und sich selbst verteidigen zu können. Jeder Ordnungsentwurf unterliegt diesem circulus vitiosus der Gewalt-Bewältigung: Soziale Ordnung ist eine notwendige Bedingung der Eindämmung von Gewalt – Gewalt ist eine notwendige Bedingung zur Aufrechterhaltung sozialer Ordnung."[134]

Gewalt als die ständige Bedrohung sozialer Machtgefüge kann nach Popitz nur mit Hilfe eines Normensystems begrenzt werden, das moralisch/ethisch, zivil- und strafrechtlich genau definierte Gewalthandlungen verbietet und auch regelt, wie im Falle der Zuwiderhandlung verfahren wird.[135]

---

[134] Vgl. Popitz, H. (1992): Phänomene der Macht, S. 57ff.
[135] Vgl. Popitz, H. (1992): Phänomene der Macht, S. 57ff.

Allerdings entzieht sich das soziale System Familie weitestgehend der gesellschaftlichen Kontrolle. Inwieweit das gesellschaftlich vereinbarte Normensystem Basis des familiären Machtgefüges ist oder inwiefern Gewalttätigkeit als Grundlage eines familiären Beziehungsgefüges ethisch-moralische Werte und Normen ersetzt, bleibt daher oft unentdeckt und ungesühnt, bzw. offenbart sich erst, wenn es für das/die Opfer zu spät ist.

Aber was genau ist unter ‚Gewalt' zu verstehen?

2.2. Definition von Gewalt

Wie oben angeführt hat die Wissenschaft bislang keinen Konsens über ‚Gewalt' finden können. Diese Schwierigkeit der Definition ist aber laut Galtung unerheblich, denn es gibt offensichtlich viele Typen von Gewalt. Zudem kommt es auch auf die jeweilige Sicht an, die auf die Gewalthandlung genommen wird (siehe Fallbeispiel 1, Punkt 4.2.2.). Jemand kann Gewalt beabsichtigen, das Opfer und/oder die Beobachterin/der Beobachter sehen in der Handlung keine Gewalt oder umgekehrt.[136]

Für Galtung kommt es daher darauf an, „theoretisch signifikante Dimensionen von Gewalt aufzuzeigen, die das Denken, die Forschung und möglicherweise auch das Handeln auf die wichtigen Probleme hinlenken."[137] Er begreift „Gewalt als vermeidbare Beeinträchtigung grundlegender menschlicher Bedürfnisse oder, allgemeiner ausgedrückt, des Lebens, die den realen Grad der Bedürfnisbefriedigung

---

[136] Vgl. Hirsch, R. D. (1999): Gewaltsituationen und deren Entstehung in der häuslichen Pflege, S. 160f.
[137] Vgl. Galtung, J. (1975): Strukturelle Gewalt, Beiträge zur Friedens- und Konfliktforschung, S. 8.

unter das herabsetzt, was potentiell möglich ist. Die Androhung von Gewalt ist ebenfalls Gewalt."[138]

Dieses sehr weitgehende Gewaltverständnis soll die Grundlage der weiteren Auseinandersetzung mit dem Thema bilden, denn es umfasst physische sowie psychische Gewalt, Gewalt durch Menschen sowie durch Strukturen und Ideologien, beinhaltet Handlungen und Unterlassungen und ermöglicht somit eine umfassende Sicht auf die Gewalt im Kontext häuslicher Pflege. „Mit einem erweiterten Gewaltverständnis wächst [...] auch das Ausmaß an Betroffenheit und Handlungsbedarf."[139]

2.3. Dreigliederung von Gewalt

Gewalt stellt einen interaktiven, systemischen Prozess dar, der sich nur im Rahmen multidirektionaler Modelle darstellen lässt. Galtung spricht von einem Gewaltdreieck mit sehr unterschiedlichen Zeitperspektiven der Gewaltformen.

a) Die direkte oder Personelle Gewalt geht von Personen aus und ist ein Ereignis (z. B. beschimpfen, anschreien, schlagen).

b) Die Strukturelle Gewalt ist eine indirekte Gewalt in Form eines Prozesses (z. B. Abhängigkeit, Armut, Unfreiwilligkeit der Pflege).

c) Die Kulturelle Gewalt auf der Meta-Ebene ist ebenfalls eine indirekte Gewalt, die eine mehr oder weniger unveränderliche Größe darstellt (z. B. religiöse Werte, Ideologien, naturwissenschaftliche Sichtweise der Medizin, medizinisch-somatische Sichtweise der Pflege).

---

[138] Vgl. Galtung, J. (1993): Kulturelle Gewalt, in: Landeszentrale für politische Bildung Baden-Württemberg (Hrsg.): Aggression und Gewalt, S. 53.
[139] Vgl. Brendebach, C./Kranich, M. (1999): Gewalt im häuslichen Bereich, in: Hirsch, R. D./Kranzhoff, E. (1999) (Hrsg.): Prävention von Gewalt gegen alte Menschen: Im häuslichen Bereich und in Einrichtungen, S. 68.

Dieses Gewaltdreieck hat Hirsch wie folgt dargestellt:

Abbildung 36:   Gewaltdreieck

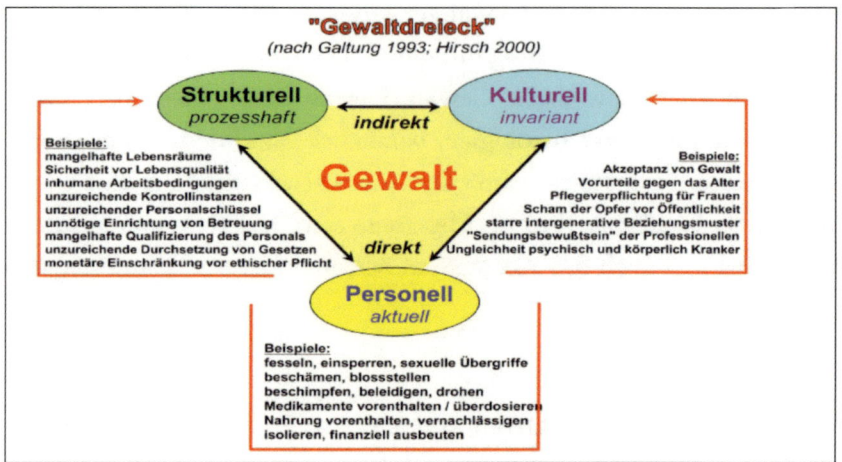

Quelle: Hirsch, R. D. (2009): Präventionsstrategien von Aggression und Gewalt in der Pflege. Präsentation des HSM-Vorsitzenden Prof. Dr. Hirsch, 04.03.2009, abgerufen unter: http://www.hsm-bonn.de/, 24.05.2009.

2.4. *Aspekte von Gewalt*

a) Die Personelle Gewalt entsteht in Beziehungen, wird aber beeinflusst von strukturellen und kulturellen Faktoren.

b) Bei der Strukturellen Gewalt geht es um Gesetze und deren Auslegung. Diese Gewalt wird z. B. in Form der Rahmenbedingungen ausgeübt. Beispiel: Pflege ist ein zwischenmenschlicher Beziehungsprozess, die Pflegeversicherung ignoriert aber die psychosozialen Bedürfnisse der zu pflegenden Menschen, mit der Folge, dass die Pflegekräfte nicht in Bezug auf kommunikative und interaktive Kompetenzen geschult werden und dass Zuwendung und Empathie im Rahmen der Pflegesachleistungen nicht vergütet werden - schon gar nicht Gespräche mit den pflegenden Angehörigen - obwohl Gespräche in vielen Fällen positivere Wirkung für die zu Pflegenden erzielen können und die

Angehörigen eher entlasten können als der tägliche „Waschgang".

c) Hinsichtlich Kultureller Gewalt geht es z. B. auch um die Akzeptanz von Gewalt. Diese Problematik zeigt Hirsch in Form der folgenden Karikatur:

Abbildung 37: **Komik „Für die Menschenrechte im Pflegeheim-Mitte"**

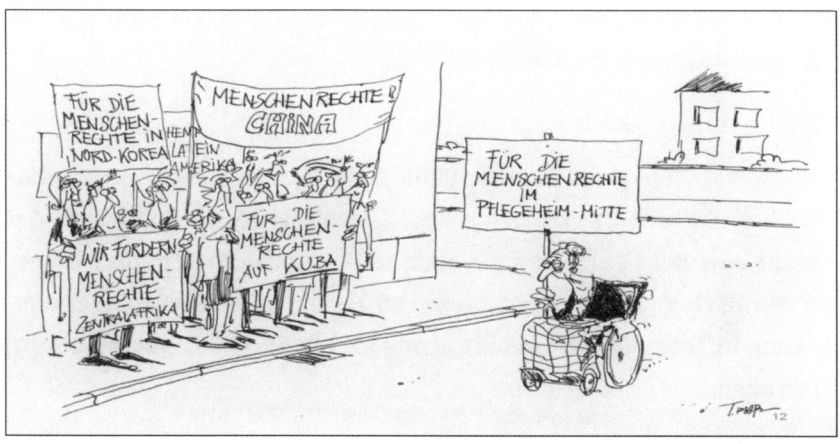

Quelle: Hirsch, R. D. (2009): Präventionsstrategien von Aggression und Gewalt in der Pflege. Präsentation des HSM-Vorsitzenden Prof. Dr. Hirsch, 04.03.2009, abgerufen unter: http://www.hsm-bonn.de/, 24.05.2009.

Bei der Kulturellen Gewalt sind z. B. die gesellschaftliche Rollenverteilung, Vorurteile gegen Fremde, Frauen oder ältere und alte Menschen entscheidende Faktoren. So ist z. B. in ländlichen Gebieten die Pflegeübernahme für Frauen aus Sicht des Umfeldes eine selbstverständlichere Pflicht als in städtischen Zusammenhängen. Kulturelle Gewalt als Wegbereiter direkter und struktureller Gewalt kann z. B. unterschiedliche Gewaltformen legitimieren, beschönigen, verschleiern. (Stichwort Zwangsehe)

2.5. Wo findet Gewalt statt?

Betrachtet man die drei Bereiche der Gewalt zusammen, so scheint es immer möglich, einen Bereich mit den beiden anderen zu entschuldigen. Zum Beispiel Fixieren aus Personalmangel: Die strukturelle Gegebenheit Personalmangel entschuldigt gemeinsam mit der Einstellung, Fixieren ist ja eigentlich keine Gewalt, die direkte, Personelle Gewalt.

Ausgehend von Galtungs umfassendem Gewaltbegriff lässt sich feststellen,[140] dass Gewalt sowohl im öffentlichen Raum, als auch in Institutionen und in der Familie stattfindet.

2.6. Formen von Gewalt

Die direkte/Personelle Gewalt kann eine einmalig auftretende oder eine sich episodisch wiederholende Gewalthandlung darstellen, die sowohl bewusst kontrolliert als auch unbewusst unkontrolliert ausgeübt werden kann. Gewalt kann offen zu Tage treten oder verdeckt sein, sie kann in Form der Vernachlässigung und in Form der Misshandlung stattfinden.

Als Vernachlässigung ist dabei die Unterlassung angemessener, dem Bedarf oder/und dem Wunsch des Adressaten dieser Unterlassung entsprechender Handlungen zu verstehen, gleich ob die Unterlassung bewusst oder unbewusst geschieht.

Die Misshandlung wiederum kann unterschieden werden in:[141]

- physische Gewalt/Misshandlung (z. B. tätliche Angriffe, Tötung, sexueller Missbrauch, Vergewaltigung, vermeidbare Sedierung oder Fixierung, schlechte/gefährliche Pflege, Verweigern adäquater Diagnostik und Therapie),

---

[140] Vgl. Galtung, J. (1993): Kulturelle Gewalt, in: Landeszentrale für politische Bildung Baden-Württemberg (Hrsg.): Aggression und Gewalt.
[141] Vgl. Brandl, K. (2005): Möglichkeiten zur Gewaltprävention in der Altenpflege; Schulz, P.-M. (2006): Gewalterfahrungen in der Pflege.

- psychische Gewalt/Misshandlung: (wirkt im Verborgenen, ist äußerlich nicht sichtbar, beinhaltet emotionale und verbale Misshandlungen zur Zerstörung des Selbstwertgefühls und der psychischen Gesundheit der Betroffenen, wie zum Beispiel Beschämung, Bloßstellung, Beschimpfung, Beleidigung, Einschüchterung, Manipulation durch falsche bzw. unterlassene Informationen, Entzug der Aufmerksamkeit und Zuwendung),

- Misshandlungen, die soziale Aspekte betreffen: (ein Verhalten, das darauf abzielt, die Adressaten zu isolieren, wie zum Beispiel Verbot von Kontakten mit Familie oder Freundinnen und Freunden, Einsperren zu Hause, Absperren des Telefons, Umgebung nicht barrierefrei),

- Misshandlungen auf rechtlichem Gebiet (Diebstahl, Zugang zum Eigentum verweigern, Erpressung von Eigentum, Verträgen, Testamenten, Einschränkung des freien Willens und der Partizipation).

2.7. Motive und Impulse zur Gewaltanwendung

Die Motive und Impulse zur Gewaltanwendung sind vielfältig. Aggression – oft in Verbindung mit Angst - wird am häufigsten genannt.[142] Popitz sieht hier zwar Zusammenhänge, stellt aber fest, dass Gewalt aus Aggression entstehen kann, aber nicht muss, denn: „Gewalt setzt nicht unbedingt Aggressionen voraus, noch nicht einmal eine Stimmung ähnlicher Art. Gewaltakte können nüchtern und illusionslos vollzogen werden, etwa als routinemäßige Befolgung von Befehlen. Gewalt geschieht spielerisch-neugierig, gedankenlos-gelangweilt, beflissen-verbohrt."[143] Gewalt kann auch einfach nur zweckrational sein, so wie sich in vielen Fällen zur Überwindung von Knapp-

---

[142] Vgl. Popitz, H. (1992): Phänomene der Macht, S. 48f.
[143] Vgl. Popitz, H. (1992): Phänomene der Macht, S. 48f.

heitsproblemen die Herstellung von Waffen mehr gelohnt hat, als die Herstellung von Werkzeugen.[144]

„Der Gewaltakt kann Produkt langfristig wirksamer Motive sein, die gegen bestimmte Situationsmerkmale immunisiert sind – wenn wir das nicht zustandebrächten, könnten wir nicht geplant handeln –, oder die Motivationsbildung selbst kann ein langfristiger innerer Prozeß sein, der sich unter der Oberfläche sukzessive zum „Anlaß" entwickelt, ohne einer neuen Herausforderung durch besondere Umstände zu bedürfen. Daß sich oft kein situationeller Auslöser finden lässt, ist kein Beleg für Triebtheorien, sondern bestätigt nur, dass die Suche nach objektiven Situationsmerkmalen als Auslöser begrenzte Erfolgschancen hat."[145]

2.8. Aggression als ein Impuls zur Gewaltanwendung

Auch zur Aggression gibt es verschiedene Theorien z. B. Triebtheorie (Freud), Frustrations- Aggressions-Theorie,[146] Lerntheoretische Modelle, Theorie des sozialen Lernens, Verstärkungslernen, Instrumentelles Lernen; Motivationstheorie.[147] Hier soll Bezug genommen werden auf die Motivationstheorie, weil sie der Multidimensionalität dieses Begriffes am ehesten gerecht wird.

Kornadt kritisiert die Allgemeingültigkeitsansprüche bestehender Theorien, die jede für sich jeweils nur einen Teilaspekt von Aggression beleuchten kann und „versucht, mit seiner *Motivationstheorie*, die relevanten Überlegungen und empirisch nachgewiesenen Erkenntnisse der verschiedenen Theorieansätze in einem Integrationsmodell zu ver-

---

[144] Vgl. Popitz, H. (1992): Phänomene der Macht, S. 48f.
[145] Popitz, H. (1992): Phänomene der Macht, S. 48f.
[146] Vgl. Dollard, J. et al. (1970): Frustration und Aggression.
[147] Vgl. Kornadt, H. J. (Hrsg.) (1981): Aggression und Frustration als psychologisches Problem.

einen."[148] Die o.a. Feststellung von Popitz deckt sich mit der Setzung/Annahme der Motivationstheorie, dass ein eigenständiges, überdauerndes Aggressionsmotiv vorhanden ist, „dessen situative Verwirklichung durch Frustration, angeborene oder erlernte Verhaltensweisen, Abwägung von Erfolgsaussichten und anderes mehr begünstigt werden kann. Demgegenüber steht ein überdauerndes Motiv, Aggression zu vermeiden (Aggressionshemmung), verbunden mit negativen Erwartungen und Einstellungen bzgl. der Ausübung von Aggression."[149] Aggressives Verhalten entsteht bzw. wird verhindert/abgemildert im Kräftespiel der beiden gegensätzlichen Motive Aggression und Aggressionshemmung.

Abbildung 38: **Aggressionstheorie von Kornadt**

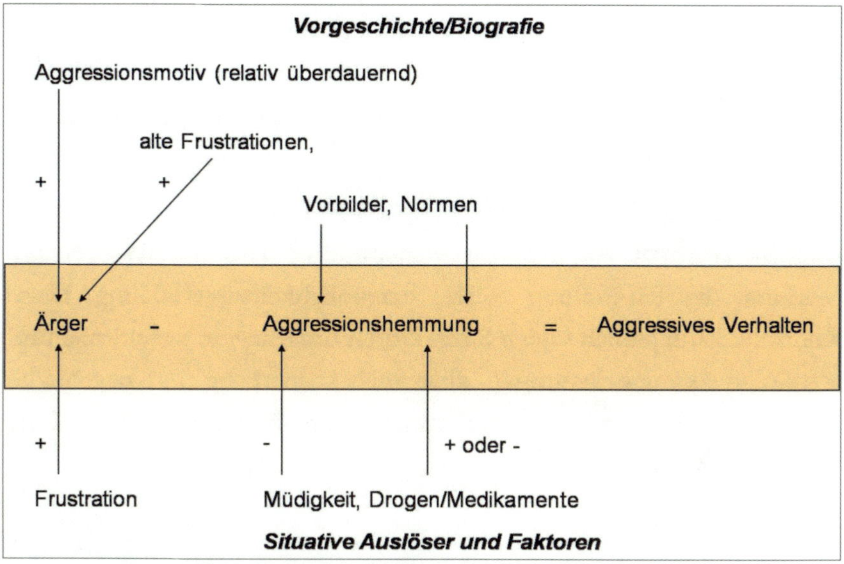

Vorgeschichte/Biografie

Aggressionsmotiv (relativ überdauernd)

alte Frustrationen,

Vorbilder, Normen

+ — + /

↓ ↓ ↓
Ärger — Aggressionshemmung = Aggressives Verhalten
↑ ↑ ↑
+ — + oder -

Frustration   Müdigkeit, Drogen/Medikamente

Situative Auslöser und Faktoren

Quelle: Ruthemann, U. (1993): Aggression und Gewalt im Altenheim, S. 16.

---

[148] Schulz, P.-M. (2006): Gewalterfahrungen in der Pflege, S. 32.
[149] Schulz, P.-M. (2006): Gewalterfahrungen in der Pflege, S. 32.

Das Aggressionsmotiv ist für Kornadt eine „latente Disposition, die nur aufgrund bestimmter Bedingungen zum Einsatz kommen kann."[150] Er sieht es als „komplexe affektiv-kognitive Funktionseinheit, die die Handlungen organisiert."[151] Bei Aktivierung des Aggressionsmotivs ist daher nicht zwangsläufig eine aggressive Handlung die Folge, sondern erst nach Abwägungsprozessen entscheidet sich im Konfliktfeld zwischen Aggression und Aggressionshemmung, ob eine aggressive Reaktion die Folge ist, oder ob diese vermieden wird.

„Für das Verständnis von Aggressionen bei Betreuten ist die Annahme des Motivs der Aggressionshemmung wertvoll, da dies bei psychischer Krankheit, physischer Krankheit oder geistiger Behinderung vermindert werden oder entfallen kann."[152]

Beispiel: Ein gesunder Mensch hat gelernt, seine Wut zu beherrschen oder umzuleiten (z. B. durch Sport), einem kranken Menschen steht diese Alternative unter Umständen aber nur noch eingeschränkt zur Verfügung.

„In psychischer Hinsicht ist der Erwerb von Kontrolle über aggressive Impulse (Aufbau von Aggressionshemmung) also ein wesentliches Merkmal der Ich-Reifung in der Persönlichkeitsentwicklung. Diese Kontrolle kann jedoch vielen Störfaktoren unterliegen: psychische und physische Extrembelastungen, aber auch körperliche und psychische Krankheiten können zu einem Rückschritt der Persönlichkeit im Sinne von Kontrollverlust führen."[153, 154]

---

[150] Schulz, P.-M. (2006): Gewalterfahrungen in der Pflege, S. 32.
[151] Kornadt, H. J. (1992): Trends und Lage der gegenwärtigen Aggressionsforschung, in: Kornadt, H. J. (Hrsg.): Aggression und Frustration als psychologisches Problem, S. 538.
[152] Kienzle, Th./Paul-Ettlinger, B. (2009): Aggression in der Pflege, S. 26.
[153] Kornadt, H. J. (Hrsg.) (1981): Aggression und Frustration als psychologisches Problem.
[154] Kienzle, Th./Paul-Ettlinger, B. (2009): Aggression in der Pflege. Umgangsstrategien für Pflegebedürftige und Pflegepersonal, S. 26f.

2.9. Opfer von Gewalt

So, wie jeder Mensch jederzeit gegenüber jedermann Gewalt ausüben kann, ist im Umkehrschluss auch jeder Mensch ein mögliches Opfer von Gewalt. „Schließlich die Opfer von Gewalt, die betroffenen Personen. Menschen können gegen Fremde und gegen Vertraute, gegen Mitglieder anderer und eigener Gruppen, gegen Erwachsene und gegen Kinder gewalttätig werden."[155]

Gewalt kann einseitig oder gegenseitig auftreten. Insbesondere im Zusammenhang mit häuslichen Pflegearrangements ist dabei oft nur schwer zwischen Opfer und Täter zu unterscheiden und weder Täter noch Opfer sind dauerhaft auf ihre Rollen festgelegt, sondern können die Rollen auch wechseln, so dass „Täter zum Opfer werden und umgekehrt".[156]

---

[155] Popitz, H. (1992): Phänomene der Macht, S. 50.
[156] Vgl. Bojack, B. (2001): Gewaltprävention, S. 60.

3. Gewalt im Kontext häuslicher Pflege

"Jede Rohheit hat ihren Ursprung in einer Schwäche."[157] Lucius Annaeus Seneca

In der Bundesrepublik kam die Gewalt gegen Alte erst in den 1980er Jahren in die Diskussion.[158] Die Tabuisierung ist hier nicht nur auf den Aspekt ‚Alter' bezogen, der Handlungskontext Familie erschwert zusätzlich die Aufdeckung und Untersuchung. Brendebach spricht von der Etablierung des Begriffs „doppeltes Dunkelfeld" und zitiert Schwind: „Gewalt zwischen Familienmitgliedern erscheint demnach nicht nur als die bei weitem verbreitetste Form von Gewalt, die ein Mensch im Verlaufe seines Lebens erfährt. Sie ist gleichzeitig die am wenigsten kontrollierte und sowohl in ihrer Häufigkeit als auch in ihrer Schwere am stärksten unterschätzte Form der Gewalt."[159]

Hinsichtlich der gewalttätigen pflegenden Angehörigen stellt Hirsch heraus, dass es in der Regel weder Sadisten/Sadistinnen noch Psychopathen/Psychopathinnen sind, sondern dass sie vielfach aus einer Ausnahmesituation heraus quasi hilflos gehandelt haben. „Betrachtet man die Situation, in der diese Handlungen geschehen, oder spricht man mit dem Täter, so öffnet sich manchmal ein Abgrund von Hilflosigkeit, Verzweiflung, totaler Überlastung, Scham, Einsamkeit und Im-Stich-gelassen-sein."[160]

Görgen & Nägele verweisen darauf, dass, wie auch bei anderen Formen innerfamiliärer Gewalt, sich auch Gewalt gegen Ältere „vielfach

---

[157] Mutschler, F.-H. (1990): Seneca, De vita beata, Vom glücklichen Leben, Lateinisch/Deutsch, revidierte und bibliographisch ergänzte Ausgabe 2009, S. 12, 13.
[158] Vgl. Brendebach, C. (2000): Gewalt gegen alte Menschen in der Familie, Ergebnisse einer Studie der „Bonner Initiative gegen Gewalt im Alter", S. 7.
[159] BMFSFJ (Hrsg.) (1995): Kriminalität im Leben alter Menschen, S. 112.
[160] Vgl. Hirsch, R. D. (1999): Gewaltsituationen und deren Entstehung in der häuslichen Pflege.

nicht sinnvoll als ein unidirektionales Phänomen auffassen läßt, bei dem eine Person der anderen etwas zufügt und die Rollen von Täter und Opfer klar verteilt sind. Gewalt in engen sozialen Beziehungen ist ein wechselseitiges Geschehen, das am besten aus einer systemischen Perspektive heraus verstanden wird"[161]

Gewalthandlungen im Zusammenhang mit häuslicher Pflege sind immer in das jeweilige familiäre Setting eingebettet und haben eine oft jahrelange Vorgeschichte, d. h. „die jeweiligen Strukturen, Werte, biografischen Entwicklungen, aktuellen Rollen und Verteilungen"[162] beeinflussen das Geschehen. Gewalt in der familiären Pflege muss demgemäß in sehr komplexen Strukturen und Gefügen verstanden werden. Oft ist sie „der Kulminationspunkt einer von beiden Seiten konflikthaft geführten Beziehung".[163] „Einfache Kausalerklärungen oder Schuldzuschreibungen können hier nicht greifen. Gewalt wird zum Interaktionsmerkmal eines dynamischen Prozesses, der sich als Teufelskreis gestalten und oftmals auch als „Endpunkt einer hochbelasteten Beziehung"[164] oder einem Schrei nach Hilfe verstanden werden kann."[165]

---

[161] Robinson, C. A./Wright, L. M./Watson, W. L. (1994): A nontraditional approach to family violence; Görgen, T./Nägele, B. (1999): Präventions- und Interventionskonzepte: Zur Problematik der Gewalt gegen ältere Menschen im persönlichen Nahraum, in: Hirsch, R. D./Kranzhoff, E. (1999) (Hrsg.): Prävention von Gewalt gegen alte Menschen, S. 26.

[162] Brendebach, C. (2000): Gewalt gegen alte Menschen in der Familie, Ergebnisse einer Studie der „Bonner Initiative gegen Gewalt im Alter", S. 12.

[163] Görgen, T./Nägele, B. (1999): Präventions- und Interventionskonzepte: Zur Problematik der Gewalt gegen ältere Menschen im persönlichen Nahraum, in: Hirsch, R. D./Kranzhoff, E. (1999) (Hrsg.): Prävention von Gewalt gegen alte Menschen: Im häuslichen Bereich und in Einrichtungen, S. 26.

[164] Kruse, A. (1996): Darstellung des Dunkelfeldes anhand einer empirischen Untersuchung zur Lebenssituation pflegender Angehöriger, in: Weisser Ring (Hrsg.): Gewalt gegen Pflegebedürftige, S. 22.

[165] Brendebach, C. (2000): Gewalt gegen alte Menschen in der Familie, Ergebnisse einer Studie der „Bonner Initiative gegen Gewalt im Alter", S. 12.

Die Verwendung der Bezeichnungen „Täter" und „Opfer" ist innerhalb des komplexen Geschehens Gewalt im Kontext häuslicher Pflege daher oft außerordentlich schwierig. Gewalt gegen Ältere im persönlichen Nahraum geschieht oft; eine klare Unterscheidung von Täter und Opfer ist dabei vielfach nicht möglich.

In der folgenden Grafik ist das komplexe System, in dem familiäre Gewalt und auch familiäre Pflege stattfinden, recht umfassend und sehr anschaulich dargestellt.

Abbildung 39: Modell interfamiliärer Gewalt

Soziale Position Bildung Beruf Einkommen Alter Geschlecht Stellung in der Familie	struktureller Streß Finanzprobleme Gesundheitsprobleme Abhängigkeit	Soziale Isolation	
	Persönlichkeit Verwundbarkeit Selbstkonzept Geringes Selbstbewußtsein Schuldgefühle Bewältigungsstrategien	Familienstruktur Rollenbeziehungen Anzahl der Familienmitglieder Abhängigkeiten Außenkontakte	Situative Faktoren	Gewalttätigkeit
Herkunftsfamilie Position in der Sozialstruktur/Familienstruktur	Sozialisation Umgang mit Aggression Erleben von Gewalt Modelle von Gewalt Erlebnisse der Selbstwertminderung	Normen und Werte der Gewalt Religion Gesellschaft Gruppe	Wohngemeinde Werte der Gewalt Umgang mit Gewalt	

Quelle: Brendebach, C. (2000): Gewalt gegen alte Menschen in der Familie, Ergebnisse einer Studie der „Bonner Initiative gegen Gewalt im Alter", S. 46.

Aus der Darstellung ist gut ersichtlich, dass sich die verschiedenen Faktoren des Beziehungsgeflechts Familie in Wechselwirkungen befinden und dass innerfamiliäre Gewalt daher kein unidirektionales Phänomen ist. So sind Gewalthandlungen auch keine Endpunkte, sondern wirken auf alle anderen Faktoren zurück und verändern diese, wie z. B. die Persönlichkeit, aber auch die Familienstruktur. Gewalttätigkeiten bewirken z. B. strukturellen Stress oder auch soziale Isolation, genauso, wie z. B. soziale Isolation auch zu Gewalttätigkeiten führen kann.

3.1. Ursachen von Gewalt im Kontext häuslicher Pflege

Eine Gewalthandlung kann viele und sehr verschiedene Ursachen haben, wie z. B. die o. a. Darstellung des familiären Beziehungsgeflechts, innerhalb dessen Gewalthandlungen im Kontext häuslicher Pflege geschehen, zeigt. Weil in dieser Arbeit der Interaktive Charakter von Pflegebeziehungen im Vordergrund steht, wird hier der Fokus auf Ursachen gelegt, die wesentlich in gestörter Interaktion bzw. insbesondere im Verhalten der/des Pflegebedürftigen liegen.

Aussagen zu den Ursachen von Gewalt, die im Verhalten der/des Pflegebedürftigen liegen – in Bezug auf Pflegekräfte ambulanter Dienste -, trifft u. a. die Studie Kriminalitäts- und Gewalterfahrungen im Leben alter Menschen: „Die Analysen zeigten, dass das Vorkommen verbaler und physischer Übergriffe sowie sexueller Belästigung durch Pflegebedürftige die Wahrscheinlichkeit des Auftretens bedeutsamen Problemverhaltens bei Pflegekräften erhöht. Signifikante Effekte ergaben sich darüber hinaus auch für die *Häufigkeit* verbaler und sexueller Übergriffe; die Wahrscheinlichkeit bedeutsamen Problemverhaltens von Pflegekräften steigt also auch mit der Zahl der verbalen oder sexuellen Übergriffe."[166]

---

[166] Görgen, T./Rabold, S. (2009): Professionelle Pflege und ihre Schattenseiten: Befunde einer schriftlichen Befragung ambulanter Pflegekräfte, in: BMFSFJ (Hrsg.) (2009): Sicherer Hafen oder gefahrvolle Zone?

Abbildung 40: Quellen des Gewaltpotentials

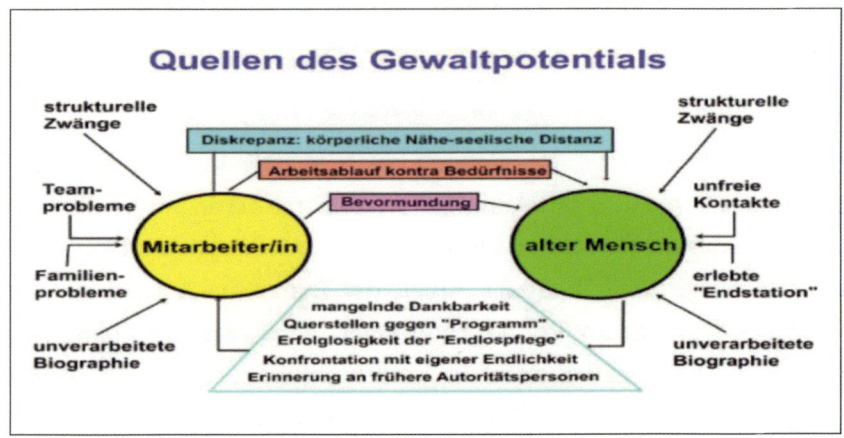

Quelle: Hirsch, R. D. (2009): Präventionsstrategien von Aggression und Gewalt in der Pflege - Präsentation des HSM-Vorsitzenden Prof. Dr. Hirsch, 04.03.2009, abgerufen unter: http://www.hsm-bonn.de/, 24.05.2009.

R. D. Hirsch führt im oben abgebildeten Schaubild sehr anschaulich vor Augen, welche Bedeutung bei der Entstehung von Gewalt die zwischenmenschliche Interaktion hat. Zwischen den handelnden Personen findet kein Austausch, kein Interaktionsprozess statt. Durch zahlreiche Faktoren wie Zwänge, unverarbeitete Biografie etc. beeinflusst, wirken beide jeweils einseitig auf den anderen ein, bzw. nehmen die Handlungen und Äußerungen des Gegenüber nur einseitig auf. Beiden mangelt es – zumindest im Rahmen der dargestellten Situation - offensichtlich an der kommunikativen Kompetenz, die Andere/den Anderen als Partner/in in einer gemeinsam zu gestaltenden Situation anzunehmen und in den Dialog zu treten. Dabei wird deutlich, dass bei beiden Beteiligten großer Handlungsbedarf besteht in Bezug auf Förderung der Empathie, der Impulskontrolle und der Widerstandsfähigkeit (Resilienz), aber auch in Bezug auf Schulung des Umgangs mit Ärger und Wut. Hier könnten Gewaltpräventionstrainings greifen, im

Rahmen derer Pflegekräfte, Angehörige, Ehrenamtliche und nicht zuletzt Pflegebedürftige Handlungskompetenz erwerben bzw. erweitern.

„Es ist notwendig, die Grenzen der eigenen Geduld wahrnehmen und erspüren zu können. Das bedeutet, sich rechtzeitig abzugrenzen, bevor es zur Eskalation kommt."[167]

---

[167] Bojack, B. (2001): Gewaltprävention. Altenpflege professionell, S. 171.

4. Situation und Belastungen der häuslichen Pflegearrangements

Das statistische Bundesamt beziffert für Dezember 2007 die Zahl der Pflegebedürftigen im Sinne des Pflegeversicherungsgesetzes in Deutschland mit knapp 2,3 Millionen Menschen. Mehr als 2/3 von Ihnen (68% = 1,54 Mio.) wurden zu Hause versorgt und gut 1 Million Menschen (1,03 Mio.) wurden ausschließlich durch Angehörige ohne Unterstützung durch Pflegedienste etc. gepflegt. Wie in der Vergangenheit findet die Pflege auch weiterhin zu weit überwiegenden Teilen zuhause statt, ohne dass ein Trend hin zu mehr Professionalisierung zu verzeichnen ist, und in den Pflegeheimen lebt weiterhin mit lediglich 32% (709 Tsd.) die deutliche Minderheit der Pflegebedürftigen. Die Steigerung der Zahl der Pflegebedürftigen beträgt gegenüber 2005 5,6% (118 Tsd. Personen) und gegenüber 1999 11,4% (231 Tsd. Personen).[168]

Die Prognosen der statistischen Ämter der Länder und des Bundes in Bezug auf die Entwicklung der Pflegebedürftigkeit – nach der Bereinigung hinsichtlich der Anzahl der über 90-Jährigen – gehen für das Jahr 2015 von knapp 2,7 Millionen und für das Jahr 2020 von gut 2,9 Millionen Pflegedürftigen aus. Das bedeutet eine Steigerung von mehr als einem Drittel in einem Zeitraum von 15 Jahren (2005 – 2020).[169]

Unter Berücksichtigung der Annahme, dass durch präventive Maßnahmen und medizinisch-technischen Fortschritt Pflegebedürftigkeit erst in einem höheren Lebensalter eintritt, werden immer noch 3.0 Millionen Pflegebedürftige für das Jahr 2020 geschätzt.[170]

---

[168] Vgl. Statistisches Bundesamt (2009): Pflegestatistik 2007.
[169] Vgl. Statistische Ämter des Bundes und der Länder (2008) (Hrsg.): Demografischer Wandel in Deutschland, Heft 2, Auswirkungen auf Krankenhausbehandlungen und Pflegebedürftige in Bund und Ländern, S. 18ff.
[170] Vgl. Statistisches Bundesamt (2009): Pflegestatistik 2007, S. 23ff.

Da der Anteil der zu Hause versorgten Pflegebedürftigen in den letzten Jahren nicht rückläufig war, ist davon auszugehen, dass die Feststellungen von Schneekloth & Wahl weiterhin Gültigkeit haben: „Insgesamt betrachtet ist häusliche Pflege keine mehr oder weniger kurze Episode, die nur bis zu einem bestimmten Grad von Pflegebedürftigkeit aufrechterhalten werden kann. Tatsächlich werden Pflegebedürftige über Jahre hinweg in der eigenen Häuslichkeit versorgt und betreut. Pflegebedürftige in Privathaushalten sind bereits seit im Mittel 8,2 Jahren auf Hilfeleistungen angewiesen. Es spricht von daher einiges dafür, Hilfe- und Pflegebedürftigkeit und eine damit einhergehende häusliche Betreuung für einen bestimmten Teil der Menschen, die das hohe Lebensalter erreichen, als Lebensform zu betrachten, die rein quantitativ vor dem Hintergrund der Effekte des demografischen Wandels in den nächsten Jahrzehnten noch weiter zunehmen wird."[171]

Familien pflegen ihre Angehörigen aller Schweregrade von Pflegebedürftigkeit, mit und ohne demenzielle Erkrankungen über einen sehr langen Zeitraum. Und angesichts der demografischen Entwicklung wird die schon heute große Bedeutung häuslicher Pflege durch Angehörige im Rahmen der gesellschaftlichen Aufgabe „Sorge um die Hilfe- und Pflegebedürftigen" in Zukunft noch erheblich wachsen. Daher ist es zwingend erforderlich, die häuslichen Pflegearrangements dauerhaft zu stabilisieren.

In diesem Zusammenhang stellt sich zunächst die Frage, wie häusliche Pflegearrangements beschaffen sind, welche Entwicklungen sie durchlaufen können und welche Faktoren die Pflegesituation gefährden, so dass häusliche Pflege an ihre Grenzen stößt.

---

[171] Schneekloth, U./Wahl, H.-W. (2005) (Hrsg.): Möglichkeiten und Grenzen selbständiger Lebensführung in privaten Haushalten, S. 229.

4.1. Der Prozesscharakter der Häuslichen Pflegearrangements

Pflege, das heißt die Sorge um und die Unterstützung von Pflegebedürftigen in Bezug auf ihre physischen, psychischen und sozialen Funktionen, ist ein dynamischer, „zwischenmenschlicher Beziehungsprozess",[172] der nicht unerheblich von kontextuellen Bedingungen beeinflusst wird und bei dem der Zeitfaktor eine wichtige Rolle spielt.

Die Entwicklung von Pflegebedürftigkeit innerhalb des komplexen Pflegegeschehens ist daher immer in Wechselwirkung mit unterschiedlichen Randbedingen bzw. deren Veränderung zu sehen. Schneekloth & Wahl führen in der Einführung zum Abschlussbericht der Studie „Möglichkeiten und Grenzen selbständiger Lebensführung in privaten Haushalten" (MUG III) als solche Randbedingungen an: „z. B. Verschlechterungen des gesundheitlichen Allgemeinzustands, Rehabilitationsangebote, neue Hilfsmittel, Neueröffnung einer Tagesklinik in der Nähe, Schließung des „Tante Emma Ladens" um die Ecke)"[173]

In Modifizierung der Abbildung des vierten Altenberichtes des BMFSFJ von 2002[174] stellen Schneekloth & Wahl diese Zusammenhänge in dem folgenden Rahmenmodell dar:

---

[172] Vgl. Grond, E. (2007): Gewalt gegen Pflegende, S. 96.
[173] Schneekloth, U./Wahl, H.-W. (2005) (Hrsg.): Möglichkeiten und Grenzen selbständiger Lebensführung in privaten Haushalten, S. 20f.
[174] Vgl. BMFSFJ (Hrsg.) (2002): Vierter Bericht zur Lage der älteren Generation in der Bundesrepublik Deutschland, S. 273.

Abbildung 41: Rahmenmodell von Hilfe- und Pflegebedürftigkeit

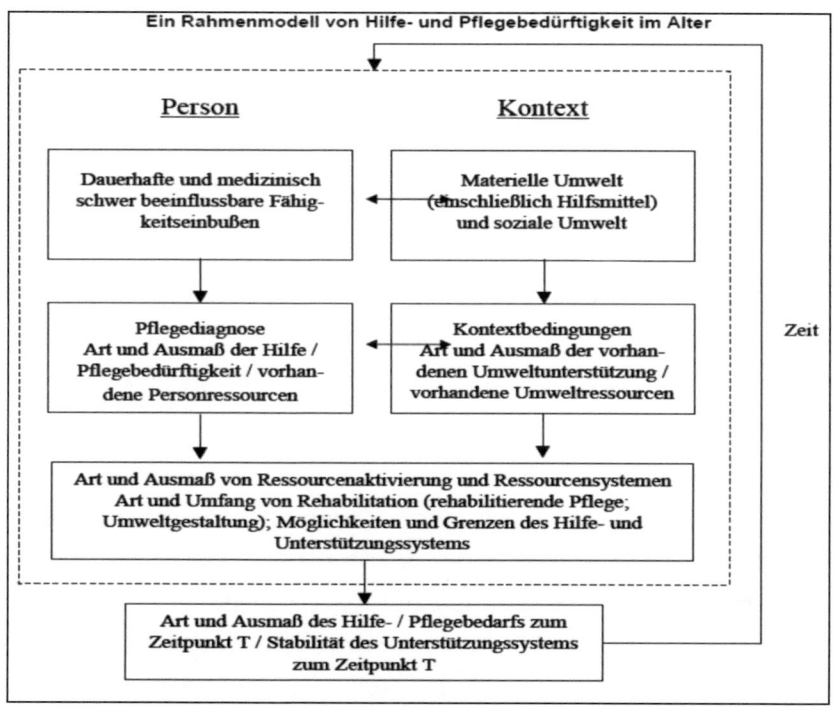

Quelle Schneekloth, U./Wahl, H.-W. (2005) (Hrsg.): Möglichkeiten und Grenzen selbständiger Lebensführung in privaten Haushalten, S. 20.

Dauerhafte und medizinisch schwer zu beeinflussende Fähigkeitseinbußen einer Person, die zu einer Pflegediagnose führen, stehen in Wechselwirkung mit der materiellen und sozialen Umwelt sowie der Art und dem Umfang der vorhanden Unterstützungsressourcen dieser Umwelt.

Art und Ausmaß der Aktivierung der Ressourcen sowohl der pflegebedürftigen Person als auch der Umwelt, der Rehabilitationserfolg und die Möglichkeiten und Grenzen des Hilfe- und Unterstützungssystems bestimmen über Art und Ausmaß des Hilfe- und Pflegebedarfs und die Stabilität des Unterstützungssystems zu einem bestimmten Zeitpunkt. Bei Änderungen innerhalb der Komponenten wird sich zu einem anderen Zeitpunkt ein anderer Pflegebedarf ergeben bzw. u.U. sich auch das Unterstützungssystem mehr oder weniger stabil als zum vorhergegangenen Zeitpunkt darstellen.[175]

Vor dem Hintergrund dieser Zusammenhänge beschreiben Schneekloth & Wahl verschiedene Konzeptionen für die Entwicklung von Pflegebedürftigkeit, von denen im Folgenden drei aufgrund ihrer Bedeutung für die Erklärung von Entstehung und Bewältigung von Konflikten und Gewalt in häuslichen Pflegesituationen kurz vorgestellt werden sollen:

4.1.1. Die Erfahrung von Hilfe- und Pflegebedürftigkeit als Lebenskrise

Dieser Erklärungsansatz geht davon aus, dass Pflegebedürftigkeit sowohl von den Betroffenen selbst als auch von ihrer Umwelt als krisenhafte Entwicklung angesehen wird, die alle Beteiligten bis an ihre Grenzen fordert. Und zwar zum einen fordert, weil der Ausgang dieser Krise offen ist und i.d.R. die bewährten Lebensbewältigungsstrategien nicht mehr greifen - dies haben laut Schneekloth & Wahl Kruse[176] und Wahl & Kruse[177] beschrieben -, und zum anderen fordert, weil der mit der Pflegebedürftigkeit einhergehende Verlust selbstständiger Lebensführung einen grundlegenden Stressor darstellt. Entscheidend für die weitere Entwicklung der Pflegesituation ist „das Akzeptieren der

---

[175] Vgl. BMFSFJ (Hrsg.) (2002): Vierter Bericht zur Lage der älteren Generation in der Bundesrepublik Deutschland, S. 273.
[176] Vgl. Kruse, A. (1987): Kompetenz bei chronischer Krankheit im Alter, Zeitschrift für Gerontologie, 20.
[177] Vgl. Wahl, H.-W./Kruse, A. (1999): IV. Aufgaben, Belastungen und Grenzsituationen im Alter, Gesamtdiskussion. Zeitschrift für Gerontologie und Geriatrie, 32.

eingetretenen Einschränkungen und die Suche nach neuen Lebensperspektiven."[178]

Eine besondere Herausforderung ist die psychische Bewältigung einer Pflegebeziehung im Zusammenhang mit einer demenziellen Erkrankung. Schneekloth und Wahl sehen als Schlüssel zu einer gelingenden Pflege, „ob es gelingt, trotz der eingetretenen Veränderungen und Lebensqualitätsverluste die ‚Biografie-Ressource' des gelebten Lebens der Betroffenen in die Gegenwart des sozialen Miteinanders einzubringen und als eine Basis des nun notwendigen ‚Ertragens' zu nutzen".[179]

4.1.2. Modell des Lebenslageansatzes

Dieser stark sozialwissenschaftlich argumentierende Ansatz zielt darauf ab, dass auch bei Pflegebedürftigkeit die Möglichkeit eines Menschen in Bezug auf Erlangung von Wohlbefinden und Umsetzung von Lebenszielen sehr stark von Einkommen und Bildung, aber auch von Geschlecht, regionaler Herkunft, gesundheitlicher Situation und Wohnqualität bestimmt wird. Dieses Konzept wurde 1966 von Weisser eingeführt. Backes & Clemens,[180] Naegele[181] und Wahl & Maier[182] haben

---

[178] Kruse, A. (1987): Kompetenz bei chronischer Krankheit im Alter. Zeitschrift für Gerontologie, 20; vgl. Schneekloth, U./Wahl, H.-W. (2005) (Hrsg.): Möglichkeiten und Grenzen selbständiger Lebensführung in privaten Haushalten, S. 21.

[179] Schneekloth, U./Wahl, H.-W. (2005) (Hrsg.): Möglichkeiten und Grenzen selbständiger Lebensführung in privaten Haushalten, S. 22.

[180] Vgl. Backes, G. M./Clemens, W. (1998): Lebensphase Alter.

[181] Vgl. Naegele, G. (1999): Soziale Ungleichheit als Gegenstand interdisziplinärer Forschung in Deutschland - zur Erinnerung an Margret Dieck, in: Naegele, G./Schütz, R. M. (Hrsg.): Soziale Gerontologie und Sozialpolitik für ältere Menschen.

[182] Vgl. Wahl, H.-W./Maier, G. (2001): Altwerden als Frau – psychosoziale Aspekte, in: Franke, A./Kämmerer, A. (Hrsg.): Klinische Psychologie der Frau.

auch eine Genderperspektive auf die Hilfe- und Pflegebedürftigkeit eingenommen.[183]

4.1.3. Modell der Belastung pflegender Angehöriger

Dieses Modell beschäftigt sich, anders als die übrigen, nicht primär mit den Pflegebedürftigen selbst, sondern hat die Folgen von Pflegebedürftigkeit für die pflegenden Angehörigen im Focus. „Ausgangsüberlegung ist hierbei insbesondere, dass – auch bei aller Anerkennung der Leistungen familiärer Pflege – diese Hilfe- und Pflegeleistungen gleichzeitig als Stressoren zu betrachten sind, mit potenziell negativen Folgen auf das Wohlbefinden und die Gesundheit der pflegenden Angehörigen."[184]

Schneekloth & Wahl heben hervor, dass das Erleben der eigenen Ressourcen einen wesentlichen Faktor in Bezug auf die Bewertung der Pflegesituation darstellt und beziehen sich dabei auf anerkannte Modelle zu Stresserfahrungen von pflegenden Angehörigen, wie die von Gatz, Bengtson & Blum[185] und Pearlin, Aneshensel, Mullan & Whitlatch[186].[187]

---

[183] Vgl. Wahl, H.-W./Maier, G. (2001): Altwerden als Frau – psychosoziale Aspekte, in: Franke, A./Kämmerer, A. (Hrsg.): Klinische Psychologie der Frau, S. 25.

[184] Vgl. Schneekloth, U./Wahl, H.-W. (2005) (Hrsg.): Möglichkeiten und Grenzen selbständiger Lebensführung in privaten Haushalten, S. 25; Holz, P. (2000): Pflegende Angehörige, in: Wahl, H.-W./Tesch-Römer, C. (Hrsg.): Angewandte Gerontologie in Schlüsselbegriffen; Pinquart, M./Sörensen, S. (2003): Predictors of caregiver burden and depressive mood: A meta-analysis, Journal of Gerontology, Psychological Sciences, 58.

[185] Vgl. Gatz, M./Bengtson, V. L./Blum, M. J. (1990): Caregiving families, in: Birren, J. E./Schaie, K. W. (Hrsg.): Handbook of the psychology of aging.

[186] Vgl. Pearlin, L. I./Aneshensel, C. S./Mullan, J. T./Whitlatch, C. J. (1996): Caregiving and its social support, in: Binstock, R. H./George, L. K. (Hrsg.): Handbook of aging and the social sciences.

[187] Vgl. Schneekloth, U./Wahl, H.-W. (2005) (Hrsg.): Möglichkeiten und Grenzen selbständiger Lebensführung in privaten Haushalten, S. 26.

4.1.4. Implikationen für Gewaltprävention

Die dargestellten Vorstellungen von Pflegebedürftigkeit eröffnen den Blick auf die Vielschichtigkeit von Pflegeprozessen und auch auf die mit diesem Geschehen verbundenen Einschränkungen und krisenhaften psychischen Erfahrungen Pflegebedürftiger und ihrer Pflegepersonen/Angehörigen. Dabei „wird vor allem anhand von Konzeptionen zu den Stresserfahrungen von pflegenden Angehörigen deutlich, dass die Stabilität von Versorgungs- und Unterstützungssystemen bei Hilfe- und Pflegebedarf vielfachen Gefährdungen ausgesetzt ist, auch wenn in den meisten Fällen die psychischen und familiären Bewältigungsressourcen relativ gut zu greifen scheinen."[188]

Zu beachten sind hier insbesondere die möglichen Belastungen durch die nicht bekannte Dauer der Pflege und durch die Pflege demenziell erkrankter Menschen.

Wichtig für die Wirksamkeit von Gewaltpräventionskonzepten ist auch die Belastung der Hauptpflegeperson, denn Familien sind labile Systeme, die sowohl Ursprung von Ressourcen als auch von Belastungen sein können.[189] Die Überlastung der Hauptpflegeperson stellt das größte Problem häuslicher Pflege dar.

4.2. Belastungen der Pflegenden innerhalb der häuslichen Pflegearrangements

Im Rahmen dieser Arbeit wird der Fokus auf den Schutz der Pflegenden gelegt. M.E. kann der Schutz der Pflegenden im Umgang mit Gewalt in besonderem Maße auch dem Schutz der alten Menschen dienen, denn häufig sind Pflegende insbesondere mit dem bei der häuslichen Pflege von Menschen mit kognitiven, psychischen, seelischen

---

[188] Schneekloth, U./Wahl, H.-W. (2005) (Hrsg.): Möglichkeiten und Grenzen selbständiger Lebensführung in privaten Haushalten, S. 28.
[189] Vgl. Brendebach, C. (2000): Gewalt gegen alte Menschen in der Familie, Ergebnisse einer Studie der „Bonner Initiative gegen Gewalt im Alter", S. 12.

Auffälligkeiten/Beeinträchtigungen wie Demenz, Traumata, Hirnorganische Syndrome, depressive Störungen, Belastung durch Multimorbidität etc. erforderlichen hohen Maß an Empathie, Impulskontrolle und Umgang mit Ärger und Wut überfordert. Sie empfinden Ohnmacht und Hilflosigkeit, haben keine Macht, der Situation Herrin/Herr zu werden, sondern erleben sich fremdbestimmt. Die oft empfundene Ausweglosigkeit der Situation lässt die Pflegenden Gewalt in sehr subtiler Form erfahren.

4.2.1. Belastungen pflegender Angehöriger

Die häusliche Pflege stellt auch im Falle einer demenziellen Erkrankung kein Übergangsstadium zu einer baldigen stationären Unterbringung dar. Dabei „bestätigt sich in MuG III der in der internationalen Literatur vielfach belegte Befund, dass die Belastungen der familiären Pflege bei der Versorgung eines demenziell erkrankten Angehörigen besonders hoch sind."[190]

Die Ergebnisse einer Meta-Analyse von insgesamt 228 Studien (Pinquart & Sörensen[191]), die sowohl Pflegebedürftige mit demenzieller Erkrankung als auch ohne umfasste, „zeigen, dass Problemverhaltensweisen der zu Pflegenden, wie sie häufig bei Demenzkranken auftreten, relativ betrachtet, die stärksten Zusammenhänge zu Belastungen und zu Depressivität der Pflegenden aufwiesen. Die Intensität der notwendigen Pflege und die Art und Schwere der physischen Beeinträchtigungen hingen nur bei den Pflegenden von nicht an Demenz Erkrankten mit deren Belastungen zusammen."[192]

---

[190] Schneekloth, U./Wahl, H.-W. (2005) (Hrsg.): Möglichkeiten und Grenzen selbständiger Lebensführung in privaten Haushalten, S. 243.
[191] Vgl. Pinquart, M./Sörensen, S. (2003): Predictors of caregiver burden and depressive mood: A meta-analysis, Journal of Gerontology, Psychological Sciences, 58.
[192] Schneekloth, U./Wahl, H.-W. (2005) (Hrsg.): Möglichkeiten und Grenzen selbständiger Lebensführung in privaten Haushalten, S. 40.

Die Beweggründe zur Pflegeübernahme liefern keine Hinweise für mögliche Überforderung, so die Feststellungen im Rahmen des Projekts EUROFAMCARE.[193]

Als Belastung können pflegende Angehörige die Pflege empfinden, wenn die pflegebedingte Machtverschiebung bzw. Machtumkehr nicht von allen Beteiligten akzeptiert und mit getragen wird. Bruder spricht im Zusammenhang mit der Elternpflege von der Notwendigkeit „Filialer Reife".[194] „Anhand der positiven Dimension Persönliche Weiterentwicklung durch die Pflege wird deutlich, dass die Angehörigen mit zunehmender Schwere der Erkrankung des Pflegebedürftigen an sich selbst Entwicklungsschritte im Sinne eines individuellen Reifungsprozesses wahrnehmen. Familiäre Rollenkonflikte werden im mittleren und späten Krankheitsstadium des Pflegebedürftigen deutlicher wahrgenommen als zu Beginn der Erkrankung."[195]

Schneekloth & Wahl stellen fest, dass sich fehlende familiäre Unterstützungsnetzwerke und „die Betreuung und Versorgung von Hilfe- oder Pflegebedürftigen mit psychischen Störungen und einem entsprechendem nächtlichem Hilfebedarf als potenzielle Grenze der häuslichen Pflege identifizieren" lassen.[196]

Als objektiv wahrzunehmende Prädikatoren für hochbelastete Pflegearrangements haben Schneekloth & Wahl 5 Merkmale herausgearbeitet:

---

[193] Vgl. Kofahl, C. (2008): Motive von Angehörigen, ihre älteren Familienmitglieder zu betreuen: Ergebnisse aus dem europäischen Forschungsprojekt EUROFAMCARE, in: Zank, S./Hedtke-Becker, A. (Hrsg.): Generationen in Familie und Gesellschaft im demographischen Wandel, S. 130ff.
[194] Vgl. Bruder, J. (1988): Filiale Reife – ein wichtiges Konzept für die familiäre Versorgung kranker, insbesondere dementer alter Menschen, in: Zeitschrift für Gerontopsychologie und -psychiatrie, Heft 1. X.
[195] Zank, S./Schacke, C. (2004):Projekt Längsschnittstudie zur Belastung pflegender Angehöriger von demenziell erkrankten, S. 64.
[196] Vgl. Schneekloth, U./Wahl, H.-W. (2005) (Hrsg.): Möglichkeiten und Grenzen selbständiger Lebensführung in privaten Haushalten, S. 88.

Abbildung 42: Was charakterisiert hochbelastete Pflegearrangements

```
Was charakterisiert hochbelastete Pflegearrangements
Ergebnisse einer multivariaten statistischen Analyse
- Leistungsbezieher der Pflegeversicherung in Privathaushalten zum Jahresende 2002 (in %)

Signifikante Prädikatoren

• Betreuung von kognitiv beeinträchtigten Pflegebedürftigen mit nächtlichem Hilfebedarf

• Hohe Pflegestufe (Stufe 3)

• Defizite in der Hilfsmittelversorgung

• „Rund um die Uhr" Verfügbarkeit der Hauptpflegeperson

• Fortsetzung einer Erwerbstätigkeit bei der Hauptpflegeperson (insb. bei männlicher HPP)

Nicht signifikant sind hingegen

• Alter und Geschlecht der pflegebedürftigen Person

• Haushaltseinkommen, soziale Schicht und „Bildungsmilieu"

• regionale Faktoren (Ost/West bzw. Stadt/Land)
```
TNS Infratest Repräsentativerhebung 2002

Quelle: Schneekloth, U./Wahl, H.-W. (2005) (Hrsg.): Möglichkeiten und Grenzen selbständiger Lebensführung in privaten Haushalten, S. 88.

In Gegenüberstellung zu den o.a. ‚objektiven' Charakteristika belasteter Pflegearrangements enthalten die subjektiv empfundenen Belastungen völlig andere Merkmale. Auffällig ist, dass im Unterschied zur objektiven Einschätzung bei der subjektiven Beurteilung das weibliche Geschlecht der Hauptpflegeperson doch eine deutliche Rolle spielt.

Abbildung 43: Einfluss von Merkmalen der Hauptpflegeperson und der hilfsbedürftigen Person

---

Einfluss von Merkmalen der Hauptpflegeperson und der hilfsbedürftigen Person auf die subjektive Belastung (HPS): Ergebnisse multipler linearer Regressionsanalysen

Signifikante Prädiktoren einer höheren subjektiven Belastung der Hauptpflegeperson

- weibliches Geschlecht der Hauptpflegeperson
- keine private Pflegeerfahrung (durch frühere Pflege eines Angehörigen)
- keine/geringe wahrgenommene Unterstützung in der Rolle des/der Pflegenden
- Einstellung, dass Pflege sich nicht lohnt
- zunehmende Ausprägung der nicht-kognitiven Symptome der zu pflegenden Person (NPI-Score)
- zunehmende Beeinträchtigungen in den Aktivitäten des alltäglichen Lebens der zu pflegenden Person (ADL/IADL- Gesamtscore)

Nicht signifikant waren

- Einbezug professioneller Dienste in die Pflege
- Alter der pflegenden Person oder Einschränkungen in der Erwerbstätigkeit
- Hauptpflegeperson ist Ehepartner der zu pflegenden Person
- Austausch mit professionellen Pflegekräften
- Gehunfähigkeit der zu pflegenden Person
- Pflegedauer
- Bildungsgrad der HPP

Quelle: Schneekloth, U./Wahl, H.-W. (2005) (Hrsg.): Möglichkeiten und Grenzen selbständiger Lebensführung in privaten Haushalten, S. 88.

In Bezug auf die unterschiedliche Wahrnehmung der Belastungen lässt sich mit Zank & Schacke feststellen:

„Die Betrachtung der einzelnen Subgruppen von Pflegenden zeigt, dass Belastungsunterschiede nicht genereller Natur sind, sondern selektiv für einzelne Belastungsdimensionen gelten. Bei weitgehend vergleichbaren objektiven Anforderungen zeigen sich Frauen subjektiv stärker belastet durch persönliche Einschränkungen, den Mangel an sozialer Anerkennung und familiäre Rollenkonflikte. Die letzten beiden Aspekte spiegeln möglicherweise objektive gesellschaftliche Gegebenheiten wider. Im Gegensatz zu Frauen, für die die Pflege- und Betreuungsrolle als selbstverständlich gilt, erfahren Männer für die

Übernahme der Pflege besondere Anerkennung (z. B. Yee & Schulz[197])."[198]

Schneekloth & Wahl sehen vor diesem Hintergrund erheblichen Handlungsbedarf, die privaten Hilfe- und Pflegearrangements zu unterstützen und zu stabilisieren.[199]

„So zeigen pflegende Angehörige im Vergleich zu nicht pflegenden Personen vermehrt depressive Verstimmungen, die klinisch bedeutsam werden können, gesteigerte Ängstlichkeit und Feindseligkeit sowie ein geringeres Ausmaß an Lebenszufriedenheit.[200] Die nächtliche Pflege verursacht Schlafstörungen, so dass pflegende Angehörige eine Hochrisikogruppe für Erschöpfung, Schlaf- und Appetitstörungen sind."[201]

4.2.2. Belastungen von Pflegekräften ambulanter Pflegedienste

Von den 20% Aussteigerinnen und Aussteigern aus dem Pflegeberuf ist die Mehrheit zwischen 25 und 30 Jahren alt und Fachpflegekraft. Entgegen der Eigenwahrnehmung, dass Pflegekräfte ein schlechtes Image haben, genießt die Krankenpflegekraft gleich nach dem Arzt, der Ärztin das höchste Ansehen in der deutschen Öffentlichkeit. Bei der Einschätzung des Ansehens in der Bevölkerung könnte die Eigen-

---

[197] Vgl. Yee, J. L./Schulz, R. (2000): Gender Differences in psychiatric morbidity among family caregivers: A review and analysis, The Gerontologist, 40.
[198] Zank, S./Schacke, C. (2004):Projekt Längsschnittstudie zur Belastung pflegender Angehöriger von demenziell erkrankten, S. 66.
[199] Vgl. Schneekloth, U./Wahl, H.-W. (2005) (Hrsg.): Möglichkeiten und Grenzen selbständiger Lebensführung in privaten Haushalten.
[200] Vgl. Alspaugh, M. E. L./Stephens, M. A. P./Townsend, A. L./Zarit, S. H./Greene, R. (1999): Longitudinal patterns of risk for depression in dementia caregivers; Anthony Bergstone, C. R./Zarit, S. H./Gatz, M. (1988): Symptoms of psychological distress among caregivers of dementia patients, Psychology and Aging, 3; Kiecolt-Glaser, J. K./Glaser, R./Shuttleworth, E. C./Ogrocki, P./Speicher, C. E. (1987): Chronic stress and immunity in family caregivers of Alzheimer´s disease victims, Psychosomatic Medicine, 49.
[201] Zank, S./Schacke, C. (2004):Projekt Längsschnittstudie zur Belastung pflegender Angehöriger von demenziell erkrankten, S. 13.

wahrnehmung der Qualität der eigenen Arbeit ausschlaggebend sein.[202] Interessant sind in diesem Zusammenhang die Auswirkungen des Umgangs mit „unkooperativen" und mit „aggressiven" Patienten im Vergleich zum Umgang mit Krankheit und Leiden, mit Sterben und Tod auf Gesundheit, Arbeitszufriedenheit, Burn-out und den Wunsch, die Pflege zu verlassen. Europäische Vergleichsstudien haben ergeben, dass sich der Umgang mit Krankheit und Leiden, mit Sterben und Tod nicht so negativ auf die Pflegekräfte auswirkt wie der Umgang mit unkooperativen und/oder aggressiven Patientinnen/Patienten.[203] Die Autoren folgern, dass Pflegekräften bei der Berufswahl bewusst ist, dass ihr Arbeitsalltag von Krankheit, Leiden, Sterben und Tod begleitet wird, dass sie sich aber keineswegs darüber bewusst sind, dass sie auch Gewalt ausgesetzt sein werden. Hier wird deutlich, dass die Fachpflegekräfte in der Ausbildung neben dem medizinischen Fachwissen auch interaktive Handlungskompetenz erwerben müssen, denn die „Notwendigkeit von Aushandlungsprozessen im pflegerischen Handeln ist unbestritten, jedoch scheint es an den notwendigen Kompetenzen und Reflexionsmöglichkeiten zu fehlen, die Schwierigkeiten dieser Prozesse zu handhaben."[204] Abschließend treffen die Autoren aber eine für die Perspektive häuslicher Pflege sehr wichtige Feststellung: „Trotz des Umstandes, dass ca. ein Fünftel der Pflegekräfte in Deutschland die Absicht hat, die Pflege zu verlassen, muss die Tatsa-

---

[202] Vgl. Büscher, A./Tackenberg, P./Simon, M. (2008): Arbeitssituation und Ausstiegsabsicht in der Pflege – die europäische Perspektive der NEXT-Studie, in: Zank, S./Hedtke-Becker, A. (Hrsg.): Generationen in Familie und Gesellschaft im demographischen Wandel, S. 177.

[203] Vgl. Büscher, A./Tackenberg, P./Simon, M. (2008): Arbeitssituation und Ausstiegsabsicht in der Pflege – die europäische Perspektive der NEXT-Studie, in: Zank, S./Hedtke-Becker, A. (Hrsg.): Generationen in Familie und Gesellschaft im demographischen Wandel, S. 177.

[204] Vgl. Büscher, A./Tackenberg, P./Simon, M. (2008): Arbeitssituation und Ausstiegsabsicht in der Pflege – die europäische Perspektive der NEXT-Studie, in: Zank, S./Hedtke-Becker, A. (Hrsg.): Generationen in Familie und Gesellschaft im demographischen Wandel, S. 177.

che, dass der überwiegende Anteil diese Absicht nicht hat, als Ressource gewertet werden. Es zeigt sich, dass die Pflegenden eine sehr motivierte Berufsgruppe darstellen, die eine hohe Verbundenheit mit dem Beruf aufweisen und dementsprechend dem Beruf treu bleiben möchten."[205]

Schlussfolgerung: Mit den Pflegekräften kann man Pflegekonzepte aufbauen, wenn sie für die bevorstehenden Aufgaben gut gerüstet sind.

Im Folgenden einige Beispiele aus einem Pflegedienst im Landkreis Soltau-Fallingbostel, anhand derer exemplarisch gezeigt werden soll, dass die Anforderungen an Pflegekräfte sehr viel interaktive Kompetenzen verlangen, die ihnen aber in ihrer Ausbildung nicht vermittelt worden sind.

Fallbeispiel 1: Pflegekraft als Beobachterin/Beobachter von Gewalt

Im Verlaufe einer Fallbesprechung während einer Dienstbesprechung eines ambulanten Pflegedienstes wird das Pflegearrangement um eine neu aufgenommene, 82-Jährige, demente, herzkranke und stark untergewichtige Patientin erörtert. Aus Sicht der Pflegekräfte stellt sich die Situation als Gewalt gegen die alte Dame in Form von Vernachlässigung dar. Die Pflegekräfte erleben die Patientin nicht hinreichend ernährt und finden morgens häufig das Abendessen noch unberührt auf dem Tisch vor, so dass sie den Eindruck haben, es sorgt niemand dafür, dass die Patientin isst. Auch dass sie an den Wochenenden die Enkelsöhne schlafend und nach Alkohol riechend vorfinden, bestärkt die Pflegekräfte in ihrer Annahme, dass die Pflegebedürftige vor weiterer Gewaltanwendung durch die Angehörigen zu schützen ist. Die Pflege-

---

[205] Büscher, A./Tackenberg, P./Simon, M. (2008): Arbeitssituation und Ausstiegsabsicht in der Pflege – die europäische Perspektive der NEXT-Studie, in: Zank, S./Hedtke-Becker, A. (Hrsg.): Generationen in Familie und Gesellschaft im demographischen Wandel, S. 177.

kräfte wissen von der Tochter, dass die Mutter sie zeitlebens abgelehnt hat und vermuten, dass die Tochter sich nun rächt.

Die Pflegedienstleiterin informiert die Pflegekräfte dahingehend, dass die Tochter für die Mutter eine kleine Wohnung gegenüber der eigenen Wohnung angemietet hat, als diese pflegebedürftig wurde. Die Enkelsöhne schlafen abwechselnd in der Wohnküche der Großmutter auf der Schlafcouch, um reagieren zu können, falls der Großmutter etwas zustößt. Die Tochter arbeitet täglich an zwei Arbeitsstellen als Reinigungskraft. Bevor sie morgens zur Arbeit geht, richtet sie das Frühstück für die Mutter, im Anschluss an die erste Tätigkeit das Mittagessen und nach der zweiten das Abendessen. Weil die Patientin die Tochter massiv ablehnt und sich weigert, sich von ihr berühren zu lassen, übernimmt der Schwiegersohn, der als Nachtwächter arbeitet, morgens und abends das An- und Ausziehen der Stützstrümpfe.

Der Pflegedienst, der vorher mit der Pflege betraut war, hat, ohne die Tochter zu informieren, den Medizinischen Dienst der Krankenkassen und das Gesundheitsamt eingeschaltet, weil die Pflegekräfte ebenfalls Gewalt gegen Pflegebedürftige vermuteten. Es wurde festgestellt, dass alles in Ordnung war.

Nachdem die Pflegedienstleiterin über die Hintergründe und Zusammenhänge informiert hat, gestaltet sich die Pflege jetzt, einige Wochen nach der Dienstbesprechung, deutlich entspannter. Die pflegende Tochter empfindet sich durch den Pflegedienst, dem sie vertraut, entlastet.

Die Pflegekräfte benötigen kommunikative Kompetenz, um solch komplexe Geschehen wie ein Setting, in dem eigentlich nichts funktionieren dürfte, als trotzdem funktionierend erkennen zu können.

Es stellt sich auch die Frage, warum hier Pflege funktioniert. Trotz extremer Belastung durch eigene Berufstätigkeit, Familie, Pflege, Ablehnung durch die Mutter, z. T. auch Unverständnis und Ablehnung seitens der Pflegekräfte, bis hin zu ungerechtfertigten Verdächtigungen, bewältigt die Tochter mit Unterstützung der Familie seit längerer Zeit eine hoch belastete Pflegeaufgabe. (vgl. 6.2. und 5.4.)

Fallbeispiel 2: Pflegekraft als Betroffene/Betroffener und Beobachterin/ Beobachter von Gewalt

Eine weitere Fallbesprechung hat die Pflegesituation um einen 65-Jährigen Patienten zum Thema, der sich nach Amputation nunmehr des zweiten Unterschenkels nicht an die ärztlichen Anweisungen hält und die Pflegekräfte und seine ihn betreuenden Schwestern z. T. auf übelste Weise beschimpft und beleidigt. In Abwesenheit seiner Schwestern spricht er aber nur lobend über beide. Die ständigen Beleidigungen belasten seine Schwestern sehr.

Die Pflegekräfte weigern sich z. T., ihn zu versorgen, weil sie seine Beleidigungen nicht ertragen können und weil sie nicht damit umgehen können, ihm nichts recht machen zu können. Auch der Patient lehnt immer wieder Pflegekräfte ab. So durften ihn vor dem letzten Krankenhausaufenthalt nur noch zwei Pflegekräfte versorgen, alle anderen hat er abgelehnt.

Der Pflegedienst hatte zunächst aufgrund der schlechten Erfahrungen gezögert, den Patienten wieder in die Versorgung aufzunehmen, da schon im Vorfeld der möglichen Wiederaufnahme etliche Pflegekräfte signalisiert hatten, die Versorgung ablehnen zu wollen.

Der Patient zeigt starke Stimmungsschwankungen, ist depressiv und sehr ruppig. Wenn er über seine Probleme berichtet, weint er. Bis zu ihrem Tod vor einiger Zeit hat er seine Mutter gepflegt, deren damaliger Krankheitsverlauf sich nahezu gleich seinem heutigen gestaltete. Nach der Entlassung aus der Reha wirkte der Patient zunächst gefestigter, fiel aber schon bald in die Verhaltensweisen vor dem Krankenhausaufenthalt zurück.

Er wurde darüber aufgeklärt, dass die Pflegekräfte häufiger wechseln werden. Die somatische Versorgung ist gewährleistet, aufgrund der gestörten Kommunikation findet aber keine Interaktion und somit kein wirklich gelingender Pflegeprozess statt, so dass sich dies Pflegearrangement für alle am Prozess Beteiligten als sehr unbefriedigend darstellt.

Die Unfähigkeit des Patienten, seine aggressiven Impulse zu kontrollieren, beherrscht diese Pflegesituation. Angehörige und Pflegekräfte stehen den Ausbrüchen des Patienten hilflos gegenüber.

Dies Beispiel zeigt, dass auch für Pflegebedürftige Gewaltpräventionsschulung sinnvoll ist. Wenn diesem Patienten nicht bewusst wird, dass sein Umgang mit Ärger und Wut die Pflege aufs Äußerste gefährdet, und wenn er sein Verhalten nicht entsprechend ändern lernt, ist dies Pflegesetting zum Scheitern verurteilt.

Für die Angehörigen ist wichtig, Handlungskompetenz zu erwerben, um die Opferrolle verlassen zu können. Die Pflegekräfte sollten geschult werden, die Angehörigen in diesem Prozess unterstützen zu können.

Fallbeispiel III: Pflegekraft als Betroffene von Gewalt

Die dritte Fallbesprechung hatte einen Patienten mit einem nicht weiter therapierbaren Colon-Karzinom zum Thema. Der Patient ist 61 Jahre alt, Analphabet und weist leichte geistige Einschränkungen auf.

Er lebt seit dem Tod der Mutter vor 2 Jahren allein. Bis dahin hatte ihn die Mutter versorgt, jetzt kümmert sich sein Bruder um ihn. Nach Aussage des Bruders geht es dem Patienten seit dem Tod der Mutter psychisch immer schlechter.

Der Patient belästigt einige Pflegekräfte sexuell, will sie anfassen. Oft steht er sehr dicht hinter ihnen. Darauf hingewiesen, dass er derartige

Belästigungen unterlassen soll, reagiert er mit Unverständnis. Die Pflegekraft solle sich doch nicht so haben, er wolle sie doch nur streicheln.

Pflegekräfte, die sich massiv gegenüber seinen Übergriffsversuchen zur Wehr gesetzt haben, belästigt er anschließend nicht mehr, andere müssen aus der Versorgung herausgenommen werden, weil der Patient seine Übergriffsversuche nicht unterlässt.

Durch Gewaltpräventionstraining können die Pflegekräfte Verhaltensweisen erlernen, die sie befähigen, keine Opferrolle einzunehmen. Auch der zu Pflegende könnte an seinem Verhalten arbeiten. Verhaltenstraining zeigt schon bei Kindern im Vorschulalter Wirkung, so dass auch bei Erwachsenen mit leichten kognitiven Einschränkungen Erfolge erhofft werden können.

4.2.3. Schlussfolgerungen aus den Fallbeispielen

Die in den Fallbeispielen aufgeführten Szenarien überfordern die Pflegekräfte, weil sie Anforderungen stellen, für die sie bisher nicht die erforderlichen Kompetenzen erwerben konnten. Im Rahmen von Schulungen sollten zukünftig den Pflegekräften kommunikative und interaktive Kompetenzen vermittelt werden, damit sie als Betroffene/Betroffener, und als Beobachterin/Beobachter von Gewalt angemessen agieren können (vgl. 6.2.).

Aber auch Angehörige und Pflegebedürftige bedürfen im Hinblick auf diese Kompetenzen der Schulung, damit sie innerhalb des komplexen Geflechts der Nahraumbeziehungen (vgl. 3. Modell innerfamiliäre Gewalt) auch ihren Teil dazu beitragen können, dass Gewalt möglichst vermieden wird. So könnten sich die Beziehungen stabilisieren und für alle Beteiligten zufrieden stellend gestalten; die Pflege würde gesichert.

5. Gewaltprävention als ein Mittel zur Sicherung der häuslichen Pflege

Die tägliche Praxis der beiden Pflegedienste hier bestätigt immer wieder neu die Feststellung: „Häufig fehlen sinnvolle Strategien der Problem- und Konfliktbewältigung innerhalb der Familie, so dass zwischenmenschliche Konflikte durch Aggressivität, Misshandlung oder Flucht (Vernachlässigung) gelöst werden."[206] Diese Feststellung liefert den Ansatz für Gewaltpräventionskonzepte.

5.1. Definition und Verwendung des Begriffs Gewaltprävention

Prävention bedeutet laut Brockhaus Vorbeugung, Verhütung, präventive Maßnahmen kommen einer unerwünschten Entwicklung zuvor, bzw. beugen ihr vor, verhüten sie.

Vielfach unterscheiden Medizin und andere Disziplinen vorwiegend anhand des Zeitpunktes der Maßnahmen im Geschehensablauf zwischen primärer, sekundärer und tertiärer Prävention. Primäre Prävention bezeichnet Maßnahmen, die vor Beginn der unerwünschten Entwicklung einsetzen, die sekundäre Prävention greift in das Geschehen ein, die tertiäre danach. Allen drei Präventionsformen ist die Ausrichtung auf die Zukunft gemeinsam, denn auch die sekundäre und tertiäre Prävention haben außer der Beendigung des Ereignisses und außer Rehabilitationsmaßnahmen zum Ziel, die unerwünschte Entwicklung zukünftig zu vermeiden.[207]

Grundlegende Voraussetzung jeder Prävention ist die Kenntnis über Ursache-Wirkungs-Zusammenhänge bzw. Vermutungen darüber:

---

[206] Bojack, B. (2001): Gewaltprävention, S. 70.
[207] Vgl. Görgen, T./Nägele, B. (1999): Präventions- und Interventionskonzepte: Zur Problematik der Gewalt gegen ältere Menschen im persönlichen Nahraum, in: Hirsch, R. D./Kranzhoff, E. (1999) (Hrsg.): Prävention von Gewalt gegen alte Menschen: Im häuslichen Bereich und in Einrichtungen, S. 14.

„Gewalt vorbeugen bedeutet, Pflegende vor Gewalt zu schützen und gleichermaßen gilt es, pflegebedürftige alte Menschen vor Gewalt zu bewahren. Prävention schließt deshalb ein, Gefahren und deren Ursachen zu kennen."[208]

5.2. Erklärungsansätze zur Gewalt in häuslichen Pflegebeziehungen

Görgen & Nägele setzen sich mit den ihrer Auffassung nach erkennbaren vier wesentlichen Ansätzen zur Erklärung von Gewalt im Kontext häuslicher Pflegebeziehungen auseinander. Diese Ansätze haben im Fokus: 1) den Pflegestress durch die mit der häuslichen Pflege einhergehenden Belastungen, 2) Faktoren der Täterpersönlichkeit, 3) Transgenerationale Gewalt, 4) Gewalt gegen Frauen. In ihrer Bewertung der Erklärungsansätze stellen Görgen & Nägele heraus, dass keiner der Erklärungsansätze pauschal für alle Fälle von Gewalt im Kontext häuslicher Pflege Geltung haben kann, sondern dass die Erklärungsansätze jeweils auf unterschiedliche Fallkonstellationen anzuwenden sind.[209]

Die auf den Erklärungsansätzen basierenden Präventionsmaßnahmen setzen laut Görgen & Nägele[210] bei den Zielrichtungen an, so dass die Vielfalt und Unterschiedlichkeit der Präventionsansätze und der Risikofaktoren im Zusammenhang mit Gewalt gegen Ältere auch eine große Bandbreite an Präventionsmaßnahmen bedingt. Ist z. B. Suchtmittelmissbrauch ein Risikofaktor, kann man die Maßnahmen zur Suchtprävention auch als Maßnahmen zur Gewaltprävention verstehen. „Eine weitere Ursache für die Diversität der Maßnahmen ist, daß

---

[208] Bojack, B. (2001): Gewaltprävention, S. 104.
[209] Vgl. Görgen, T./Nägele, B. (1999): Präventions- und Interventionskonzepte: Zur Problematik der Gewalt gegen ältere Menschen im persönlichen Nahraum, in: Hirsch, R. D./Kranzhoff, E. (1999) (Hrsg.): Prävention von Gewalt gegen alte Menschen: Im häuslichen Bereich und in Einrichtungen, S. 19ff.
[210] Vgl. Görgen, T./Nägele, B. (1999): Präventions- und Interventionskonzepte: Zur Problematik der Gewalt gegen ältere Menschen im persönlichen Nahraum, in: Hirsch, R. D./Kranzhoff, E. (1999) (Hrsg.): Prävention von Gewalt gegen alte Menschen: Im häuslichen Bereich und in Einrichtungen, S. 19ff.

Gewaltsituationen mit eindeutig identifizierbarer Richtung der Gewaltausübung, bei denen also Täter und Opfer klar auszumachen sind, neben Gewaltsituationen stehen, die als interaktiv charakterisiert werden können. [...] Angesichts der Risikofaktoren wird häufig die Bedeutung multidisziplinärer Präventions- und Interventionsteams hervorgehoben [...]. Diese Teams können z. B. aus ärztlichem, pflegerischem und sozialpädagogischem Fachpersonal bestehen."[211]

5.3. Erfahrungen aus beispielhaften Präventionskonzepten

Als beispielhafte Präventionsmodelle führen Görgen & Nägele die immer noch erfolgreich arbeitende Initiative „Handeln statt Misshandeln" in Bonn und das im Jahr 2001 abgeschlossene Modellprojekt „Gewalt gegen Ältere im persönlichen Nahraum" in Hannover an.

Der Bonner Verein „Handeln statt Misshandeln (HsM) - Bonner Initiative gegen Gewalt im Alter e.V." betreibt eine gemeinnützige und unabhängige Notruf-, Beratungs- und Informationsstelle, an die sich alte Menschen und deren Angehörige, aber auch in der Altenarbeit, Gerontopsychiatrie und Geriatrie Tätige sowie Behörden und kommunale Einrichtungen wenden können, während das Hannoversche Modellprojekt auf eine deutlich kleinere Zielgruppe - von Gewalt im persönlichen Nahraum betroffene ältere Menschen – ausgerichtet war.

Die Feststellung im Rahmen der wissenschaftlichen Begleitung des Modellprojekts in Hannover, dass zwar bei älteren Menschen und ihren Pflege-/Betreuungspersonen durchaus auch hoher Beratungsbedarf besteht, dass sich dieser aber nur zum Teil auf das Gebiet Gewalt bezieht, deckt sich mit den Erfahrungen der Bonner Initiative. In einer Presseinformation vom 25.09.2007 stellt der Verein dar, dass von den

---

[211] Görgen, T./Nägele, B. (1999): Präventions- und Interventionskonzepte: Zur Problematik der Gewalt gegen ältere Menschen im persönlichen Nahraum, in: Hirsch, R. D./Kranzhoff, E. (1999) (Hrsg.): Prävention von Gewalt gegen alte Menschen: Im häuslichen Bereich und in Einrichtungen, S. 34f.

30.000 Anrufen beim Notruftelefon in den 10 Jahren des Bestehens des Verein kaum 1/3 der Anrufe (8.400 = 28%) Notrufe waren, während sich mehr als 2/3 (21.600 Anrufe = 72%) auf weitere Fragestellungen bezogen wie z. B. Vorsorgevollmacht, Betreuung, Vermittlung der Altenhilfe, Heimaufsicht, Therapeuten.[212]

Als eine Erkenntnis aus dem Modellprojekt empfehlen die Wissenschaftler: „Krisen- und Beratungstelefondienste für Ältere sollten nicht ausdrücklich auf Gewalt Bezug nehmen. Sie sind nötig, aber zu vernetzen und auf vielfältige Problemlagen vorzubereiten. Im Vordergrund stehen Wünsche nach Beratung in Fragen des Sorge-, Familien- und Pflegerechts sowie der Pflegeversicherung, ferner im Umgang mit schwierigen Situationen der alltäglichen Pflege, weiterhin Beschwerden über Ämter, Betreuer, Vermieter und Mieter. Wo das Gewaltthema auftaucht, geht es auch um Gewalt, die Gepflegte zeigen."[213]

Es geht aber auch um Beratung und Hilfe bei Stressbelastungen aus Pflegebeziehungen. Hierzu stellen Görgen & Nägele fest: „Sofern häusliche Gewalt gegen alte Menschen aus belastender Pflegetätigkeit und Pflegebeziehung resultiert, sollte Prävention primär darauf abzielen, pflegerische Belastungen zu reduzieren und Spannungen in der Beziehung zwischen Pflegeperson und dem oder der Pflegebedürftigen abzubauen".[214]

Für eine gelingende Pflege ist wichtig, dass sich für die Pflegeperson belastende und entlastende Elemente im Gleichgewicht darstellen. Die Entlastung sollte einerseits als Hilfe und Unterstützung von außen er-

---

[212] Vgl. Handeln statt Mißhandeln (2007): Presseinformation.
[213] Kreuzer, A. (2005): „Gewalt in Familien", Vortrag im Seminar „Gewalt in Familien" der Beratungsstelle für Familien-, Ehe- und Lebensfragen e. V., S. 18.
[214] Görgen, T./Nägele, B. (1999): Präventions- und Interventionskonzepte: Zur Problematik der Gewalt gegen ältere Menschen im persönlichen Nahraum, in: Hirsch, R. D./Kranzhoff, E. (1999) (Hrsg.): Prävention von Gewalt gegen alte Menschen: Im häuslichen Bereich und in Einrichtungen, S. 49.

fahren werden, andererseits aber auch in einer Stärkung der Selbsthilfe bestehen. Als sinnvolle Unterstützung und Entlastung der Pflegebeziehung bieten sich daher die beiden Elemente a) Ausbau eines Hilfe- und Beratungs-Netzwerkes und b) Implementierung von Gewaltpräventionsschulungen an.

Von besonderer Bedeutung werden „Beratung und Information im Vorfeld des Eingehens einer Pflegebeziehung, die Vermittlung von Wissen und Handlungskompetenzen an Pflegende, die sozial-emotionale und pflegerische Unterstützung und Entlastung familiärer Pflegepersonen durch Gesprächskreise, ambulante und teilstationäre Pflegedienste (Tages-, Nacht- und Kurzzeitpflege) sowie geeignete Formen ehrenamtlich erbrachter Dienstleistungen" gesehen.[215]

Die Wissenschaftler plädieren auch durchaus dafür, Präventionsmaßnahmen im Bereich der Gewalt gegen Ältere zu verstärken, betonen aber, dass es dabei im Vordergrund stehen müsse, die Thematik problemangemessen in bestehende Angebote zu integrieren.[216] Im zweiten Schritt ist zu prüfen, ob für diejenigen Problemfelder und Zielgruppen, für die es auch nach Aktivierung und Nutzung vorhandener Ressourcen an Angeboten mangeln wird, neue Hilfeangebote zu etablieren sind.[217]

---

[215] Vgl. Görgen, T. et al. (2002), in: BMFSFJ (Hrsg.): Gewalt gegen Ältere im persönlichen Nahraum: Wissenschaftliche Begleitung und Evaluation eines Modellprojekts, S. 599.
[216] Vgl. Görgen, T. et al. (2002), in: BMFSFJ (Hrsg.): Gewalt gegen Ältere im persönlichen Nahraum: Wissenschaftliche Begleitung und Evaluation eines Modellprojekts, S. 597.
[217] Vgl. Görgen, T. et al. (2002), in: BMFSFJ (Hrsg.): Gewalt gegen Ältere im persönlichen Nahraum: Wissenschaftliche Begleitung und Evaluation eines Modellprojekts, S. 600f.

5.4. Ansätze zur Gewaltprävention

Auch wenn aufgrund der Vielfalt und Unterschiedlichkeit der Formen und der Ursachen von Gewalt in häuslichen Pflegebeziehungen (siehe 5.2.) und angesichts der nicht immer eindeutigen Opfer/Täter – Festlegung (siehe 2.9.) unterschiedliche Präventionsmaßnahmen mit sehr großer Bandbreite erforderlich sind, lassen sich doch mit Barbara Bojack zwei Zielrichtungen für Gewaltprävention in der Altenhilfe festlegen: zum Einen den „Schutz der alten Menschen vor eigener und fremder Gewalt" zum Anderen aber auch den Schutz der Pflegenden „im Umgang mit Gewalt und Aggression".[218]

Wichtige Bestandteile eines wirksamen Präventionskonzeptes liegen daher in Information und Schulung sowohl der Pflegebedürftigen und ihrer Angehörigen als auch der Pflegekräfte, der Helferinnen und Helfer und der ehrenamtlich Tätigen. Die Zielgruppe der Pflegekräfte, der Hilfskräfte und der Ehrenamtlichen ist ein wichtiger Baustein innerhalb eines Gewaltpräventionskonzeptes, denn jede/jeder von ihnen kann als Opfer/Täter, aber auch Beobachterin/Beobachter von Gewalthandlungen betroffen sein.

Pflege als zwischenmenschlicher Beziehungsprozess stellt aufgrund des in den Pflegesituationen beinhalteten, nicht unerheblichen Konfliktpotentials hohe Anforderungen an alle an dieser Interaktion Beteiligten. Für Katharina Brandl ist daher der „Erwerb von mehr Handlungskompetenz und reflektierter Selbstsicherheit […] ein wichtiger Beitrag zur Gewaltprävention."[219] Eine Befragung von Altenpflegeschülerinnen und -schülern im Rahmen einer Studie zu Möglichkeiten der Gewaltprävention in der Altenpflege hatte u. a. zum Er-

---

[218] Vgl. Bojack, B. (2001): Gewaltprävention, Vorwort.
[219] Brandl, K. (2005): Möglichkeiten zur Gewaltprävention in der Altenpflege, S. 78.

gebnis, dass die Auszubildenden sich für Konfliktsituationen mehr Handlungskompetenz und reflektierte Selbstsicherheit wünschen.[220]

Das Thema Gewalt muss in der Ausbildung stärker berücksichtigt werden, sowohl in der Ausbildung von Altenpflegerinnen und -pflegern[221] als auch in der von Gesundheits- und Krankenpflegerinnen und -pflegern. Zugleich sollten auch mehr Fort- und Weiterbildungen zum Thema Gewalt und Gewaltprävention angeboten werden.

Auch Görgen et al. stellen in ihrer Studie zu Kriminalitäts- und Gewalterfahrungen im Leben alter Menschen gewaltpräventive Handlungsoptionen für den Bereich der pflegerischen Aus- und Fortbildung fest. „Die Vermittlung von Kompetenzen im Umgang mit aggressivem Verhalten Pflegebedürftiger einerseits und mit eigenen arbeitsbezogenen Belastungen andererseits sollte dort in angemessenem Umfang Berücksichtigung finden."[222]

Therapeutinnen/Therapeuten und Wissenschaftlerinnen/Wissenschaftler sind sich einig, dass die Widerstandskraft eines Menschen gegenüber widrigen Umständen lebenslang geschult und trainiert werden kann. „Das Resilienzparadigma ist, wie die verwandten Konzepte *Salutogenese* oder *Empowerment*, Teil einer *ressourcenorientierten Psychologie*. Sie markiert eine Abkehr von dem lange herrschenden Dogma, dass Traumata oder Milieus das menschliche Leben schicksalhaft prägen. Die Resilienzforschung richtet den Blick stattdessen auf die erfolgreichen Ausnahmen, um von ihnen zu lernen: Was kann ein

---

[220] Vgl. Brandl, K. (2005): Möglichkeiten zur Gewaltprävention in der Altenpflege, S. 78.
[221] Vgl. Brandl, K. (2005): Möglichkeiten zur Gewaltprävention in der Altenpflege.
[222] Görgen, T./Rabold, S. (2009): Professionelle Pflege und ihre Schattenseiten: Befunde einer schriftlichen Befragung ambulanter Pflegekräfte, in: BMFSFJ (Hrsg.) (2009): Sicherer Hafen oder gefahrvolle Zone? Kriminalitäts- und Gewalterfahrungen im Leben alter Menschen, S. 195.

Mensch an Kräften und Eigenschaften mobilisieren, um gegen miserable Lebenschancen oder bedrückende Umstände aufzubegehren?"[223]

Für Kinder und Jugendliche ist mittlerweile recht gut untersucht, wie Aggression und Gewalt entstehen und wie gelernt werden kann, sie zu vermeiden, bzw. damit umzugehen. Gewaltpräventionsprogramme, wie z. B. FAUSTLOS oder auch die Trainings des SMART-Teams sind aus der Arbeit der Kindertagesstätten und Schulen geläufig.

Erwiesenermaßen ist das Rollenspiel eine gute Möglichkeit, Empathie einzuüben, Konfliktstrategien zu erproben, Lösungsmöglichkeiten durchzuspielen und sich in die Lage eines anderen zu versetzen.

Für mich liegt es daher nahe, zu erproben, ob sich die im Kinder- und Jugendbereich bewährten Gewaltpräventionskonzepte auch auf den Bereich Schulung und Training Pflegender übertragen lassen.

---

[223] Ernst, H. (2005): Nicht unterzukriegen, in: Psychologie Heute 9/2005 Editorial.

6. Konzept Gewaltprävention am Beispiel des Landkreises Soltau-Fallingbostel

Der Landkreis Soltau-Fallingbostel ist ein ländlich strukturierter Landkreis in Niedersachsen mit knapp 142 Tsd. Einwohnern, zwischen den Metropolen Hamburg, Bremen und Hannover gelegen. In Nord-Süd-Richtung erstreckt er sich entlang der A7, in Ost-West-Richtung entlang der A27.

Entsprechend der Erfahrungen des Hannoverschen Modellprojekts und der Initiative „Handeln statt Mißhandeln" (siehe 5.3.) besteht für ein speziell auf den Themenkomplex Gewalt im Kontext häuslicher Pflege ausgerichtetes Beratungsangebot kein Bedarf, es besteht aber Bedarf hinsichtlich eines Beratungsangebotes für ältere Menschen, das auch Gewalterfahrungen mit umfasst.[224] Dieses Beratungsangebot kann durch Vernetzung der bestehenden Beratungs- und Hilfeangebote, die unter dem Aspekt „Gewalt im Kontext häuslicher Pflege" subsumiert werden können, geschaffen werden.

Erkenntnisse aus Studien in Bezug auf Gewalt in der Pflege[225] führen die Notwendigkeit vor Augen, darauf hinzuwirken, dass im Rahmen der pflegerischen Ausbildung das Heidekreisklinikum und die Berufsbildenden Schulen in Soltau und Walsrode das Thema Gewalt und Gewaltprävention stärker berücksichtigen.[226] Ebenso erscheint es not-

---

[224] Vgl. Görgen, T. et al. (2002), in: BMFSFJ (Hrsg.): Gewalt gegen Ältere im persönlichen Nahraum: Wissenschaftliche Begleitung und Evaluation eines Modellprojekts, S. 595.
[225] Vgl. Kruse, A. et al. (1992): Konflikt- und Belastungssituationen in stationären Einrichtungen der Altenhilfe und Möglichkeiten ihrer Bewältigung.
[226] Vgl. Brandl, K. (2005): Möglichkeiten zur Gewaltprävention in der Altenpflege; Görgen, T./Rabold, S. (2009): Professionelle Pflege und ihre Schattenseiten: Befunde einer schriftlichen Befragung ambulanter Pflegekräfte, in: BMFSFJ (Hrsg.) (2009): Sicherer Hafen oder gefahrvolle Zone? Kriminalitäts- und Gewalterfahrungen im Leben alter Menschen; Büscher, A./Tackenberg, P./Simon, M. (2008): Arbeitssituation und Ausstiegsabsicht in der Pflege – die

wendig, dass Gewaltpräventionsschulungen etabliert werden, deren Adressaten die Angehörigen, die ehrenamtlichen Helferinnen und Helfer, die Pflegekräfte und auch die Pflegebedürftigen sind.

Ein wirksames Instrument zur Anpassung der Beratungs-, Schulungs- und Hilfeangebote an den Bedarf der pflegenden Angehörigen kann das Berliner Inventar zur Ermittlung der Angehörigenbelastung sein.

Ein mögliches Gewaltpräventionskonzept ließe sich wie folgt darstellen:

Abbildung 44: Gewaltprävention im Kontext häuslicher Pflege

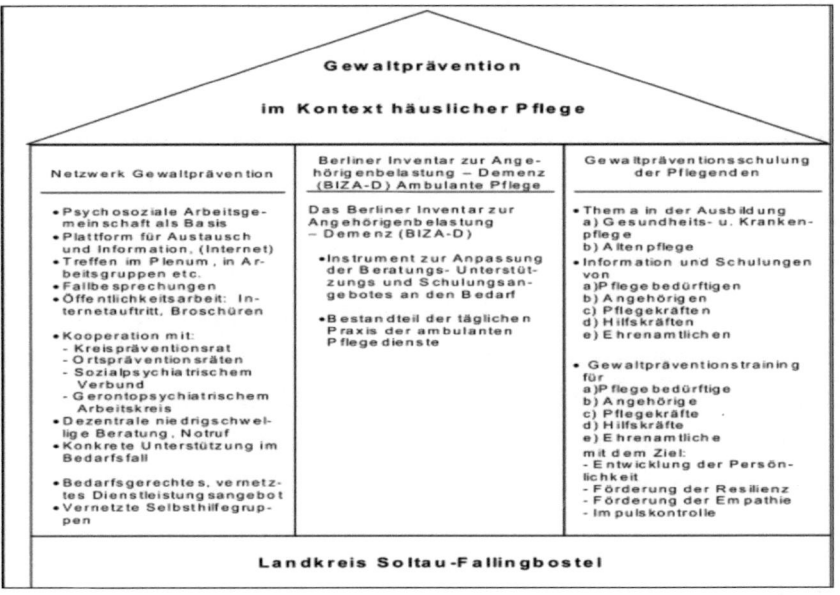

Quelle: Eigene Darstellung in Anlehnung an: Zank, S./Schacke, C. (2004): Projekt Längsschnittstudie zur Belastung pflegender Angehöriger von demenziell erkrankten.

europäische Perspektive der NEXT-Studie, in: Zank, S./Hedtke-Becker, A. (Hrsg.): Generationen in Familie und Gesellschaft im demographischen Wandel.

6.1. Modell eines Netzwerkes Gewalt am Beispiel des niedersächsischen Landkreises Soltau-Fallingbostel

Studien, die sich mit der häuslichen Pflege beschäftigt haben, stellen die Bedeutung sozialer Netzwerke für das Gelingen der Pflege heraus.[227]

Für Schneekloth & Wahl stellen regionale Kooperationen in Form von Arbeitsgemeinschaften bzw. Planungskonferenzen die wichtigste Form der Vernetzung von Dienstleistern, Kostenträgern und Kommunen dar. „Kriterium für Vernetzung ist hierbei, dass sich Leistungsanbieter unterschiedlicher Träger, die in der Regel miteinander im Wettbewerb stehen, bzw. Anbieter, die unterschiedliche Spektren des Versorgungssystems abdecken (professionelle Pflegeangebote, medizinische Versorgung und Rehabilitation, Beratungsstrukturen bzw. Selbsthilfeeinrichtungen) zusammenfinden und dabei mit den relevanten Kostenträgern und der kommunalen Altenhilfeplanung kooperieren."[228]

Unter Berücksichtigung dieser Feststellungen und unter Einbeziehung der Ergebnisse der Evaluation des Hannoverschen Modellprojektes „Gewalt gegen Ältere im persönlichen Nahraum" soll im Folgenden am Beispiel des Landkreises Soltau-Fallingbostel das Konzept eines möglichen Netzwerkes Gewalt vorgestellt werden. Zunächst einige kurze Ausführungen zum hier verwendeten Netzwerkbegriff und über die Bedeutung sozialer Netzwerke.

---

[227] Vgl. Schneekloth, U./Wahl, H.-W. (2005) (Hrsg.): Möglichkeiten und Grenzen selbständiger Lebensführung in privaten Haushalten; Görgen, T./Rabold, S. (2009): Professionelle Pflege und ihre Schattenseiten: Befunde einer schriftlichen Befragung ambulanter Pflegekräfte, in: BMFSFJ (Hrsg.) (2009): Sicherer Hafen oder gefahrvolle Zone? Kriminalitäts- und Gewalterfahrungen im Leben alter Menschen.
[228] Schneekloth, U./Wahl, H.-W. (2005) (Hrsg.): Möglichkeiten und Grenzen selbständiger Lebensführung in privaten Haushalten, S. 237.

6.1.1. Netzwerke als zeitgemäße Kooperationsform für Organisationen

6.1.1.1. Zum Netzwerkbegriff

Der Begriff Netzwerk wird in den unterschiedlichsten Zusammenhängen verwendet, hier soll das soziale Netzwerk thematisiert werden, das für Soziologen in methodologischer Sicht eindeutig durch Wassermann & Faust wie folgt definiert ist: „A social network consists of a finite set or sets of actors and the relation or relations defined on them."[229]

Vernetzung kann sowohl bidirektional, als Beziehung zweier Akteure, als auch multidirektional, als gleichberechtigter Kontakt verschiedener Akteure erfolgen.

Im Allgemeinen wird zwischen 3 Arten von Netzwerken unterschieden:

1) Primäres/mikrosoziales/persönliches Netzwerk: Familie, Freundeskreis, Nachbarn, Arbeitskolleginnen und Arbeitskollegen etc.

2) Sekundäre Netzwerke: Diese Netzwerke (z. B. Selbsthilfegruppen, Initiativen) entstehen aufgrund individueller oder besonderer Problem- und Interessenlagen.

3) Tertiäre Netzwerke: Institutionelle Netzwerke, sie bestehen aus professionellen Hilfen, Beratung, Unterstützung, Case-Management usw.

---

[229] Wassermann, S./Faust, K. (1994): Social Network Analysis, Methods and Applications, S. 20.

Primäre und sekundäre Netzwerke beinhalten als natürliche Netzwerke die sozialen Ressourcen bzw. das zivilgesellschaftliche Sozialkapital einer Gesellschaft.[230]

Die tertiären Netzwerke stellen künstliche Netzwerke dar, „in denen überwiegend professionelle Ressourcen zur Bildung von Koalitionen und zur Koordination von Aktivitäten gebündelt werden".[231] Es kann sich bei diesen Netzwerken um Interaktionen artgleicher Partner wie z. B. Pflegeeinrichtungen oder um Interaktionen artverschiedener Organisationen handeln, die ihre Ressourcen symbiotisch vernetzen. Weiteres Unterscheidungsmerkmal tertiärer Netzwerke ist ihre räumliche Dimension. So wird im Allgemeinen differenziert zwischen lokal, regional, national und international-global agierenden Netzwerken. Auch können Netzwerke zeitlich befristet oder unbefristet operieren und die Verbindungen können unterschiedlich intensiv sein. Am schwächsten sind die Bindungen im Rahmen stark eingeschränkter Zwecke (z.B. Informationsnetzwerke). Bei einer umfassenden Abstimmung aller Aktivitäten hingegen sind die Bindungen schon sehr intensiv.[232]

Bei der im Rahmen dieser Arbeit thematisierten Netzwerkarbeit handelt es um das Modell eines zeitlich unbefristeten regionalen Netzwerkes artverschiedener Organisationen, das im Rahmen moderater Bindungen die Angebote verknüpft und sowohl den Erkrankten als auch ihren Pflegepersonen Unterstützung und Hilfen bieten soll.

---

[230] Vgl. Schubert, H. (2008): Netzwerkkooperation – Organisation und Koordination von professionellen Vernetzungen, in: Schubert, H. (Hrsg.): Netzwerkmanagement, S. 37ff.

[231] Schubert, H. (2008): Netzwerkkooperation – Organisation und Koordination von professionellen Vernetzungen, in: Schubert, H. (Hrsg.): Netzwerkmanagement, S. 37ff.

[232] Vgl. Schubert, H. (2008): Netzwerkkooperation – Organisation und Koordination von professionellen Vernetzungen, in: Schubert, H. (Hrsg.): Netzwerkmanagement, S. 37ff.

6.1.1.2. Netzwerke als informelle aber verbindliche Kooperationsformen

Der Berliner Ökonom Karl Birkhölzer bringt mit seiner Netzwerkdefinition sehr gut zum Ausdruck, weshalb Netzwerke in besonderem Maße zeitgemäße Kooperationsformen für Organisationen darstellen:

„Netzwerke sind in der Regel informelle Sozialformen, in denen sich die unterschiedlichsten Gruppen, Einrichtungen und Personen zueinander in Beziehung setzen können, ohne ihre jeweilige Eigenständigkeit aufgeben zu müssen. Sie sind deshalb besonders geeignet für Formen der Zusammenarbeit, die über traditionelle bürokratische, politische oder kulturelle Grenzen hinausgehen. Sie beruhen auf der Bereitschaft ihrer Mitglieder, sich bei Bedarf die jeweiligen Fähigkeiten und Kenntnisse gegenseitig zur Verfügung zu stellen."[233]

Die lose Verbindung der Partner, die ihre Eigenständigkeit behalten, aber gleichwohl an den Kompetenzen der anderen partizipieren können, bzw. ihre Kompetenzen mit den anderen bündeln können und die relative Offenheit des Netzwerkes ermöglichen es Einzelpersonen, Gruppen und Organisationen, sich nach jeweiliger Bedarfslage bzw. je nach Handlungsfeld das passende Netzwerk zu wählen.

Hierin liegt die besondere Stärke der schwachen Bindungen, „The Strength of Weak Ties", wie sie der amerikanische Soziologe Mark Granovetter, der als der Urvater der Netzwerkanalyse gilt, 1973 hypothetisch als eine Möglichkeit der Überwindung des Mikro-Makro-Problems, des Problems der Beziehung zwischen individuellen Handlungen und sozialen Strukturen, beschrieben hat.[234]

---

[233] Birkhölzer, K. (2000): Formen und Reichweite lokaler Ökonomien, in: Harald IHMIG (Hrsg.): Wochenmarkt und Weltmarkt, S. 25.
[234] Vgl. Granovetter, M. S. (1983): The Strength of Weak Ties: A Network Theory Revisited, in: Sociological Theory, Vol. 1.

Schwache Bindungen stellen eine bessere Brückenfunktion dar als starke Bindungen. Über Brücken erreichen neue Informationen eine größere Zahl von Akteuren, es werden mehr Beziehungspfade erzeugt, und es können Informationen auch zwischen getrennten Gruppen fließen. Menschen, aber auch Organisationen sind daher desto besser in das soziale Geschehen eingebunden, je mehr schwache Bindungen sie eingegangen sind. Umgekehrt bedeutet das, je weniger schwache Beziehungen ein Individuum, eine Organisation hat, desto isolierter ist es/sie.

Für erfolgreiche Netzwerkarbeit ist neben dem gewollt informellen Charakter aber auch eine gewisse Regelmäßigkeit und Verbindlichkeit erforderlich. Zusätzlich zu den Treffen im Plenum können auch themenspezifische/fallbezogene Arbeitsgruppen gebildet werden.

Wie unter Punkt 5.3. nach Görgen & Nägele zitiert, werden viele der zur Entlastung von häuslichen Pflegearrangements sinnvollen und erforderlichen Hilfen und Unterstützungen schon angeboten, es gilt jedoch, als zentralen Bestandteil eines umfassenden gewaltpräventiven Ansatzes, diese Dienste miteinander zu vernetzen und Kooperationen zu initiieren.

6.1.2. Die Unterstützungssysteme im Landkreis Soltau-Fallingbostel und die Seniorenberatungsstelle Senecura

Wie vielerorts gibt es auch in Soltau-Fallingbostel, abgesehen von speziellen Hilfen bei Gewalt im Kontext der Pflege, vielfältige Unterstützungssysteme in Form von Beratungsangeboten, ambulanten, teilstationären, stationären, medizinischen und ergänzenden Hilfen.

Unterstützung und Hilfe werden im Allgemeinen im Rahmen bidirektionaler Vernetzung zwischen dem Pflegebedürftigen bzw. der Pflegeperson und dem jeweiligen Unterstützungssystem geleistet, es fehlt aber an hinreichender Kommunikation und Interaktion untereinander.

Die Pflegebedürftigen und ihre Angehörigen nehmen verschiedene Hilfen in Anspruch, ohne dass die jeweiligen Dienstleister oder auch ehrenamtlich Tätigen ihre Arbeit aufeinander abstimmen. Oft gerät daher die häusliche Pflege und Betreuung an ihre Grenzen, wenn Bestandteile des Hilfesystems weg brechen, denn es ist nicht leicht, sich einen Überblick über die Gesamtheit der bestehenden Möglichkeiten zu verschaffen und so Alternativen zu finden.

Um diesen Überblick zu verbessern und qualifizierte Beratung anzubieten, hat der Landkreis im Jahr 2004 im Gesundheitsamt eine Beratungsstelle für ältere Menschen und ihre Angehörigen (Senecura) eingerichtet, zu deren Aufgaben u. a. die Förderung der Vernetzung und Koordinierung der Seniorenarbeit gehört. Einrichtung und Aufgabenstellung der Seniorenberatungsstelle Senecura entsprechen den Empfehlungen Görgens et al. aufgrund der Ergebnisse der wissenschaftlichen Begleitung des Hannoverschen Modellprojekts „Gewalt gegen Ältere im persönlichen Nahraum" (siehe 5.3. dieser Arbeit).

Auf den Weg gebracht hat Senecura im Rahmen eines Projekts der niedersächsischen Landesvereinigung Gesundheit den Aufbau niedrigschwelliger Angebote für Menschen mit Demenz im Landkreis Soltau-Fallingbostel und zeichnet verantwortlich für die Schulung der ehrenamtlichen Helferinnen und für den regelmäßigen Austausch der Anbieter dieser Dienstleistung.

Eine weitergehende, übergreifende Koordinierung ist bislang jedoch noch ausgeblieben.

In der Bevölkerung ist Senecura zu wenig bekannt und wird auch zu wenig öffentlich gemacht. So ist sie z. B. auf den Internetseiten des Landkreises nur schwer zu finden und wird auch nur als einer von zahlreichen Tipps aufgeführt.

Abgesehen vom zu geringen Bekanntheitsgrad ist im Flächenlandkreis Soltau-Fallingbostel lediglich eine zentrale Anlaufstelle sicherlich auch nicht ansatzweise bedarfsgerecht, daher ist es im Rahmen eines funktionsfähigen Präventionskonzeptes wichtig, - selbstverständlich in Kooperation mit Senecura – dass sich die vorhandenen Hilfeeinrichtungen gut vernetzen, um in Fällen, die nicht in ihre Zuständigkeit fallen, an die zuständige Stelle vermitteln zu können.

Über die Vernetzung im Bereich Beratung hinaus sollte Ziel sein, in Überwindung der Konkurrenzängste der lokalen Dienstleisterinnen und Dienstleister, „im Sinne von Case Management Hilfemöglichkeiten aufeinander abzustimmen und vorhandene institutionelle Ressourcen koordiniert zum Einsatz" zu bringen.[235]

6.1.2.1. Die psychosoziale Arbeitsgemeinschaft Walsrode

Im Landkreis Soltau-Fallingbostel gibt es seit mehr als 20 Jahren die Psychosoziale Arbeitsgemeinschaft Walsrode, zu der sich zunächst die Anbieter psychosozialer Dienstleistungen im Umfeld der Stadt Walsrode zusammengeschlossen hatten, um sich informell auszutauschen. Im Laufe der Jahre kamen auch Dienstleister aus anderen Orten hinzu, so dass die Arbeitsgemeinschaft heute 44 Mitglieder aus einem breit gefächerten Dienstleistungsspektrum zählt.

Waren in den ersten Jahren auch niedergelassene Psychologen/Psychiater Mitglieder, fehlen heute die niedergelassenen Ärzte gänzlich im Arbeitskreis, ebenso wie selbstständige Therapeuten.

Von den 44 Mitgliedern treffen sich – je nach Tagungsort und Veranstalter – zwischen 15 und gut 30 Mitglieder 2 – 3x jährlich. Die Zusammenkünfte verlaufen dergestalt, dass zunächst die einladende Person ihr Arbeitsgebiet vorstellt und sich anschließend die Anwesenden austauschten und Aktionen etc. bekannt geben. Abschließend wird

---

[235] Vgl. Görgen, T. et al. (2002), in: BMFSFJ (Hrsg.): Gewalt gegen Ältere im persönlichen Nahraum: Wissenschaftliche Begleitung und Evaluation eines Modellprojekts, S. 601.

Ausschau nach dem nächsten Veranstalter der Zusammenkunft gehalten.

Im März 2009 wurde angeregt, die Zusammenarbeit zukünftig etwas verbindlicher zu gestalten und auch z. B. über eine gemeinsame Plattform und/oder gemeinsame Informationsbroschüren Betroffenen einen Überblick über die Beratungs- und Hilfeangebote zu ermöglichen, um ihnen den Zugang zu den Angeboten zu erleichtern. Dieser Impuls wurde von den Anwesenden sehr positiv aufgenommen. Alle Beteiligten schätzten die bisherige Arbeit als zu ineffektiv ein. Für die Zukunft wurden themenorientiertes Arbeiten und auch Fallbesprechungen als Arbeitsweisen gewünscht. Die ersten Schritte in diese Richtung sind zwischenzeitlich erfolgt.

Auf der Einladung zum nächsten Treffen im Juni 2009 stand als einer von insgesamt 3 Tagesordnungspunkten der Aufbau einer Internetplattform. Das Thema fand großes Interesse bei den Mitgliedern und die anwesenden knapp 30 Mitglieder beschlossen, einen gemeinsamen Internetauftritt zu erstellen. Diese Aufgabe übernahm die Mitarbeiterin des Geschäftsbereiches Prävention der AOKN, Celle-Soltau.

Des Weiteren wird zukünftig auch zu themenbezogenen Sitzungen eingeladen werden und auch die Möglichkeit des Treffens in Arbeitsgruppen wurde positiv diskutiert.

Die Mitglieder der Psychosozialen Arbeitsgemeinschaft im Überblick:

Abbildung 45: Psychosoziale Arbeitsgemeinschaft Walsrode

Psychosoziale Arbeitsgemeinschaft Walsrode

ergibt, um die zurzeit nicht vertretenen Ärzte und Therapeuten.

Walsrode ist die größte Stadt im Landkreis Soltau-Fallingbostel.

Gegründet vor mehr als 20 Jahren von Walsroder Einrichtungen, wurden im Lauf der Jahre zunehmend Mitglieder aus anderen Kommunen aufgenommen.

Schwerpunktmäßig hinsichtlich der Mitgliedschaft sind nach wie vor Walsrode, Bad Fallingbostel und Bomlitz. Der Norden des Landkreises ist fast gar nicht vertreten.

Etwa 2x pro Jahr kommen zwischen 15 und 30 der Mitglieder zusammen. Jeweils eine Organisation lädt ein und stellt sich den anderen vor. Anschließend findet ein allgemeiner Austausch statt.

Der Arbeitskreis arbeitete bisher sehr informell. Im März 2009 habe ich als Veranstalterin des Treffens den Impuls zu verbindlicher Zusammenarbeit gesetzt, der sehr positiv aufgenommen wurde. Auf der nächsten Sitzung, die schon am 22.06.2009 stattfand, beschlossen die Mitglieder, einen gemeinsamen Internetauftritt zu initiieren und zukünftig auch themenbezogen zu arbeiten.

Die durch Fettschrift markierten Organisationen nehmen relativ regelmäßig an den Treffen teil.

Landkreis Soltau-Fallingbostel
- Jugendamt — 29683 Bad Fallingbostel
- Gesundheitsamt — 29664 Walsrode
- Senecura (Seniorenberatungsstelle) — 29664 Walsrode
- Sozialpsychiatrischer Dienst* — 29664 Walsrode
- Betreuungsverein SFA e.V. — 29664 Walsrode
- Frühförderung° — 29664 Walsrode
- **Lebensberatungsstelle**¹⁾ — 29664 Walsrode
- Schuldnerberatung¹⁾ —

*Der Sozialpsychiatrische Dienst wurde in die Trägerschaft der AWO Hannover ausgegliedert
°Die Frühförderung ist an die Lebenshilfe Walsrode delegiert
¹⁾Die Lebensberatungsstelle und die Schuldnerberatung sind an das Diakonische Werk Walsrode delegiert.

Kommunen
- Gemeinde Bomlitz Sozialarbeit — 29699 Bomlitz
- **Stadt Bad Fallingbostel Sozialarbeit** — 29683 Bad Fallingbostel
- Stadt Walsrode Sozialamt — 29664 Walsrode

Krankenkassen
- AOK QM Prävention — 29664 Walsrode

Landgericht Verden
- Bewährungshilfe — 29664 Walsrode
- Gerichtshilfe — 27283 Verden
- Opferhilfe — 27283 Verden

Wohlfahrt/Kirchen
- Arbeiterwohlfahrt — 29664 Walsrode
- Caritas Verband — 29683 Bad Fallingbostel
- **Lebenshilfe Walsrode e.V.** — 29664 Walsrode
- **Paritätischer Verein SFA e.V.** — 29690 Schwarmstedt

Schulen/Weiterbildung
- **Berufsbildende Schulen Walsr., Sozialarbeit** — 29664 Walsrode
- Schulpsychologische Beratung (Landesschulbehörde) — 29683 Bad Fallingbostel
- Schulzentrum Bomlitz, Sozialarbeit — 29699 Bomlitz
- Volkshochschule Heidekreis — 29664 Walsrode

Krankenhäuser: Heidekreisklinikum
(ein Krankenhaus in 29664 Walsrode, ein Krankenhaus in 29614 Soltau):
- Krankenhausseelsorge — 29664 Walsrode
- Ev. Krankenhaushilfe — 29664 Walsrode
- Sozialdienst — 29664 Walsrode
- Sozialdienst Psychiatrie — 29664 Walsrode
- Ambulanter Hospizdienst — 29664 Walsrode

Pflegedienste
- Ambulante Haus- und Krankenpflege Radloff — 29683 Bad Fallingbostel
- Ambulanter Kranken- und Pflegedienst Brandt — 29683 Bad Fallingbostel
- Ambulanter Pflegedienst Ahlden — 29699 Bomlitz
- DRK Sozialstation — 29664 Walsrode
- Paritätische Sozialstation Aller-Leine-Tal — 29690 Schwarmstedt
- Paritätische Sozialstation Bad Fallingbostel — 29683 Bad Fallingbostel

Niedergelassene Ärzte
zurzeit nicht vertreten

Therapeuten
zurzeit nicht vertreten

Beratung/Selbsthilfe/Jugendhilfe
- Onkologischer Arbeitskreis Walsrode e.V. — 29664 Walsrode
- Migrationsberatung (Diakonisches Werk) — 29664 Walsrode
- Frauen helfen Frauen e.V. — 29664 Walsrode
- Herbergsverein Wohnen und Leben e.V. — 29614 Soltau
- Kontaktstelle für Selbsthilfegruppen 2 — 29664 Walsrode
- Pestalozzi Stiftung — 29690 Schwarmstedt
- Stephansstift — 29664 Walsrode

Therapeutische Einrichtungen/Einrichtungen der Behindertenhilfe
- Heide-Werkstätten e.V., Sozialdienst — 29664 Walsrode
- Gutshof Hudemühlen — 29683 Hodenhagen
- Geistliches Rüstzentrum Krelingen — 29664 Walsrode/Krelingen
- Verband sozialtherap. Einrichtungen e.V. — 29614 Soltau

Stand: Juni 2009   Dagmar Kosinski 30.06.2009

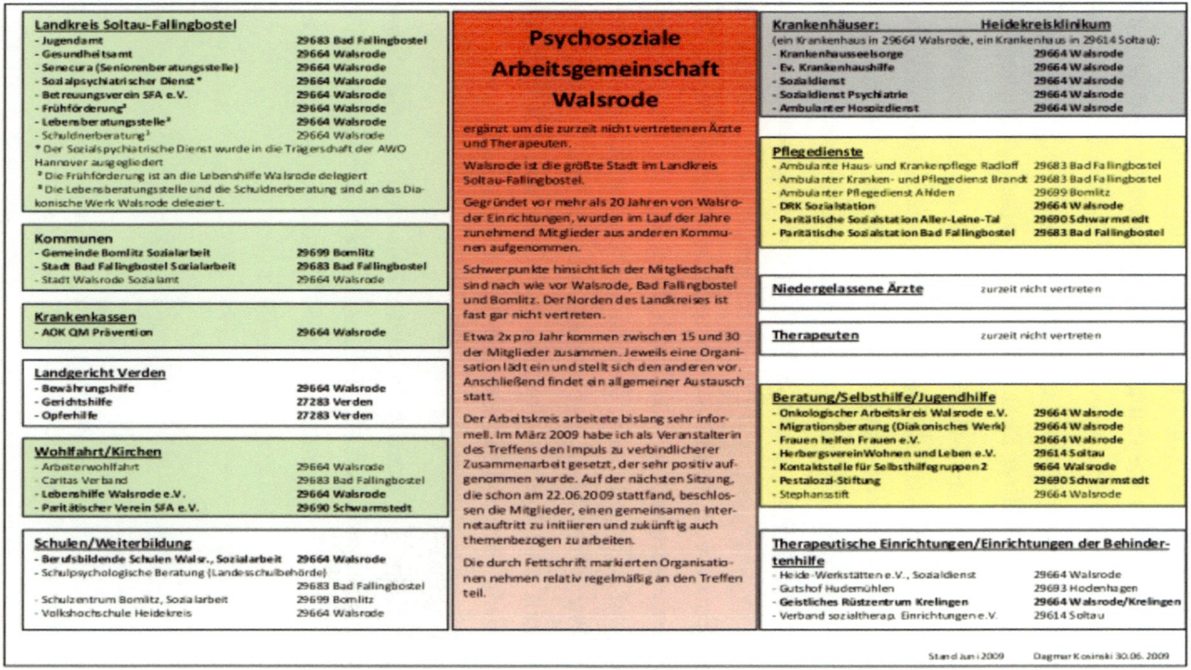

Quelle: Eigene Darstellung (Stand: Juni 2009).

6.1.3. Netzwerk Gewalt auf der Basis der psychosozialen Arbeitsgemeinschaft Walsrode

Wie schon unter Punkt 5.3. dargestellt, hat das Hannoversche Modellprojekt bei älteren Menschen und ihren Pflege-/Betreuungspersonen durchaus Bedarf nach Beratung und Unterstützung ergeben, diese Beratung sollte aber nicht zu speziell das Thema „Gewalt" im Fokus haben. Die wissenschaftlichen Begleiterinnen und Begleiter des Projekts empfehlen aufgrund ihrer Evaluation des Bundesmodellprojekts:

„Angesichts des u. a. im Fallaufkommen des Modellprojekts sichtbar werdenden Beratungsbedarfs befürwortet die wissenschaftliche Begleitung die Einrichtung von thematisch weit gefassten Beratungsdiensten für ältere Menschen und hält zugleich die aktive Integration der Thematik „Nahraumgewalt gegen Ältere" in das Angebot bestehender Institutionen, insbesondere von Einrichtungen, die der Familienberatung und dem Schutz von Frauen vor häuslicher Gewalt dienen, für geboten. Der Vernetzungsansatz des Modellprojekts, die dezentrale Vorgehensweise auf Stadtteilebene, das Aufsuchen der Klienten und Klientinnen in der alltäglichen Lebensumwelt und die Ausrichtung von Fortbildungen und Veranstaltungen auf Personen mit Multiplikatorfunktion werden als bedeutsam und auf andere Städte oder Regionen sinnvoll übertragbar eingeschätzt."[236]

Im offiziellen Auftrag wurden in letzter Zeit landkreisweit verschiedene Arbeitskreise und auch ein Kreispräventionsrat gegründet, die sich aber m. E. nach nicht als Initiatoren und Träger der o.a. Netzwerkarbeit eignen:

---

[236] Görgen, T. et al. (2002), in: BMFSFJ (Hrsg.): Gewalt gegen Ältere im persönlichen Nahraum: Wissenschaftliche Begleitung und Evaluation eines Modellprojekts, S. 9.

a) Im Oktober 2004 wurde in Form eines Vereins der Kreispräventionsrat gegründet, in dem laut Vorsitzendem der Landkreis, sowie alle Städte, Gemeinden und Samtgemeinden im Landkreis, alle örtlichen Präventionsräte, viele Unternehmen, Banken, die Kreissparkassen, Institutionen wie Polizei, Kirche, Kindergärten, Schulen und annähernd 100 Einzelpersonen Mitglieder sind und sich in Arbeitsgruppen rund um das Thema „Gewalt und Kriminalitätsprävention" engagieren. Der Schwerpunkt der Arbeit des Kreispräventionsrates liegt in der Förderung von Maßnahmen, bislang mit Ausnahme des Elternkurses „Starke Eltern – starke Kinder" ausschließlich Maßnahmen im Kinder- und Jugendbereich.

b) Auf der Basis des Niedersächsischen Gesetzes über Hilfen und Schutzmaßnahmen für psychisch Kranke (NPsychKG) bilden laut Beschreibung des Landkreises Anbieter von psychiatrischen Hilfen sowie Vertreter von Angehörigen und Betroffenen unter der Geschäftsführung des Sozialpsychiatrischen Dienstes den Sozialpsychiatrischen Verbund im Landkreis, mit dem Ziel, die Versorgung der seelisch erkrankten und/oder behinderten Menschen im Landkreis sicher zu stellen und die Angebote abzustimmen. Im Sozialpsychiatrischen Verbund SFA sind einige ambulante, teilstationäre und auch stationäre Einrichtungen vertreten, es fehlen aber Vertreterinnen und Vertreter der Altenhilfe und der Pflege, sowie der Angehörigen und der Betroffenen.

c) Im Gerontopsychiatrischen Arbeitskreis SFA, der auf Beschluss des sozialpsychiatrischen Verbundes von Senecura, der Seniorenberatungsstelle im Landkreis, geleitet wird, können außer den Mitgliedern des Sozialpsychiatrischen Verbundes auch die ambulanten Pflegedienste und die stationären und teilstationären Pflegeeinrichtungen des gesamten Landkreises mitarbeiten. Auf der Einladung zur Sitzung am 23.06.2009 hatte der Leiter von Senecura zwar um zahlreiche Teilnahme gebeten, da das Thema „Gerontopsychiatrie" immer wichtiger werde, aber das Fehlen jeglicher Tagesordnungspunkte hielt anscheinend das Interesse der potenziellen Teilnehmerinnen und Teilnehmer stark in Grenzen, so dass nur wenige Einrichtungen der Einladung gefolgt waren. Die Mehrheit der Anwesenden erachtet diesen Arbeitskreis offensichtlich als recht überflüssig, denn nur mit Mühe ist es gelungen, die geplanten jährlichen Zusammenkünfte auf 2-3 zu erhöhen. Vorgesehen war zunächst lediglich eine jährliche Zusammenkunft.

Weder der Sozialpsychiatrische Verbund noch der gerontopsychiatrische Arbeitskreis sind als eine Basis für gelingende Netzwerkarbeit im Landkreis anzusehen. Obwohl sie durch das Einzugsgebiet (gesamter Landkreis) und verbindlichere Strukturen eigentlich bessere Voraussetzungen bieten als die psychosoziale Arbeitsgemeinschaft, die aus der Entstehungsgeschichte heraus ihren Schwerpunkt eindeutig im Süden des Landkreises hat und über keine feste Struktur verfügt, bleiben die Perspektiven, die Verbund und Arbeitskreis bieten, sowohl hinsichtlich des Interesses der Mitglieder, als auch hinsichtlich der Zusammensetzung, deutlich hinter den Möglichkeiten zurück, die sich mit der psychosozialen Arbeitsgemeinschaft aufgrund der hohen Motivation der Mitglieder eröffnen.

Mit Hilfe der sich verbindlicher organisierenden psychosozialen Arbeitsgemeinschaft Walsrode könnte das existierende bidirektional ausgerichtete Unterstützungssystem im Landkreis Soltau-Fallingbostel zu einem multidirektionalen Netzwerk ausgebaut werden, innerhalb dessen die Hilfe- und Unterstützungssysteme auch miteinander agieren und gemeinsam die bestmögliche Versorgung und Betreuung sicherstellen und somit auch umfassende Gewaltprävention betreiben könnten.

Der Arbeitskreis bündelt in hohem Maße multi-professionelle Kompetenzen, die Mitglieder arbeiten in sehr unterschiedlichen Zusammenhängen und zeichnen sich daher durch Sichtweisen sehr verschiedener Perspektiven aus. Die Kommunen sind vertreten und die Sicht zumindest eines Kostenträgers in Bezug auf Prävention ist durch die Mitgliedschaft der entsprechenden Abteilung der AOK gegeben. Hier besteht aber sicherlich noch Handlungsbedarf.

Nachdem als erster Schritt in Richtung Netzwerkarbeit die Schaffung einer gemeinsamen Informationsplattform erfolgt ist, gilt es, die Kommunikation zwischen den Mitgliedern zu intensivieren, um bei Bedarf verschiedene Akteure schneller ins Boot holen zu können.

Ziel ist, lokale Anlaufstellen zu implementieren: Die Hausärzte, die Pflegedienste etc., alle Mitglieder der psychosozialen Arbeitsgemeinschaft müssen kompetente Ansprechpartner sein, die im Bedarfsfall entweder selbst weiterhelfen oder aber an die richtige Stelle weitervermitteln können. Die größte Aufgabe besteht sicherlich darin, die niedergelassenen Ärzte für die Netzwerkarbeit zu erwärmen.

Mittelfristiges Ziel ist der Aufbau themenbezogener Arbeitsgruppen, z.B. auch einer Arbeitsgruppe, die die Entwicklung und Umsetzung eines Konzepts zur Netzwerkarbeit Gewaltprävention im Kontext Pflege zum Ziel hat. Zu den Aufgaben dieser Arbeitsgruppe wird gehören, Kooperationen mit weiteren Unterstützungssystemen wie z.B. dem sozialpsychiatrischen Verbund und dem Gerontopsychiatrischen Arbeitskreis aufzubauen und bei den Präventionsräten das Interesse und die Kooperationsbereitschaft auch auf ältere Menschen und auf Pflegesituationen zu lenken und sie für die Prävention von Gewalt im Zusammenhang mit Pflege zu interessieren, z. B. über Projekte wie Gewaltpräventionsschulung.

Des weiteren gilt es, entsprechend dem gut vernetzten Angebot Frauen helfen Frauen, ein Notrufsystem zu entwickeln, das „vernetzte, niedrigschwellige, dezentrale Telefondienste mit thematischer Offenheit und breiter Zielgruppendefinition" vorhält.[237]

Die Psychosoziale Arbeitsgemeinschaft muss weiterhin offen für Interessierte bleiben. Sollte der Kreis der Mitglieder zu stark anwachsen, könnte z. B. unter Führung von Senecura z. B. fachbezogen oder auch mit regionalem Bezug ein Delegationsverfahren in das kreisweite Netzwerk erarbeitet werden. Themenbezogene oder regionale Zusammenkünfte im Rahmen der „kleineren" Netzwerke sind für diesen Fall Voraussetzung gelingender Kooperation und Vernetzung.

Die Fachpflegekräfte insbesondere der ambulanten Dienstleistungsanbieterinnen und -anbieter werden im Netzwerk „Gewaltprävention" eine wichtige Rolle in Bezug auf Informations- und Wissenstransfer spielen. Mit Hilfe geeigneter Messinstrumente (wie z.B. dem BIZA-D) sollten sie Belastungsprofile der pflegenden Angehörigen erstellen und die Effektivität von Entlastungsangeboten überprüfen, damit auf der Basis dieser Ergebnisse zeitnah die Unterstützungs-, und Schulungsangebote dem Bedarf entsprechend gestaltet werden können.

Das Netzwerk Gewalt im Landkreis Soltau-Fallingbostel mit der Psychosozialen Arbeitsgemeinschaft als Basis stellt sich wie folgt dar:

---

[237] Vgl. Kreuzer, A. (2005): „Gewalt in Familien", Vortrag im Seminar „Gewalt in Familien" der Beratungsstelle für Familien-, Ehe- und Lebensfragen e. V., S. 9.

Abbildung 46: Netzwerk Gewalt im Landkreis Soltau-Fallingbostel

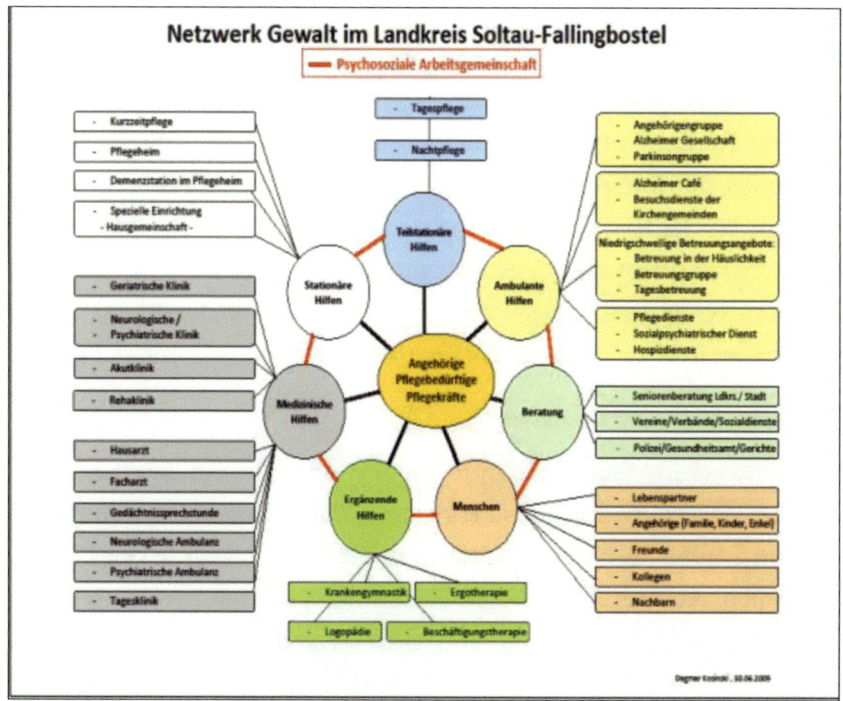

Quelle: Eigene Darstellung (30.06.2009).

6.2. Feststellen der Belastungen der pflegenden Angehörigen (Berliner Inventar zur Angehörigen Belastung – Demenz (BIZA-D))

Im Rahmen der Berliner Längsschnittstudie zur Belastung pflegender Angehöriger (2001 – 2006), die eine Verbesserung der Qualitätssicherung in der Altenpflege zum Ziel hatte, wurde in Phase I „ein standardisierter, stresstheoretisch begründeter Fragebogen entwickelt, der aufgrund hoher Differenzierungsfähigkeit und Veränderungssensitivität in besonderer Weise geeignet ist, die Belastung von Pflegenden abzubilden und die Effektivität von Entlastungsangeboten für die pflegenden Angehörigen zu erfassen. (Berliner Inventar zur Angehörigenbelastung-Demenz, BIZA-D)"[238] (Fragebogen im Anhang).

Das Instrument wurde ausgewählt, weil es sich als wirkungsvoll in Bezug auf die Messung der Auswirkungen von Entlastungsangeboten auf die Pflegenden erwiesen hat und weil es gut handhabbar ist. Die Pflegekräfte der ambulanten Pflegedienste sollen mit Hilfe dieses Instrumentes die Entwicklungen der Angehörigenbelastungen beobachten, um bei Bedarf adäquate Entlastungen anbieten zu können. Darüber hinaus sollen die Auswertungen dem Netzwerk die Möglichkeit eröffnen, bestehende Angebote auf Bedarf und Wirksamkeit hin zu überprüfen und ggf. neue, bedarfsgerechte Angebote zu entwickeln.

6.3. Gewaltpräventionsschulungen

In der Broschüre Sicherheitstipps für Seniorinnen und Senioren „Der goldene Herbst" widmet das Programm „Polizeiliche Kriminalprävention der Länder und des Bundes" dem Thema „Gewalt in der Pflege" vier Seiten. Anschaulich und gut verständlich wird kurz erläutert, was unter Gewalt in der Pflege zu verstehen ist und wie es bei Überforderung durch die Pflegesituation zu Gewalttätigkeiten kommen kann.[239] Des Weiteren gibt die Broschüre Tipps, wie man sich auf seine eigene Pflegesituation vorbereiten kann und wie sich pflegende Angehörige vor Überforderung schützen können.

In diesem Zusammenhang wird auch auf Fortbildungs- und Übungsmöglichkeiten für pflegende Angehörige verwiesen. Im Landkreis Soltau-Fallingbostel sind bislang keine Angebote für pflegende Angehörige zum Thema Prävention von Gewalt in der Pflege bekannt. Hier besteht Handlungsbedarf, derartige Angebote gilt es aufzubauen.

---

[238] Vgl. Zank, S./Schacke, C. (2004):Projekt Längsschnittstudie zur Belastung pflegender Angehöriger von demenziell erkrankten, S. 6.
[239] Vgl. Programm Polizeiliche Kriminalprävention der Länder und des Bundes (Hrsg.): Der goldene Herbst - Sicherheitstipps für Seniorinnen und Senioren.

Schneekloth & Wahl führen an,[240] dass in den USA und Australien „spezifische Beratung und Training pflegender Angehöriger im Hinblick auf Kommunikation und Umgang mit demenziell Erkrankten zu einer Minderung der nicht-kognitiven Symptomatik, einer Verbesserung der physischen Gesundheit sowie zu einer Verzögerung von Pflegeheimeintritten führten (z. B. Brodaty et al., Mittelman et al., Teri et al.[241])",[242] dass dieser Zusammenhang aber noch nicht hinreichend erforscht sei und dass hier deutlicher Handlungsbedarf bestehe.

Weitere Ansätze für Schulungen liegen in den Ergebnissen der Resilienzforschung. Unter Resilienz wird die Fähigkeit mancher Menschen verstanden, belastende Situationen - an denen andere verzweifeln - gut zu überstehen.

Es scheint keine ‚objektiven' Grenzen für die Aufgabe der häuslichen Versorgung zu geben. Schneekloth & Wahl führen an: „so hatten wir z. B. Einblick in eine Reihe prekärer Arrangements - mit einschränkenden Wohn- oder Wohnumfeldbedingungen, mit einer Kumulation von Problemen bei der Pflege, mit privaten Unterstützungspersonen, die durch die Versorgung überfordert sind, mit schwierigen Beziehungen zwischen Pflegebedürftigen und privater Pflegeperson oder belastenden Verhaltensweisen der Hilfe- bzw. Pflegebedürftigen - die dennoch als „stabil" bezeichnet wurden und in denen ein Umzug in ein Pflege-

---

[240] Vgl. Schneekloth, U./Wahl, H.-W. (2005) (Hrsg.): Möglichkeiten und Grenzen selbständiger Lebensführung in privaten Haushalten.
[241] Vgl. Brodaty, H./McGilchrist, C./Harris, L./Peters, K. E. (1993): Time until institutionalization and death in patients with dementia, Role of caregiver training and risk factors, Archives of Neurology, 50; Mittelman, M. S. et al. (1996): A Family Intervention to Delay Nursing Home Placement of Patients With Alzheimer Disease, A Randomized Controlled Trial, Journal of the American Medical Association, 276; Teri, L. et al. (2003): Journal of the American Medical Association, 290.
[242] Schneekloth, U./Wahl, H.-W. (2005) (Hrsg.): Möglichkeiten und Grenzen selbständiger Lebensführung in privaten Haushalten, S. 136f.

heim als „wenig wahrscheinlich" ausgeschlossen wurde"[243] (vgl. dazu 4.2.2. Fallbeispiel I).

„Resilienz kann - wenn sie nicht angeboren ist – in allen Lebenslagen erworben, genauer: eingeübt werden. Aus diesem Grund scheint der Resilienzansatz gut zum systemischen Denken zu passen: Der Mensch als sich ständig entwickelndes und wandelndes Wesen."[244]

Dieses Phänomen lässt den Schluss zu, dass durch Schulung und Gewaltpräventionstraining auch die Widerstandskraft Pflegender erhöht und die Pflegebeziehungen stabilisiert werden können. In Bezug auf den Charakter der Schulungen zeigen Forschungsergebnisse, dass pflegende „Angehörige am meisten von professioneller Begleitung profitieren, die einerseits edukative Elemente (d. h. Schulungs- und Bildungsmodelle) und selbstreflexive, therapeutische Elemente umfasst, in welcher andererseits aber auch die „therapeutischen Wirkfaktoren" von angeleiteten Gruppenprozessen zum tragen kommen".[245]

Da es zur Thematik Gewaltprävention zwar sehr bewährte Schulungs- und Trainingsprogramme für den Kinder- und Jugendbereich (z. B. „Faustlos") gibt, aber noch keine spezielle Schulung für Erwachsene, soll im Rahmen eines Projekts erprobt werden, ob sich derartige Schulungs- und Trainingsprogramme – leicht modifiziert – auch in der Arbeit mit Erwachsenen – Pflegebedürftigen, Angehörigen, Ehrenamtlichen, Fachpflegekräften und Hilfskräften – bewähren.

Gemeinsam mit einem anerkannten Trainer, der über umfangreiche Erfahrung in der Gewaltpräventionsarbeit mit Kindern und Jugendlichen verfügt, wurde ein Gewaltpräventionstraining entwickelt. Inhalte

---

[243] Schneekloth, U./Wahl, H.-W. (2005) (Hrsg.): Möglichkeiten und Grenzen selbständiger Lebensführung in privaten Haushalten, S. 168.
[244] Wolter, B. (2005): „Resilienzforschung" – das Geheimnis der inneren Stärke…, in: systhema Zeitschrift des Instituts für Familientherapie e.V., S. 299.
[245] Bayerisches Netzwerk Pflege - Angehörigenberatung e.V. Nürnberg (Hrsg.): 11. Bayrische Fachtagung, S. 17.

sind der Umgang mit Gewalt und die Gewaltprävention. Ziel ist die Erweiterung der Handlungskompetenz der Teilnehmerinnen und Teilnehmer mit Hilfe von Schulung und Training der Empathie, der Resilienz, der Impulskontrolle, im Umgang mit Ärger und Wut.

Das gemeinsam mit dem Verein Gewaltprävention24 e. V. entwickelte Projekt zur Gewaltpräventionsschulung wird an dieser Stelle nicht ausführlich präsentiert, sondern als Kurzkonzept im Anhang dargestellt.

Geplant sind Schulungsprogramme von zunächst 13 Veranstaltungen für Angehörige und ehrenamtliche Betreuerinnen und Betreuer, an dem auch hauptamtlich tätige Pflegekräfte teilnehmen können. Über das Programm „die Gesellschafter" der Aktion Mensch ist eine Förderung dieses ersten Blockes beantragt. Der Antrag befindet sich zurzeit, mit einem positiven Votum des Paritätischen Wohlfahrtsverbandes versehen, im Genehmigungsverfahren. Weitere Schulungen sind geplant, sofern die erste ein zufrieden stellendes Ergebnis zeigt und weitere Förderung sowie wissenschaftliche Begleitung und Evaluation möglich sind.

6.4. Ausblick und Forderungen

Es wird Bezug genommen auf das sehr weit gefasste Gewaltverständnis Galtungs, der definiert: „Ich begreife Gewalt als vermeidbare Beeinträchtigung grundlegender menschlicher Bedürfnisse oder, allgemeiner ausgedrückt, des Lebens, die den realen Grad der Bedürfnisbefriedigung unter das herabsetzt, was potenziell möglich ist. Die Androhung von Gewalt ist ebenfalls Gewalt."[246] Damit kann Gewaltprävention als umfassendes Konzept verstanden werden, in das alle am jeweiligen Pflegeprozess Beteiligten einbezogen sind, denn es geht auch um die Bedürfnisse der Pflegenden.

---

[246] Galtung, J. (1993): Kulturelle Gewalt, in: Landeszentrale für politische Bildung Baden-Württemberg (Hrsg.): Aggression und Gewalt, S. 53.

In Erweiterung der Forderung Schneekloths & Wahls[247] nach einem Paradigmenwechsel in der Pflege hin zu einer Erweiterung des Fokus auch auf die pflegenden Angehörigen ist der Paradigmenwechsel auch dahingehend zu fordern, Pflege *nicht* in erster Linie als somatisch-medizinischen Vorgang, sondern vorrangig als zwischenmenschlichen Beziehungsprozess zu sehen und somit den interaktiven Charakter von Pflege bei der Entwicklung von Entlastungs- und Unterstützungsangeboten verstärkt in den Vordergrund zu rücken.

Gewaltpräventionsschulung sollte ein fester und regelmäßiger Bestandteil sowohl der MitarbeiterInnenschulung als auch der Angehörigen- und HelferInnenschulung werden, sofern das unter 6.3. kurz vorgestellte Projekt die erhofften Ergebnisse zeigt. Um repräsentative Aussagen zu erhalten, ist die Durchführung mehrerer Schulungen erforderlich. Wissenschaftliche Begleitung und Evaluation sind erforderlich und könnten während der Einführungsphase z. B. durch ESF-Förderung unterstützt werden.

Auch gilt es, Vernetzungen zu schaffen, in denen die Fachpflegekräfte eine wichtige Rolle in Bezug auf Informations- und Wissenstransfer übernehmen. Mit Hilfe geeigneter Messinstrumente (wie z.B. dem BIZA-D,) können sie Belastungsprofile der pflegenden Angehörigen erstellen und die Effektivität von Entlastungsangeboten überprüfen, damit auf der Basis dieser Ergebnisse zeitnah die Unterstützungs- und Schulungsangebote dem Bedarf entsprechend gestaltet werden können.

Eine große Aufgabe wird sein, rechtzeitig tragfähige Ergänzungen und Alternativen zum familiären Unterstützungssystem zu entwickeln, da sich dieses aufgrund der demografischen Entwicklung und anderer sozialer Faktoren deutlich rückläufig entwickeln wird, während ande-

---

[247] Vgl. Schneekloth, U./Wahl, H.-W. (2005) (Hrsg.): Möglichkeiten und Grenzen selbständiger Lebensführung in privaten Haushalten, S. 244.

rerseits die Pflegebedürftigkeit weiter zunehmen wird.[248] Der sich weiter verschärfende Fachkräftemangel erschwert die Situation noch zusätzlich.

Vor diesem Hintergrund gewinnen Vernetzung der Angebote und Schulung und Qualifizierung der Pflegekräfte noch mehr an Bedeutung. Die Fachpflegekraft der Zukunft wird weniger selbst pflegerisch „Hand anlegen", sondern ihr Tätigkeitsfeld wird sich hin zu Beratung, Anleitung, Schulung und Begleitung von Pflegebedürftigen, ihren Angehörigen und ehrenamtlichen und hauptamtlichen Helferinnen und Helfern entwickeln. Der letztgenannte Personenkreis umfasst auch die privaten Pflegepersonen aus dem In- und Ausland.

Zu guter Letzt ist auch die Politik aufgerufen, den interaktiven Prozesscharakter von Pflege weiterhin aktiv zu unterstützen und die Würdigung der oben angeführten Präventionsmaßnahmen vorzunehmen und diese Dienstleistungen finanziell zu berücksichtigen, damit mit Hilfe dieser wirkungsvolle Instrumente im Bereich häusliche Pflege auch zukünftig gesichert werden können.

---

[248] Vgl. Schneekloth, U./Wahl, H.-W. (2005) (Hrsg.): Möglichkeiten und Grenzen selbständiger Lebensführung in privaten Haushalten, S. 41; Statistisches Bundesamt (2009): Pflegestatistik 2007.

Literaturverzeichnis

Ahrendt, H. (2000): Macht und Gewalt, 14. Auflage, München, Zürich.

Alspaugh, M. E. L./**Stephens**, M. A. P./**Townsend**, A. L./**Zarit**, S. H./**Greene**, R. (1999): Longitudinal patterns of risk for depression in dementia caregivers: Objective and subjective primary stress as predictors, Psychology and Aging, 14, S. 34-43.

Anthony Bergstone, C. R./**Zarit**, S. H./**Gatz**, M. (1988): Symptoms of psychological distress among caregivers of dementia patients, Psychology and Aging, 3, S. 245-248.

Backes, G. M./**Clemens**, W. (1998): Lebensphase Alter. Eine Einführung in die sozialwissenschaftliche Alternsforschung, Weinheim.

Bayerisches Netzwerk Pflege - Angehörigenberatung e.V. Nürnberg (Hrsg.): 11. Bayrische Fachtagung. Angehörigenarbeit. Aspekte differenzierter Beratung. Am 27. und 28. 09.2007 in Stein bei Nürnberg. Tagungsdokumentation. S. 6 – 19.

Birkhölzer, K. (2000): Formen und Reichweite lokaler Ökonomien, in: Harald IH-MIG (Hrsg.): Wochenmarkt und Weltmarkt. Kommunale Alternativen zum globalen Kapital, Bielefeld.

Bundesministerium für Familie, Senioren, Frauen und Jugend (BMFSFJ) (Hrsg.) (2009): Sicherer Hafen oder gefahrvolle Zone? Kriminalitäts- und Gewalterfahrungen im Leben alter Menschen. Ergebnisse einer multimethodalen Studie zu Gefährdungen älterer und pflegebedürftiger Menschen, Berlin.

Bundesministerium für Familie, Senioren, Frauen und Jugend (BMFSFJ) (Hrsg.) (2002): Vierter Bericht zur Lage der älteren Generation in der Bundesrepublik Deutschland: Risiken, Lebensqualität und Versorgung Hochaltriger - unter besonderer Berücksichtigung demenzieller Erkrankungen, Berlin.

Bundesministerium für Familie, Senioren, Frauen und Jugend (BMFSFJ) (Hrsg.): (1995): Kriminalität im Leben alter Menschen, Stuttgart.

Bojack, B. (2001): Gewaltprävention. Altenpflege professionell, München, Jena.

Brandl, K. (2005): Möglichkeiten zur Gewaltprävention in der Altenpflege. Eine Herausforderung für die Ausbildung, Bonner Schriftenreihe „Gewalt im Alter", Band 12, Frankfurt Main.

Brendebach, C. (2000): Gewalt gegen alte Menschen in der Familie, Ergebnisse einer Studie der „Bonner Initiative gegen Gewalt im Alter", Bonner Schriftenreihe „Gewalt im Alter", Band 6, Frankfurt am Main.

Brendebach, C./**Kranich**, M. (1999): Gewalt im häuslichen Bereich, in: Hirsch, R. D./Kranzhoff, E. (1999) (Hrsg.): Prävention von Gewalt gegen alte Menschen: Im häuslichen Bereich und in Einrichtungen, Bonner Schriftenreihe „Gewalt im Alter", Band 3, Frankfurt am Main.

Brodaty, H./**McGilchrist**, C./**Harris**, L./**Peters**, K. E. (1993): Time until institutionalization and death in patients with dementia, Role of caregiver training and risk factors, Archives of Neurology, 50, S. 643-650.

Bruder, J. (1988): Filiale Reife – ein wichtiges Konzept für die familiäre Versorgung kranker, insbesondere dementer alter Menschen, in: Zeitschrift für Gerontopsychologie und –psychiatrie, Heft 1. X. 95 – 101.

Büscher, A./**Tackenberg**, P./**Simon**, M. (2008): Arbeitssituation und Ausstiegsabsicht in der Pflege – die europäische Perspektive der NEXT-Studie, in: Zank, S./Hedtke-Becker, A. (Hrsg.): Generationen in Familie und Gesellschaft im demographischen Wandel, Europäische Perspektiven, Stuttgart. S. 165 – 179.

Dollard, J./**Doob**, L. W./**Neal**, E. M./**Mowrer**, O. H./**Sears**, R. S. (1970): Frustration und Aggression, 14. Auflage, Weinheim, Berlin, Basel.

Ernst, H. (2005): Nicht unterzukriegen, in: Psychologie Heute 9/2005 Editorial, abgerufen unter:
http://www.psychologie-heute.de/p1archiv/recherche/f_he/050903.htm, 07.06.09.

Frank, I. (2006). Das kleine Buch vom Seelenfrieden, Hannover.

Galtung, J. (1993): Kulturelle Gewalt, in: Landeszentrale für politische Bildung Baden-Württemberg (Hrsg.): Aggression und Gewalt, Band 1112, Bürger im Staat, Stuttgart, Berlin, Köln, S. 52-73.

Galtung, J. (1975): Strukturelle Gewalt, Beiträge zur Friedens- und Konfliktforschung, Reinbek.

Gatz, M./**Bengtson**, V. L./**Blum**, M. J. (1990): Caregiving families, in: Birren, J. E./Schaie, K. W. (Hrsg.): Handbook of the psychology of aging, 3. Auflage, S. 404-426, Academic Press, San Diego.

Görgen, T./**Rabold**, S. (2009): Professionelle Pflege und ihre Schattenseiten: Befunde einer schriftlichen Befragung ambulanter Pflegekräfte, in: BMFSFJ (Hrsg.) (2009): Sicherer Hafen oder gefahrvolle Zone? Kriminalitäts- und Gewalterfahrungen im Leben alter Menschen. Ergebnisse einer multimethodalen Studie zu Gefährdungen älterer und pflegebedürftiger Menschen, Berlin.

Görgen, T./**Kreuzer**, A./**Nägele**, B./**Krause**, S. (2002), in: BMFSFJ (Hrsg.): Gewalt gegen Ältere im persönlichen Nahraum: Wissenschaftliche Begleitung und Evaluation eines Modellprojekts, Schriftenreihe des Bundesministeriums für Familie, Senioren, Frauen und Jugend, Band 217, Stuttgart, Berlin, Köln.

Görgen, T./**Nägele**, B. (1999): Präventions- und Interventionskonzepte: Zur Problematik der Gewalt gegen ältere Menschen im persönlichen Nahraum, in: Hirsch, R. D./Kranzhoff, E. (1999) (Hrsg.): Prävention von Gewalt gegen alte Menschen: Im häuslichen Bereich und in Einrichtungen, Bonner Schriftenreihe „Gewalt im Alter", Band 3, Frankfurt am Main.

Granovetter, M. S. (1983): The Strength of Weak Ties: A Network Theory Revisited, in: Sociological Theory, Vol. 1, 1983, pp 201-233 – Reprinted in P.V. Marsden & N. Lin (eds.) 1982, Social Structure and Network Analysis, Sage Publications, abgerufen unter: http://www.si.umich.edu/~rfrost/courses/SI110/readings/In_Out_and_B eyond/Granovetter.pdf, 11.05.2009.

Grond, E. (2007): Gewalt gegen Pflegende - Altenpflegende als Opfer und Täter, Bern.

Handeln statt Mißhandeln (2007): Presseinformation, abgerufen unter: http://www.hsm-bonn.de/, 30.06.2009.

Hirsch, R. D. (2009): Präventionsstrategien von Aggression und Gewalt in der Pflege. Präsentation des HSM-Vorsitzenden Prof. Dr. Hirsch, 04.03.2009, abgerufen unter: http://www.hsm-bonn.de/, 24.05.2009.

Hirsch, R. D. (2005): Aspekte zur Gewalt gegen alte Menschen in Deutschland - Situation, Prävention – Intervention, in: Bewährungshilfe – Soziales Strafrecht Kriminalpolitik, Heft 2, S. 149 - 165.

Hirsch, R. D. (1999): Gewaltsituationen und deren Entstehung in der häuslichen Pflege, Bonn (Manuskript 1999), abgerufen unter: http://www.hsm-bonn.de/download/02_haus.pdf, 24.05.2009.

Holz, P. (2000): Pflegende Angehörige, in Wahl, H.-W./Tesch-Römer, C. (Hrsg.): Angewandte Gerontologie in Schlüsselbegriffen, S. 353-358, Stuttgart.

Kiecolt-Glaser, J. K/ **Glaser**, R./**Shuttleworth**, E. C./**Ogrocki**, P./**Speicher**, C. E. (1987): Chronic stress and immunity in family caregivers of Alzheimer's disease victims, Psychosomatic Medicine, 49, S. 523-535.

Kienzle, Th./**Paul-Ettlinger**, B. (2009): Aggression in der Pflege. Umgangsstrategien für Pflegebedürftige und Pflegepersonal, Pflege kompakt, Pflegepraxis, 4. Auflage, Stuttgart.

Kofahl, C. (2008): Motive von Angehörigen, ihre älteren Familienmitglieder zu betreuen: Ergebnisse aus dem europäischen Forschungsprojekt EURO-FAMCARE, in: Zank, S./Hedtke-Becker, A. (Hrsg.): Generationen in Familie und Gesellschaft im demographischen Wandel, Europäische Perspektiven, Stuttgart. S. 130 – 145.

Kornadt, H. J. (1992): Trends und Lage der gegenwärtigen Aggressionsforschung, in: Kornadt, H. J. (Hrsg.): Aggression und Frustration als psychologisches Problem, Band 2, Darmstadt,. S. 513-560.

Kornadt, H. J. (Hrsg.) (1981): Aggression und Frustration als psychologisches Problem, Band 1, Darmstadt

Kreuzer, A. (2005): „Gewalt in Familien", Vortrag im Seminar „Gewalt in Familien" der Beratungsstelle für Familien-, Ehe- und Lebensfragen e. V., Wetzlar, und des Gießener Kriminologischen Praktikerseminars in Wetzlar am 09. November 2005, abgerufen unter: http://www.lahn-dill-kreis.de/7150/VortragKreutzer.pdf, 26.07.09.

Kruse, A./**Kröhn**, R./**Lengerhans**, G./**Schneider**, C. (1992): Konflikt- und Belastungssituationen in stationären Einrichtungen der Altenhilfe und Möglichkeiten ihrer Bewältigung, Band 2 Schriftenreihe des Bundesministeriums für Familie und Senioren.

Kruse, A. (1996): Darstellung des Dunkelfeldes anhand einer empirischen Untersuchung zur Lebenssituation pflegender Angehöriger, in: Weisser Ring (Hrsg.): Gewalt gegen Pflegebedürftige, Mainz.

Kruse, A. (1987): Kompetenz bei chronischer Krankheit im Alter, Zeitschrift für Gerontologie, 20, S. 355-366.

Mittelman, M. S./**Ferris**, S. H./**Shulman**, E./**Steinberg**, G./**Levin**, B. (1996): A Family Intervention to Delay Nursing Home Placement of Patients With Alzheimer Disease, A Randomized Controlled Trial. Journal of the American Medical Association, 276, S. 1725-1731.

Mutschler, F.-H. (1990) Seneca, De vita beata, Vom glücklichen Leben, Lateinisch/Deutsch, revidierte und bibliographisch ergänzte Ausgabe 2009, Stuttgart.

Naegele, G. (1999): Soziale Ungleichheit als Gegenstand interdisziplinärer Forschung in Deutschland - zur Erinnerung an Margret Dieck, in: Naegele, G./Schütz, R. M. (Hrsg.): Soziale Gerontologie und Sozialpolitik für ältere Menschen, Gedenkschrift für Margret Dieck, S. 29-38, Opladen.

Pearlin, L. I./**Aneshensel**, C. S./**Mullan**, J. T./**Whitlatch**, C. J. (1996): Caregiving and its social support, in: Binstock, R. H./George, L. K. (Hrsg.): Handbook of aging and the social sciences, 4. Auflage, S. 283-302, Academic Press, San Diego.

Pinquart, M./**Sörensen**, S. (2003): Predictors of caregiver burden and depressive mood: A meta-analysis, Journal of Gerontology, Psychological Sciences, 58, S. 112-128.

Popitz, H. (1992): Phänomene der Macht, 2. Auflage (Nachdruck) 2004, Tübingen.

Robinson, C. A./**Wright**, L. M./**Watson**, W. L. (1994): A nontraditional approach to family violence, Archives of Psychiatric Nursing, 8, 1, S. 30-37.

Ruthemann, U. (1993): Aggression und Gewalt im Altenheim, Verständnishilfen und Lösungswege für die Praxis, Basel.

Schneekloth, U./**Wahl**, H.-W. (2005) (Hrsg.): Möglichkeiten und Grenzen selbständiger Lebensführung in privaten Haushalten (MuG III), Bundesministerium für Familie, Senioren, Frauen und Jugend.

Schulz, P.-M. (2006): Gewalterfahrungen in der Pflege. Das subjektive Erleben von Gewalt in Pflegebeziehungen, Bonner Schriftenreihe „Gewalt im Alter", Band 13, Frankfurt am Main.

Statistisches Bundesamt (2009): Pflegestatistik 2007 - Pflege im Rahmen der Pflegeversicherung, Deutschlandergebnisse, Wiesbaden, abgerufen unter: https://www.ec.destatis.de/csp/shop/sfg/bpm.html.cms.cBroker.cls?cms pat h=struktur,vollanzeige.csp&ID=1023269 , 27.07.2009.

Statistische Ämter des Bundes und der Länder (2008) (Hrsg.): Demografischer Wandel in Deutschland, Heft 2, Auswirkungen auf Krankenhausbehandlungen und Pflegebedürftige in Bund und Ländern, Wiesbaden, abgerufen unter:
https://www-ec.destatis.de/csp/shop/sfg/bpm.html.cms. cBroker cls?cmspath=struktur,vollanzeige.csp&ID=1021808.

Teri, L./**Gibbons**, L. E./**McCurry**, S. M./**Logsdon**, R. G./**Buchner**, D. M./**Barlow**, W. E./**Kukull**, W. A./**La Croix**, A. Z./**Mc Cormick**, W./**Larson**, E. B. (2003): Journal of the American Medical Association, 290, S. 2015-2022.

Wahl, H.-W./**Kruse**, A. (1999): IV. Aufgaben, Belastungen und Grenzsituationen im Alter, Gesamtdiskussion, Zeitschrift für Gerontologie und Geriatrie, 32, S. 476-472.

Wahl, H.-W./**Maier**, G. (2001): Altwerden als Frau – psychosoziale Aspekte, in: Franke, A./Kämmerer, A. (Hrsg.): Klinische Psychologie der Frau - Ein Lehrbuch, S. 515-558, Göttingen.

Wassermann, S./**Faust**, K. (1994): Social Network Analysis, Methods and Applications, Cambridge (UK), Reprinted 1999, S. 20-21.

Weber, M. (2002): Wirtschaft und Gesellschaft. Bes. v. Johannes Winckelmann, 5. Auflage, Tübingen, S. 28, 29.

Wolter, B. (2005): „Resilienzforschung" – das Geheimnis der inneren Stärke..., in: Systhema Zeitschrift des Instituts für Familientherapie e.V., Weinheim, 3/2005. S. 299 – 304.

Yee, J. L./**Schulz**, R. (2000): Gender Differences in psychiatric morbidity among family caregivers: A review and analysis, The Gerontologist, 40, S. 147-164.

Zank, S./**Schacke**, C. (2004):Projekt Längsschnittstudie zur Belastung pflegender Angehöriger von demenziell erkrankten (LEANDER),Abschlussbericht Phase 1. Entwicklung eines standardisierten Messinstrumentes zur Erstellung von Belastungsprofilen und zur Evaluation von Entlastungsangeboten für pflegende Angehörige demenzkranker Patienten (MBFSFuJ-Nr.68432),Freie Universität Berlin.

Weiterführende Literatur

Literatur zum Thema Häusliche Pflege/Angehörige:

Bubolz-Lutz, E. (2006): Pflege in der Familie – Perspektiven, Freiburg im Breisgau.

Bubolz-Lutz, E./**Kricheldorff**, C. (2006): Freiwilliges Engagement im Pflegemix, Neue Impulse, Freiburg im Breisgau.

Dieris, B. (2006): „Och Mutter, was ist aus dir geworden?!" Eine Grounded-Theory-Studie über die Neupositionierung in der Beziehung zwischen alternden Eltern und ihren erwachsenen, sich kümmernden Kindern, in: FQS. FORUM: QUALITATIVE SOCIAL RESEARCH: SOZIALFORSCHUNG, Volume 7, No. 3, Art. 25, Mai 2006, abgerufen unter: http://www.qualitative-research.net/index.php/fqs/article/view/144, 01.06.2009.

Engel, S. (2008): Pflegende Angehörige auf dem Weg zur filialen Reife – wie können sie durch Beratungsarbeit unterstützt werden?, in: Angehörigenberatung e.V. Nürnberg (Hrsg.): Bayrisches Netzwerk Pflege, 11. Bayrische Fachtagung, Angehörigenarbeit, Aspekte differenzierter Beratung, am 27. und 28. 09.2007 in Stein bei Nürnberg, Tagungsdokumentation, S. 6 – 19.

Garms-Homolová, V. (2008): Koproduktion in häuslicher Pflege – informelle Hilfe für Empfänger berufsmäßiger Pflege in elf europäischen Ländern: Die Ad-HOC-Studie, in: Zank, S./Hedtke-Becker, A. (Hrsg.): Generationen in Familie und Gesellschaft im demographischen Wandel, Europäische Perspektiven, Stuttgart, S. 146 – 164.

Henke, U. (2005): Zum Kohärenzgefühl pflegender Angehöriger, abgerufen unter: http://www.efh-bochum.de/service/beitrage_zur_pflege/Kohaerenzgefuehl.pdf, 01.06.2009.

Reichert, M. (2000): Häusliche Pflege demenzkranker alter Menschen: eine kritische Analyse existierender Unterstützungsangebote für pflegende Angehörige - Projektleitung Naegele, G., Friedrich Ebert Stiftung, Electronic ed. Bonn: FES Libary, 2001, abgerufen unter:
http://library.fes.de/fulltext/asfo/00982toc.htm, 01.06.2009.

Veenhoven, R. (2007): Subjective measures of wellbeing. Presentation at conference: Subjektive Well-Being and Subjective Indicators of Quality of Live: Findings, Data and Methods, Science Centre Berlin, abgerufen unter: http://www.gesis.org/fileadmin/upload/dienstleistung/veranstaltungen_fortbildungen/archiv/soz_ind/2007/Praes_Veenhoven.pdf, 25.05.2009.

Wilz, G./**Schumacher**, J./**Machold**, C./**Gunzelmann**, Th./Adler, C. (1998): Angehörigenberatung bei Demenz – Erfahrungen aus der Leipziger Studie, in: Kruse, A. (Hrsg.): Psychosoziale Gerontologie, Band 2: Intervention. Jahrbuch der Medizinischen Psychologie, Bd. 16, Göttingen, S. 232 – 250, abgerufen unter: http://www.uni-leipzig.de/~gespsych/x_ang_brtg.html, 01.06.2009.

Zank, S./**Schacke**, C. (2007): Abschlussbericht der Phase 2 der „Längsschnittstudie zur Angehörigenbelastung durch die Pflege demenziell Erkrankter (LEANDER), Bundesministerium für Familie, Senioren, Frauen und Jugend.

Literatur zum Thema Macht / Gewalt / Gewaltprävention:

Bowi, U./**Ott**, G./**Tress**, W. (2008): FAUSTLOS – Gewaltprävention in der Grundschule, in: Praxis der Kinderpsychologe und Kinderpsychiatrie 57/2008, S. 509 – 520.

Coester, M. (2003): Gewalt gegen alte Menschen. Bestandsaufnahme und Ergebnisse des Workshops, in: Stiftung Deutsches Forum für Kriminalprävention (2003): Prävention von Gewalt gegen alte Menschen – private Initiativen Workshop-Reader, 30. Oktober 2003, Bonn, S. 32 – 43, abgerufen unter: http://www.hsm-bonn.de/download/16_dfk.pdf, 24.05.2009.

Döbler, F./**Neujahr**, P. (2008): „Ich habe ihr doch gar nichts getan", Aggression und Gewalt gegen Pflege- und Betreuungskräfte, Eine Trendstudie, Reihe: ad discendum. Die Facultas Schriftenreihe 3. facultas-medien bei der facultas Akademie.

Görgen, T./**Nägele**, B./**Kotlenga**, S. (2009): Wohin nun? Konsequenzen für den Umgang mit Sicherheitsgefährdungen im Alter, in: BMFSFJ (Hrsg.): Sicherer Hafen oder gefahrvolle Zone? Kriminalitäts- und Gewalterfahrungen im Leben alter Menschen, Ergebnisse einer multimethodalen Studie zu Gefährdungen älterer und pflegebedürftiger Menschen, Berlin, S. 521 - 583.

Görgen, T./**Herbst**, S./**Kotlenga**, S./**Nägele**, B./**Rabold**, S. (2009): Kriminalitäts- und Gewalterfahrungen im Leben älterer Menschen - Zusammenfassung wesentlicher Ergebnisse einer Studie zu Gefährdungen älterer und pflegebedürftiger Menschen, Bundesministerium für Familie, Senioren, Frauen und Jugend, Berlin.

Görgen, T./**Rabold**, S./**Herbst**, S. (2007): Ist die Hand, die pflegt, auch die Hand, die schlägt? Ergebnisse einer Befragung ambulanter Pflegekräfte zur Misshandlung und Vernachlässigung älterer Menschen in der häuslich-professionellen Pflege, Kriminologisches Forschungsinstitut Niedersachsen, KFN-Materialien für die Praxis; Nr. 4, Hannover.

Görgen, T./**Rabold**, S./**Herbst**, S. (2006): Viktimisierungen im Alter und in der häuslichen Pflege: Wege in ein schwieriges Forschungsfeld; Befragungsinstrumente der Studie „Kriminalität und Gewalt im Leben alter Menschen" (KuGiLaM-Bericht No. 3), KFN-Forschungsbericht; Nr. 99, Hannover.

Görgen, T.,/**Rabold**, S./**Herbst**, S. (2006): Kriminalitäts- und Gewaltgefährdungen im höheren Lebensalter und in der häuslichen Pflege (KuGiLaM-Bericht No. 2), KFN-Forschungsbericht; Nr. 98, Hannover.

Görgen, T./**Nägele**, B. (2006): Wehrlos im Alter? Strategien gegen Gewalt in engen persönlichen Beziehungen älterer Menschen, Dokumentation einer Fachtagung und eines Expertenforums am 14. und 15. 6. 2006 in Hannover, Kriminologisches Forschungsinstitut Niedersachsen, KFN-Materialien für die Praxis; Nr. 2, Hannover.

Görgen, T./**Greve**, W. (2005): Gewalt gegen alte Menschen – Stand der Forschung, in: Landespräventionsrat Nordrhein-Westfalen (Hrsg.): Alter – ein Risiko? Ältere Menschen als Opfer von häuslicher und institutioneller Gewalt, Kölner Schriften zur Kriminologie und Kriminalpolitik, Münster, S. 53 – 72.

Gröning, K. (2004): Das zerbrochene Ideal - Über Gewalt in der Pflege, in: Sozial- und Kriminalpräventiver Rat Bielefeld (Hrsg.): Gewalt gegen alte Menschen, Dokumentation der Fachtagung vom 23. Juni 2004 in Bielefeld.

Gugel, G. (2008): Handbuch Gewaltprävention in der Grundschule - Für die Grundschule und die Arbeit mit Kindern, ift Institut für Friedenspädagogik, Tübingen, abgerufen unter:
http://www.hsm-bonn.de/download/13_pr.pdf, 25.07.2009.

Hempel, U. (2009): Häusliche Gewalt erkennen und verhindern: „Pflege heißt Krise", Dtsch. Arztebl.; 106(4): A-118/B-104/C-100, abgerufen unter:
http://www.aerzteblatt.de/archiv/63107/, 24.05.2009.

Hinkel, N./**Ryser**, P. (1994): Macht – das tabuisierte Thema in Non-Profit-Organisationen Organisationsentwicklung, Zeitschrift für Unternehmensentwicklung und Change Management, Spezialheft 2, Veränderungsstrategien im Non-Profit Bereich, München.

Hirsch, R. D. (2008): Leben mit Demenz - Ohnmächtig vor der Katastrophe, Interview, Kölner Stadtanzeiger, 01.07.2008, abgerufen unter: http://www.ksta.de/html/artikel/1214566238039.shtml, 24.05.2009.

Hirsch, R. D. (2003): Gewalt gegen alte Menschen: Ein Überblick zur Situation in Deutschland – Möglichkeiten zur Prävention und Intervention durch private Initiativen, in: Stiftung Deutsches Forum für Kriminalprävention, Prävention von Gewalt gegen alte Menschen - private Initiativen, Workshop-Reader, S. 13 – 31, abgerufen unter: http://www.hsm-bonn.de/download/07_dfk.pdf, 24.05.2009.

Hirsch, R. D. (2001): Gewalt gegen alte Menschen – Fakten – Hilfen - Prävention, TUP – Theorie und Praxis der Sozialen Arbeit, Juli 2001, abgerufen unter: http://www.tup-online.com/media/md2637D.pdf, 24.05.2009.

Hirsch, R. D. (2000): Gewalt in der Pflege: ein drängendes gesellschaftliches Problem, Manuskript zum Gespräch am 11. Mai 2000 im Ausschuss für Menschenrechte und Humanitäre Hilfe des Deutschen Bundestags in Berlin, Bonn, Mai 2000, abgerufen unter: http://www.hsm-bonn.de/download/03_heim.pdf, 24.05.2009.

Hirsch, R. D./**Bruder**, J./**Radebold**, H. (Hrsg.) (2000): Aggression im Alter, Bonner Schriftenreihe „Gewalt im Alter", Band 7, Frankfurt am Main.

Hirsch, R. D./**Kranzhoff**, E. (1999): Gewalt im Alter: ein „alltägliches Phänomen", in: Hirsch, R. D./Kranzhoff, E. (1999) (Hrsg.): Prävention von Gewalt gegen alte Menschen: Im häuslichen Bereich und in Einrichtungen, Bonner Schriftenreihe „Gewalt im Alter", Band 3, Frankfurt am Main.

Hitzler, R. (1999): Gewalt als definitions- und handlungstheoretisches Problem, in: Gewalt im Alter: ein „alltägliches Phänomen", in: Hirsch, R. D./Kranzhoff, E. (1999) (Hrsg.): Prävention von Gewalt gegen alte Menschen: Im häuslichen Bereich und in Einrichtungen, Bonner Schriftenreihe „Gewalt im Alter", Band 3, Frankfurt am Main.

Hörl, J (2005): Häusliche Pflege alter Menschen – Risikokonstellationen und Gewaltausprägungen, in: Landespräventionsrat Nordrhein- Westfalen (Hrsg.): Alter- ein Risiko? Ältere Menschen als Opfer von häuslicher und institutioneller Gewalt, Kölner Schriften zur Kriminologie und Kriminalpolitik, Münster, S. 113 - 125.

Kuhlmann, A./**Naegele**, G. (2008): Gewalt gegen ältere Menschen - (k)ein Thema?, Empirische Befunde und gegenwärtiger Forschungsstand in der Bundesrepublik Deutschland, Sozialer Fortschritt, Unabhängige Zeitschrift für Sozialpolitik, Köln.

Lamnek, S./**Luedtke**, J./**Ottermann**, R. (2006): Tatort Familie: Häusliche Gewalt im gesellschaftlichen Kontext, 2. Auflage, Wiesbaden.

Lawton, M. P./**van Haitsma**, K./**Klapper**, J. (1996): Observed Affect in Nursing Home Residents With Alzheimer´s Disease, Journal of Gerontology, 51B, S. 3 - 14.

Nägele, B./**Kotlenga**, S./**Görgen**, T./**Mauder**, B. (2009): Ambivalente Nähe: eine qualitative Interviewstudie zur Viktimisierung Pflegebedürftiger in häuslichen Pflegearrangements, in: BMFSFJ (Hrsg.): Sicherer Hafen oder gefahrvolle Zone? Kriminalitäts- und Gewalterfahrungen im Leben alter Menschen - Ergebnisse einer multimethodalen Studie zu Gefährdungen älterer und pflegebedürftiger Menschen, Berlin, S. 208 - 491.

Panke-Kochinke, B. (2008): Gewalt gegen Pflegekräfte - Problematische Situationen erkennen und lösen, Frankfurt Main.

Paul-Ettlinger, B. (2007): Unterlagen zum Vortrag „Gewalt als Interaktion im Beziehungsgeflecht der Pflege alter Menschen", in: Gerontopsychiatrisches Forum Mannheim (Hrsg.): Gewalt im Alter – Grenzsituationen in der Pflege, Workshopunterlagen, Fachtagung des Gerontopsychiatrischen Forums Mannheim am 21. November 2007, S. 3 - 9.

Programm Polizeiliche Kriminalprävention der Länder und des Bundes (Hrsg.): Der goldene Herbst - Sicherheitstipps für Seniorinnen und Senioren, Stuttgart, S. 37 - 40.

Schick, A. (2004): FAUSTLOS. Inhalte, Implementation und Effektivität eines Gewaltpräventions-Curriculums, Schulverwaltung spezial, Zeitschrift für Schulleitung und Schulaufsicht, Helft 3/2004, S. 22 - 24.

Schick, A./**Ott**, I. (2002): Gewaltprävention an Schulen – Ansätze und Ergebnisse, in: Praxis der Kinderpsychologe und Kinderpsychiatrie 51/2002, S. 766 –791.

Schirmer, U./**Mayer**, M./**Vaclav**, J./**Papenberg**, W./**Martin**, V./**Gaschler**, F./**Özköylü**, S. (2009): Prävention von Aggression und Gewalt in der Pflege, Grundlagen und Praxis des Aggressionsmanagements für Psychiatrie und Gerontopsychiatrie, 2. Auflage, Hannover.

Schneider, H./**Gerlach**, I./**Juncke**, D./**Krieger**, J. (2008): Betriebswirtschaftliche Ziele und Effekte einer familienbewussten Personalpolitik, Thesenpapier Nr. 5 2008, Münster und Berlin.

Schnurr, S./**Trieschmann**, J. (2008): Gewalt in der ambulanten Pflege - Analyse des Zusammenhangs von Belastung pflegender Angehöriger, Pflegeabhängigkeit und Gewaltübergriffen vom pflegenden Angehörigen auf den zu Pflegenden, Saarbrücken.

Seidel, L. (2007): Gewalt an alten Menschen - Entstehungsfaktoren für Gewalt an pflegebedürftigen alten Menschen und Lösungsansätze, Bonner Schriftenreihe „Gewalt im Alter", Band 14, Frankfurt am Main.

Tammen-Parr, G. (2009): Aggressionen und Konflikte in der häuslichen Pflege, BFG Nr. 29, Berliner Forum Gewaltprävention, abgerufen unter: http://www.berlin.de/imperia/md/content/lb-lkbgg/bfg/nummer29/tammen.pdf, 24.05.2009.

Walentich, G. (2005): Gewalt gegen alte Menschen – Versuch einer Bestandsaufnahme, in: Landespräventionsrat Nordrhein-Westfalen (Hrsg.): Alter – ein Risiko? Ältere Menschen als Opfer von häuslicher und institutioneller Gewalt, Kölner Schriften zur Kriminologie und Kriminalpolitik, Münster, S.7-26.

Walentich, G./**Wilms**, Y./**Walter**, M. (2005): Gewalt gegen ältere Menschen in der häuslichen und institutionellen Pflege, in: Bewährungshilfe – Soziales, Strafrecht, Kriminalpolitik, Heft 2, S. 166 – 182.

Literatur zum Thema Netzwerke:

Blümcke, K. (2005): Grundlagen erfolgreichen Kooperations- und Vernetzungsmanagements, in: Dokumentation der ersten transnationalen Konferenz im Projekt „Gesundheitliche Folgen von Häuslicher Gewalt vermindern" 14.01.-16.01.2005, Wuppertal, Paritätische Akademie, abgerufen unter: http://bildung.paritaet-nrw.org/content/e78/e30/downloads/Doku_TK1.pdf, 11.05.2009.

Granovetter, M. S. (1973): The Strength of Weak Ties, in: American Journal of Sociology, Vol. 78, No. 6, May 1973, pp 1360 – 1380, abgerufen unter: http://www.stanford.edu/dept/soc/people/mgranovetter/documents/granstrengthweakties.pdf, 11.05.2009.

Schubert, H. (2008): Netzwerkkooperation – Organisation und Koordination von professionellen Vernetzungen, in: Schubert, H. (Hrsg.): Netzwerkmanagement: Koordination von professionellen Vernetzungen - Grundlagen und Praxisbeispiele, Wiesbaden.

Literatur zum Thema Resilienz:

Brand, R./**Kramer**, S./**Bauer**, C. (2006): Jede Krise meistern, abgerufen unter: http://www.meister-leistung.com/fileadmin/daten/Jede_Krise_meistern.pdf, 24.05.2009.

Kormann, G. (2007): Resilienz – Was Kinder stärkt und in ihrer Entwicklung unterstützt, in: Pleininger, M./Schumacher, E. (Hrsg.): Auf den Anfang kommt es an – Bildung und Erziehung im Kindergarten und im Übergang zur Grundschule, Gmünder Hochschulreihe Nr. 27, S. 37 – 56.

Nuber, U. (2005): Resilienz: Immun gegen das Schicksal?, in: Psychologie Heute 9/2005, S. 20ff, abgerufen unter: http://www.psychologie-heute.de/p1archiv/recherche/f_he/050903.htm, 07.06.09.

Theis-Scholz, M. (2007): Das Konzept der Resilienz und der Salutogenese und seine Implikationen für den Unterricht, (zuerst erschienen in der „Zeitschrift für Heilpädagogik", vds, 07/2007), abgerufen unter: http://www.traumapaedagogik.de/index.php?option=com_content&task=view&id=58&Itemid=26, 24.05.2009.

Welter-Endelin, R. (2005): „Die Zentrierung auf die frühe Kindheit ist falsch." Ein Interview in, in: Psychologie Heute 9/2005, S. 20ff, abgerufen unter: http://www.psychologie-heute.de/p1archiv/recherche/f_he/050903.htm, 07.06.2009.

Wustmann, C. (2005): Die Blickrichtung der neueren Resilienzforschung - Wie es manche Kinder schaffen, schwierigen Lebensumständen zu trotzen, abgerufen unter: http://www.bildungsserver.de/innovationsportal/bildungplus.html?artid=459, 01.06.2009.

Anlage

Projektentwurf

„Gewaltpräventionsschulung ehrenamtlicher Betreuer und Angehöriger von Demenzkranken"

Projektorganisation: Paritätischer Verein Soltau-Fallingbostel e.V.

Durchführung: Gewaltprävention24 e.V.

Kurzbeschreibung: Der Betreuungsbedarf von Menschen, die an Demenz leiden wird immer größer. Gleichzeitig ist die Belastung von pflegenden Angehörigen so hoch, dass eigene Erkrankungen die Folge sein können, oder es zu passiver und aktiver Aggressivität gegen den Demenzkranken kommt. Es besteht daher der Bedarf, betroffene Angehörige sowie die kranken Menschen zu schützen und zu entlasten. Es sollen vermehrt freiwillige Helfer gefunden werden und diese, sowie die Angehörigen, gestärkt werden, mit der Betreuungssituation besser umzugehen.

Projektziel: Erweiterung der Handlungskompetenz betreuender Helfer und Angehöriger. Es soll ein Netzwerk der gegenseitigen Unterstützung sowie eine Instanz für eigene psychische Hygiene (entspricht einem Überlastungsschutz) geschaffen werden.

Zielgruppe: Freiwillige Helfer und interessierte, zukünftige Helfer, pflegende Angehörige von demenzkranken Menschen

Engagement von Freiwilligen: Erfahrene Freiwillige sollen das Projekt begleiten. Neue Freiwillige sollen durch das Projekt gewonnen werden. U. a. auch durch ehemals pflegende Angehörige, die ihr soziales Engagement nach dem Tod des Angehörigen erweitern.

Geplante Projektumsetzung: Es sollen für die Dauer von 6 Monaten zentrale Veranstaltungen stattfinden. Diese werden durch Dirk Oberheim vom Verein Gewaltprävention24 e.V. geleitet und von erfahrenen, freiwilligen Helfern begleitet. Es werden psychodramatische Methoden sowie Übungen aus dem Bereich Erlebnispädagogik angewandt, um die Sozial- und Handlungskompetenz der Teilnehmer zu erhöhen. Die Inhalte werden speziell für den Projektbedarf entwickelt und sollen nach dem erfolgreichen Abschluss des Projektes anderen Projekten zugänglich gemacht werden.

Eigenleistungen: Für die Veranstaltungen werden eigene Räumlichkeiten zur Verfügung gestellt. Das Konzept wird in Zusammenarbeit mit dem Verein Gewaltprävention24 e.V. als Eigenleistung erstellt. 2 angestellte Mitarbeiter betreuen das Projekt und werten die Ergebnisse aus.

	Angaben zum demenzkranken Menschen
1.	**Geschlecht** ( ) Männlich ( ) Weiblich
2.	**Alter** ____ Jahre
3.	**Seit wann müssen Sie sich verstärkt um Ihren Angehörigen kümmern?** Seit ____ ____ Jahren.
4.	**Liegt eine ärztliche Demenzdiagnose vor?** ( ) Ja ( ) Nein
5.	**Welche Pflegestufe hat Ihr Angehöriger?** ( ) Keine ( ) Stufe 1 ( ) Stufe 2 ( ) Stufe 3
6.	**Wie oft nutzt er / sie die ambulante Pflege?** ( ) ____ mal pro Woche ( ) Tageseinsätze
7.	**Welche Unterstützungsangebote für pflegende Angehörige nehmen Sie zurzeit wahr?** ( ) Keine ( ) Tagespflege ( ) Gesprächsgruppe ( ) Sonstiges _____ _____
8.	**Welche Erwartungen verbinden Sie mit dem Einsatz der ambulanten Pflege?** Für Ihren Angehörigen: _____ _____ _____ Für Sie selbst: _____ _____ _____

A Praktische Betreuungsaufgaben

Jetzt möchte ich etwas über die praktischen Betreuungsaufgaben, die Sie leisten, erfahren. Bitte geben Sie für jeden einzelnen Inhaltsbereich an, <u>ob Ihr Angehöriger Unterstützung in diesem Bereich benötigt</u>. Falls dies der Fall ist, geben Sie bitte auch an, <u>von wem die notwendige Unterstützung</u> geleistet wird.

Falls Ihr Angehöriger "neu" von der ambulanten Pflege versorgt wird, legen Sie bitte bei der Beantwortung der Fragen <u>die letzten beiden Wochen vor Beginn des Einsatzes der ambulanten Pflege</u> zugrunde.

Benötigt Ihr Angehöriger Hilfe in folgenden Bereichen?

1. Hilfe beim Zubereiten der Mahlzeiten (z.B. Kochen, Brote richten)?
( ) Ja
( ) Nein → weiter bei 2

Falls ja: Von wem wird diese Unterstützung geleistet?
(0) Jemand anderes leistet die gesamte Unterstützung
(1) Jemand anderes leistet den größten Teil der Unterstützung
(2) Ich teile mir die Unterstützung mit jemandem zu gleichen Teilen
(3) Ich leiste den größten Teil der Unterstützung
(4) Ich leiste die gesamte Unterstützung

2. Hilfe bei der Nahrungsaufnahme (z.B. Kleinschneiden, Darreichen der Nahrung)?
( ) Ja
( ) Nein → weiter bei 3

Falls ja: Von wem wird diese Unterstützung geleistet?
(0) Jemand anderes leistet die gesamte Unterstützung
(1) Jemand anderes leistet den größten Teil der Unterstützung
(2) Ich teile mir die Unterstützung mit jemandem zu gleichen Teilen
(3) Ich leiste den größten Teil der Unterstützung

3. Hilfe beim Baden, Waschen, Duschen?
( ) Ja
( ) Nein → weiter bei 4

Falls ja: Von wem wird diese Unterstützung geleistet?
(0) Jemand anderes leistet die gesamte Unterstützung
(1) Jemand anderes leistet den größten Teil der Unterstützung
(2) Ich teile mir die Unterstützung mit jemandem zu gleichen Teilen
(3) Ich leiste den größten Teil der Unterstützung
(4) Ich leiste die gesamte Unterstützung

4. Hilfe bei der Zahnpflege, Haar-, Haut- und Nagelpflege?
( ) Ja
( ) Nein → weiter bei 5

Falls ja: Von wem wird diese Unterstützung geleistet?
(0) Jemand anderes leistet die gesamte Unterstützung
(1) Jemand anderes leistet den größten Teil der Unterstützung
(2) Ich teile mir die Unterstützung mit jemandem zu gleichen Teilen
(3) Ich leiste den größten Teil der Unterstützung
(4) Ich leiste die gesamte Unterstützung

5. Hilfe bei Toilettengängen bzw. Inkontinenzvorlagen wechseln, Intimpflege?
( ) Ja
( ) Nein → weiter bei 6

Falls ja: Von wem wird diese Unterstützung geleistet?
(0) Jemand anderes leistet die gesamte Unterstützung
(1) Jemand anderes leistet den größten Teil der Unterstützung
(2) Ich teile mir die Unterstützung mit jemandem zu gleichen Teilen
(3) Ich leiste den größten Teil der Unterstützung
(4) Ich leiste die gesamte Unterstützung

6.	Hilfe beim An- und Auskleiden bzw. Zurechtlegen der Kleidung?

( ) Ja

( ) Nein

Falls ja: Von wem wird diese Unterstützung geleistet?

(0) Jemand anderes leistet die gesamte Unterstützung
(1) Jemand anderes leistet den größten Teil der Unterstützung
(2) Ich teile mir die Unterstützung mit jemandem zu gleichen Teilen
(3) Ich leiste den größten Teil der Unterstützung
(4) Ich leiste die gesamte Unterstützung

A   Summe der praktischen Betreuungsaufgaben _____

B Verhaltensänderungen des demenzerkrankten Angehörigen

Jetzt möchte ich erfahren, ob bestimmte, durch die Demenz bedingte Denk- und Verhaltensstörungen, zurzeit bei Ihrem Angehörigen auftreten, und wie <u>stark Sie sich dadurch belastet fühlen</u>. Die Skala, auf der Sie Ihre Belastungsstärke einschätzen können, reicht von 0 – „gar nicht belastet" bis 4 – „stark belastet".

Falls Ihr Angehöriger „neu" von der ambulanten Pflege versorgt wird, legen Sie bitte bei der Beantwortung der Fragen <u>die letzten beiden Wochen vor Beginn des Einsatzes der ambulanten Pflege</u> zugrunde.

Kommt es vor, dass Ihr Angehöriger ...

1. **sich oft wiederholt (z.B. dieselben Fragen stellt, dieselben Dinge erzählt)?**
   ( ) **Nein** → weiter bei 2
   ( ) **Falls ja: Wie sehr belastet Sie das?**

   gar nicht   ein wenig   mäßig   drastisch   stark
   (0)--------------(1)--------------(2)--------------(3)--------------(4)

2. **logischen Argumenten nicht mehr zugänglich ist?**
   ( ) **Nein** → weiter bei 3
   ( ) **Falls ja: Wie sehr belastet Sie das?**

   gar nicht   ein wenig   mäßig   drastisch   stark
   (0)--------------(1)--------------(2)--------------(3)--------------(4)

3. **schwierige Sachverhalte nicht mehr begreift?**
   ( ) **Nein** → weiter bei 4
   ( ) **Falls ja: Wie sehr belastet Sie das?**

   gar nicht   ein wenig   mäßig   drastisch   stark
   (0)--------------(1)--------------(2)--------------(3)--------------(4)

4. **sich nichts merken kann?**
   ( ) **Nein**
   ( ) **Falls ja: Wie sehr belastet Sie das?**

   gar nicht   ein wenig   mäßig   drastisch   stark
   (0)--------------(1)--------------(2)--------------(3)--------------(4)

B   Summe Belastung durch kognitive Einbußen: _____

C Kommt es vor, dass Ihr Angehöriger ...

1. Dinge tut, die Ihnen verrückt erscheinen?
( ) Nein → weiter bei 2
( ) Falls ja: Wie sehr belastet Sie das?

gar nicht	ein wenig	mäßig	deutlich	stark
(0)	(1)	(2)	(3)	(4)

2. unruhig ist?
( ) Nein → weiter bei 3
( ) Falls ja: Wie sehr belastet Sie das?

gar nicht	ein wenig	mäßig	deutlich	stark
(0)	(1)	(2)	(3)	(4)

3. Sie beschimpft?
( ) Nein → weiter bei 4
( ) Falls ja: Wie sehr belastet Sie das?

gar nicht	ein wenig	mäßig	deutlich	stark
(0)	(1)	(2)	(3)	(4)

4. sich bei bestimmten Pflegeaufgaben widersetzt?
( ) Nein → weiter bei 5
( ) Falls ja: Wie sehr belastet Sie das?

gar nicht	ein wenig	mäßig	deutlich	stark
(0)	(1)	(2)	(3)	(4)

5. Verhaltensweisen zeigt, die ihn / sie selbst gefährden?
( ) Nein
( ) Falls ja: Wie sehr belastet Sie das?

gar nicht	ein wenig	mäßig	deutlich	stark
(0)	(1)	(2)	(3)	(4)

C Summe Belastung durch Aggressivität und Verwirrtheit: ___ ___

D Persönliche Einschränkungen

Im Folgenden sind Gedanken und Gefühle aufgeführt, die Pflegende in Bezug auf die Pflege und die damit verbundenen Aufgaben und Einschränkungen haben können. Bitte geben Sie an, wie oft Sie selbst solche Gedanken oder Gefühle haben. Die Skala, auf der Sie Ihre Belastung einschätzen können, reicht von 0 – „nie" bis 4 – „immer".

Falls Ihr Angehöriger „neu" von der ambulanten Pflege versorgt wird, legen Sie bitte bei der Beantwortung der Fragen die letzten beiden Wochen vor Beginn des Einsatzes der ambulanten Pflege zugrunde.

Haben Sie das Gefühl, ...

1. dass Sie zu wenig Rückzugsmöglichkeiten haben?

nie	selten	manchmal	oft	immer
(0)	(1)	(2)	(3)	(4)

2. dass Sie zu wenig Zeit für Hobbies / Interessen haben?

nie	selten	manchmal	oft	immer
(0)	(1)	(2)	(3)	(4)

3. dass Sie sich zu wenig um Ihre eigene Gesundheit kümmern können?

nie	selten	manchmal	oft	immer
(0)	(1)	(2)	(3)	(4)

4. dass Sie zu wenig Zeit für Aktivitäten mit anderen haben?

nie	selten	manchmal	oft	immer
(0)	(1)	(2)	(3)	(4)

5. dass Sie zu wenige Dinge für sich selbst erledigen können?

nie	selten	manchmal	oft	immer
(0)	(1)	(2)	(3)	(4)

D Summe persönliche Einschränkungen: ___ ___

Anmerkung für den Interviewer:
Bitte bilden Sie die Summen und ermitteln Sie den Risikoscore für die erste Befragung (MZP 1)! Füllen Sie die grau unterlegten Felder aus!
Die weißen Felder werden nach der nächsten Befragung (MZP 2) ausgefüllt (Verlaufseinschätzung).

Auswertungsblatt für _____

	Summe MZP 1	Ausgangsniveau / Risikostatus MZP 1	Summe MZP 2	Risikostatus MZP 2	MZP 2 − MZP 1	Verlaufseinschätzung
A Praktische Betreuungsaufgaben						😊 Günstig 😐 Durchschnittlich ☹ Ungünstig
B Belastung durch kognitive Einbußen		*Risiko Heim* gering (0 bis 2) mäßig (3 bis 5) hoch (6 bis 14) extrem (über 14)		*Risiko Heim* gering (0 bis 2) mäßig (3 bis 5) hoch (6 bis 14) extrem (über 14)		
C Belastung durch Aggressivität und Verwirrtheit		*Risiko Gewalt* gering (0 bis 2) mäßig (3 bis 8) hoch (9 bis 14) extrem (über 14)		*Risiko Gewalt* gering (0 bis 2) mäßig (3 bis 8) hoch (9 bis 14) extrem (über 14)		
D Persönliche Einschränkungen		*Risiko Depressivität* gering (0 bis 6) mäßig (7 bis 12) hoch (13 bis 18) extrem (über 18)		*Risiko Depressivität* gering (0 bis 6) mäßig (7 bis 12) hoch (13 bis 18) extrem (über 18)		
B + C + D				Nach 3 Monaten Nach 6 Monaten Nach 9 Monaten		😊 Günstig 😐 Durchschnittlich ☹ Ungünstig

MZP 1 = 1. Messzeitpunkt (= 1. Befragungstermin)
MZP 2 = 2. Messzeitpunkt (= 2. Befragungstermin)

Auswertungsübersicht Verlaufseinschätzung ambulante Pflegedienste

😊 überdurchschnittlich günstiger Verlauf; ☹ überdurchschnittlich ungünstiger Verlauf; 😐 Verlauf im Rahmen der normalen Schwankung

	Objektive Belastung durch Praktische Betreuungsaufgaben (A)											
Summe 1. Befragung	0-10			10-17			18-23			24		
Verlaufsbeurteilung	😊	😐	☹	😊	😐	☹	😊	😐	☹	😊	😐	☹
3-Monats-Intervall	Abnahme mindestens 0		Zunahme mehr als 4	Abnahme mehr als 1		Zunahme mehr als 1	Abnahme mehr als 1		Zunahme mehr als 0	Abnahme mehr als 1		Zunahme mindestens 0
6-Monats-Intervall	Abnahme mindestens 1		Zunahme mehr als 8	Abnahme mehr als 2		Zunahme mehr als 3	Abnahme mehr als 2		Zunahme mehr als 1	Abnahme mehr als 2		Zunahme mehr als 1
9-Monats-Intervall	Abnahme mehr als 2		Zunahme mehr als 12	Abnahme mehr als 3		Zunahme mehr als 5	Abnahme mehr als 3		Zunahme mehr als 2	Abnahme mehr als 3		Summe weiterhin 24

	Subjektive Belastung durch Verhaltensänderungen und persönliche Einschränkungen (B+C+D)											
Summe 1. Befragung	0-14			15-29			30-43			44-56		
Verlaufsbeurteilung	😊	😐	☹	😊	😐	☹	😊	😐	☹	😊	😐	☹
3-Monats-Intervall	Abnahme mindestens 0		Zunahme mehr als 4	Abnahme mehr als 2		Zunahme mehr als 3	Abnahme mehr als 3		Zunahme mehr als 2	Abnahme mehr als 5		Zunahme mindestens 0
6-Monats-Intervall	Abnahme mindestens 1		Zunahme mehr als 9	Abnahme mehr als 4		Zunahme mehr als 7	Abnahme mehr als 7		Zunahme mehr als 4	Abnahme mehr als 10		Zunahme mehr als 1
9-Monats-Intervall	Abnahme mindestens 2		Zunahme mehr als 14	Abnahme mehr als 6		Zunahme mehr als 11	Abnahme mehr als 10		Zunahme mehr als 6	Abnahme mehr als 15		Zunahme mehr als 2

Quelle: Zank, S./Schacke, C. (2004):Projekt Längsschnittstudie zur Belastung pflegender Angehöriger von demenziell erkrankten.

Autorenangaben

Birgid Eberhardt

Referentin für „Ambient Assisted Living" im VDE Verband der Elektrotechnik Elektronik Informationstechnologie e.V.; Gerontologin (FH), Gesundheitsökonomin (ebs); TQM/EFQM Assessorin, 20 Jahre Medizininformatik als Vice President Strategic Planning, Leiterin einer Entwicklungsabteilung und des Produktmanagements.

Dagmar Kosinski

Geschäftsführerin des Paritätischen Vereins SFA e.V. (Träger von Kindertagesstätten (altersübergreifend, integrativ), von Krippen und ambulanten Pflegediensten mit HelferInnenkreisen und Betreuungsgruppen für Menschen mit demenziellen Erkrankungen, verschiedene Kooperationen „Jung und Alt"), Gerontologin (FH), Assessorin des Lehramts.

Barbara Bojack

Diplom-Kauffrau, Fachärztin für Urologie, Psychotherapeutin, Psychoanalytikerin, wissenschaftliche Tätigkeitsfelder: Gerontologie, Geriatrie, Soziale Arbeit, Gastprofessorin an der Universidad de Buenos Aires.